脳とこころの視点から探る

心理学入門

松本絵理子 編著

培風館

執筆者紹介(執筆順)

木村　貴彦 (きむら　たかひこ)	関西福祉科学大学健康福祉学部健康科学科講師	<1-1>
伊丸岡俊秀 (いまるおかとしひで)	金沢工業大学情報フロンティア学部心理情報学科准教授	<1-2>
松本絵理子 (まつもとえりこ)	神戸大学大学院国際文化学研究科准教授	<1-3>
内藤　智之 (ないとう　ともゆき)	大阪大学大学院医学研究科助教	<1-4>
十河　宏行 (そごう　ひろゆき)	愛媛大学法文学部人文学科准教授	<1-5>
森下　正修 (もりした　まさなお)	京都府立大学公共政策学部福祉社会学科准教授	<2-1>
関口　貴裕 (せきぐち　たかひろ)	東京学芸大学教育学部教育心理学講座准教授	<2-2>
林　　良子 (はやし　りょうこ)	神戸大学大学院国際文化学研究科准教授	<2-3>
辻本　悟史 (つじもと　さとし)	神戸大学大学院人間発達環境学研究科准教授	<3-1>
石松　一真 (いしまつ　かずま)	滋慶医療科学大学院大学医療管理学研究科准教授	<3-2>
大坪　庸介 (おおつぼ　ようすけ)	神戸大学大学院人文学研究科准教授	<4-1>
宇津木成介 (うつき　なりすけ)	神戸大学大学院国際文化学研究科教授	<4-2>
米谷　　淳 (まいや　きよし)	神戸大学大学教育推進機構教授	<4-3>
山田真希子 (やまだまきこ)	独立行政法人放射線医学総合研究所分子イメージング研究センター主任研究員	<4-4>

――所属は　2011年9月現在――

本書の無断複写は，著作権法上での例外を除き，禁じられています。
本書を複写される場合は，その都度当社の許諾を得てください。

―― 序　文 ――
脳とこころの科学としての心理学

・心理学を学ぶということ

　心理学を学ぶことによってどのようなことがわかるだろうか。日常で経験する人間関係の問題，友人グループで話しているときの小さな誤解や違和感などの解決になんらかのヒントが得られれば，と思ったことはないだろうか。他人が自分の気持ちをどのように感じ，認識しているのかを知りたいということは，究極的には，そもそも人間がどのようにして，こころを生み出しているのかを知ることにつながる。

　心理学とは何だろうか？　心理学，psychology の語源は，たましいなどの意味を表す psyche と学問・理論を表す logos を組み合わせたものだといわれており，"scientific study of behavior and mental process"（Gleitman, Gross, & Reisberg, 2010, p.1），すなわち，心的過程と行動の科学的な学問ということができる。

　心理学では，一つの理論を提唱するために，客観的な手法に基づいてデータを収集し，分析し，検証を重ねるという過程を経る必要がある。実験研究に関わる手続きについては他の学術領域となんら変わらないが，心理学は，データを取る対象がほとんどの場合，生身の生き物（とりわけ人間）であるという特徴がある。個々の人間は，身長や体重，年齢なども違えば，言葉，食べ物の志向，アレルギーの有無なども異なっている。またその時々の気分も違い，はじめから大きなばらつきを含んでいるといえる。例えば「人間は3日前のことをどの程度正確に思い出せるのか」を検証したいとする。しかし子どもに聞くのか高齢者に聞くのか，対象や質問内容によってその結果は大きく異なることが予想される。そのためには，どのような尋ね方で，誰に聞くのかを予め計画的に決めておかなければいけない。もしも人間一般の傾向を調べる目的であれば，それ以外の要素に煩わされないように条件を"統制"するという操作が必

要となる。

　しばしばこのような統制を経て行われた実験結果によるデータでは，日常社会の各場面での人間の振舞いを説明するのが難しいのではないかという議論がある。特に，脳科学においては，脳イメージング機器の特性から実験上の制約が厳しいため，日常場面でみられるような社会的相互作用などを研究対象とすることは困難であった(Ward, 2009)。しかし，研究者自身の多彩なアイディアと，脳機能計測技術の進展に伴って研究対象が広がり，日常社会場面とのつながりが意識された脳研究も増えつつある。本書では基礎的な理論や歴史的背景の紹介とともに，各節で最新の研究成果が紹介されているためそのような研究動向を感じ取っていただければ幸いである。

・脳とこころ

　筆者が担当している心理学の授業では，感想の自由筆記のコメントで「心理学のイメージとはちょっと違っていました」とよく書かれる。授業では認知心理学の話題を中心に進めているが，ことあるごとに「脳」の話が出てくるためにこのような感想を持たれるのではないかと憶測している。感想を読む限り，新入生が大半の受講者にとって，大学で学ぶ心理学のイメージと「脳」はあまり結びつかず，むしろカウンセリングや心のケアなどの語がよく結びついているようである。

　1980年代後半～90年代以降，fMRIやPET，MEGなどの大型機器が日本の各地で導入され，脳イメージング技術を用いた研究が活発に行われるようになった。脳イメージングが発達する以前は，脳損傷例を対象とした神経心理学などから，どのような脳領域が関与しているかを考えられてきた。しかし脳イメージング技術が進展することによって，脳を傷つけることなく，リアルタイムで活動を測定することが可能になった。1993年には，「NHKスペシャル　驚異の小宇宙・人体2　脳と心」が放送され，知覚や記憶などがテーマとして取り上げられた。番組では知覚や記憶に関する脳のしくみが当時の最新映像技術を使って紹介され，広く一般に脳科学が認知されるきっかけとなったように思われる。さらにその後，脳トレブームが起き，バラエティやドラマ，映画のテーマとして脳科学研究そのものが取り上げられる機会も増加し，脳の情報に接する機会は年々増えている。20年前ならばいざ知らず，このような状況にある今日で脳科学と心理学がうまく結びつかない人が少なくないということは，信じがたいのであるが，その原因の一つとして，日本では心理学の講座が

序　文

多くの場合いわゆる文系学部にあるということが関係しているように思われる．そのため心理学は文系の学問であるという見方ができ上がってしまい，理系的に映る（らしい）脳科学が遠いもののように感じられることは無理もないのかもしれない．

しかし，これほどまでに身近に脳科学があり，心理学の対象である視覚認知や言語，記憶，発達，感情や社会性などの問題について，次々に新しい知見が得られつつある現状では，文系・理系に関わらずそれらの知見を知らないことは非常にもったいないように思える．本書では，最新の脳科学の知見が各所で盛り込まれており，多様な研究結果に触れることができる．また脳部位に関しては多くの図が盛り込まれており，背景知識がなくともおよその理解が可能な構成になっている．

本書ではテーマとして，視覚，注意，記憶・言語，発達，感情と社会という幅広い内容を取り上げた．いずれも非常に重要な心理学でのトピックであるというだけでなく，脳科学でも新たな知見が次々に見いだされている領域である．1「知る・感じる」では，情報処理の入り口として視覚機能と注意を取り上げ，歴史的背景から最新の研究成果，それを支える神経メカニズムまでが網羅的に紹介されている．特に注意については，単純な見落とし・ケアレスミスが重大な事故につながりかねないということもあり，社会的応用の観点からも数多く研究がなされていることから，詳細に紹介している．2「覚える・使う」では，読むこと，話すこと，言われたことを理解し，思い出すことがどのような脳内メカニズムに基づいて行われているかが詳しく解説されている．3「育つ・老いる」では，初期発達と後期発達ともいうべき老化の両方から見た認知機能と脳の変化が最新の知見とともに紹介されている．最後の4「人とつながる」は，近年進展が最も著しい分野であり，従来の社会心理学で研究されてきたテーマについて，脳科学を通じて新しい知見が集積されつつある．

本書を通じて，心理学と「脳」の関わりの深さを感じてもらえることを期待する．

　　2011年7月

　　　　　　　　　　　　　　　　　　　　　　　　　　　松本　絵理子

目　次

1. 知る・感じる
―知覚感覚情報処理の基礎―

1-1　日常の中の注意―――――――――――――2
　（1）　はじめに　2
　（2）　注意の容量，配分，制御　2
　（3）　3次元空間における注意　6
　（4）　注意と課題の難易度　9
　（5）　まとめ　12

1-2　視覚的注意とその神経基盤―――――――13
　（1）　注意と脳　13
　（2）　注意のスポットライト　13
　（3）　視覚特徴に対する注意　15
　（4）　ボトムアップ性制御とトップダウン性制御　16
　（5）　特徴統合理論　18
　（6）　顕著性マップ　19
　（7）　特徴の統合　21
　（8）　統合された特徴の保持　21
　（9）　視覚的作業記憶とその容量　22

1-3　視覚認知と注意の障害―――――――――25
　（1）　注意とは何か　25
　（2）　神経心理学からのアプローチ　25
　（3）　注意の分類　26
　（4）　注意の神経基盤　27
　（5）　同時失認　28
　（6）　なぜ"全体"が見えないのか　31
　（7）　半側空間無視　33
　（8）　何の左側なのか？　35

- (9) 対象中心の無視　36
- (10) イメージ上で生じる無視　38

1-4　視知覚の基礎 ―――――――――――39
- (1) 初期視覚研究についての予備知識　39
- (2) 初期視覚系の機能的構造と光応答　45
- (3) 初期視覚系の受容野計測方法　52
- (4) まとめ　57

1-5　注意と眼球運動 ―――――――――――58
- (1) サッカード　59
- (2) 顕在的注意と潜在的注意　59
- (3) サッカードと注意　61
- (4) サッカード制御の神経機構　66
- (5) むすび　70

2. 覚える・使う
―記憶と言語―

2-1　記憶の分類と神経基盤 ―――――――――72
- (1) 症例 H. M.　72
- (2) 記憶の過程と分類　74
- (3) 感覚記憶　76
- (4) 短期記憶　78
- (5) ワーキングメモリ　80
- (6) 長期記憶　83
- (7) 記憶の神経基盤　85
- (8) まとめと今後の記憶研究　88

2-2　読みのメカニズム ―――――――――――89
- (1) 心内辞書と語彙アクセス　89
- (2) 音韻的符号化とそのモデル　93
- (3) 単語の読みの障害　96

(4)　漢字と仮名の読み　97
　　　(5)　意味へのアクセス　99
　　　(6)　読みの脳内機構　100
　　　(7)　発達性の読み障害　102

2-3　言語と脳 ―――――――――――――――― 103
　　　(1)　人間の言語の特徴　104
　　　(2)　大脳と言語野　107
　　　(3)　失語症の発見と大脳局在論　108
　　　(4)　失語症の種類と脳の関係　110
　　　(5)　言語知識とことばの鎖　111
　　　(6)　言語の獲得と学習　114
　　　(7)　言語処理に関する脳機能測定　115

3. 育つ・老いる
―変わりゆく脳とこころ―

3-1　脳と心の発達 ―――――――――――――――― 120
　　　(1)　認知発達の理論　120
　　　(2)　脳構造の発達　122
　　　(3)　脳構造の発達から見た認知発達　127
　　　(4)　脳機能の発達　129
　　　(5)　今後の展望　131

3-2　認知機能の加齢変化 ―――――――――――――――― 132
　　　(1)　はじめに　132
　　　(2)　注意機能に生じる加齢変化　133
　　　(3)　遂行機能に生じる加齢変化　140
　　　(4)　注意・遂行機能の維持・改善を目指して　143
　　　(5)　おわりに　144

4. 人とつながる
—感情と社会，コミュニケーション—

4-1 社会的行動とその動機づけ――――――146
- （1） はじめに　146
- （2） 血液淘汰と子育て　147
- （3） 互恵的利他主義と対人的信頼関係　149
- （4） 閉じた二者関係を超えた協力行動　152
- （5） まとめ　157

4-2 コミュニケーションの心理学――――――159
- （1） 道具としてのコミュニケーション　159
- （2） コミュニケーションのキーワード　161
- （3） 人のコミュニケーション　163
- （4） コミュニケーションと他者の利益　167
- （5） まとめと課題　171

4-3 対人心理学――――――171
- （1） 対人魅力　171
- （2） 好きになることと愛すること　178
- （3） 利他心　184

4-4 人とつながる――共感の脳内メカニズム――――――185
- （1） はじめに　186
- （2） 人とつながるための神経基盤　187
- （3） 道徳的判断と共感・同情　197

引用文献――――――201

索引――――――223

1. 知る・感じる
― 知覚感覚情報処理の基礎 ―

　写真の黒い枠はこちらに向かって出っ張っているのか，それとも向こう側に向かってへこんでいるのだろうか？このような写真をじっと見ているとどちらにでも取れるようでだんだんわからなくなっていくということがある。

　私たちは世界をただありのままに受け入れているのではなく，経験やその場の状況から得られる情報を元に"解釈"をしているといえる。この"解釈"には人間に共通した偏りがあることが，知覚感覚情報処理の研究により調べられてきた。特に注意の研究では，人間がどのような対象，どの空間位置にある情報に対して注目しやすく，また見落としやすいのかを調べることで，人間の意識のありようが探られてきた。注意基礎研究で得られた知見は，さらに，交通や産業での安全の研究に結びつき，研究の進展に期待がかかっている。

　知覚感覚情報処理の基礎からその応用までの研究を概観し，私たちが世界をどのように認識しているかを考えてみよう。

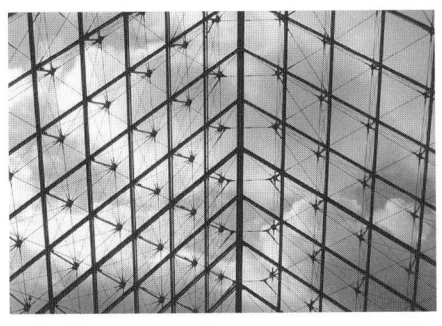

1-1 日常の中の注意

　注意に関わる研究は日常生活に深く結びついたものである。見る，聞く，読む，歩く，運動するといった日々の生活を過ごす中で，私たちは意識的にせよ，そうではないにせよ，注意機能を利用して行動している。そこで，本節では注意が日常の中でどのような役割を担っているのか，また，私たちの日常の行動とどのような関わりがあるのかについて述べていく。その際に，実験室内で行われた基礎的研究から得られた知見に加え，現実場面でのさまざまな問題を抽出し，実験心理学的手法を用いて検討された実際的研究から得られた知見の二つの側面から注意研究を概観し，心理学が持つ研究フィールドの広さとその可能性を考えていくこととする。

(1) はじめに

　先に注意が日常生活と深く結びついていると述べたが，実際に日常生活の中で注意がどのように関わっているのか，何か曖昧でわかりにくい印象を持つかもしれない。しかしながら，考えてみると明らかなように，注意が機能することの最終的な目標は行動の実現にある (Allport, 1987；Jeannerod, 1988)。すなわち，注意によって情報が取捨選択され，必要な情報が獲得されてはじめて行動の実現が可能となることを示している。日常生活を送るにあたって，複雑で多様な情報は注意によって処理されており，その結果，私たちはその場その場で適応的な行動ができるのである。したがって，もし何らかの理由で注意が妨害や干渉を受けた場合には，当然の帰結として行動が影響を受けることになる。これらのことは，私たちの身近な生活場面での作業や行動において注意が果たす役割は極めて重大なものであり，注意の働きによって行動の安全性や効率性が左右されていることを示している。それでは，「注意の働き」とは具体的にはどのようなものから成り立っているのだろうか。

(2) 注意の容量，配分，制御

　日常の生活において，私たちは何気なくさまざまな行動を行っているが，振り返ってみると，このような行動の背景にはさまざまな知覚・認知機構が働いていることに気がつくだろう。例えば，私たちは混雑した環境の中であっても目指す人を探し出すことが可能であるし，状況にもよるが，仕事や勉強をする

際には複数の作業を同時に進めることもある。このような日常場面での注意の働きを示す好例の一つに、カクテルパーティー効果(cocktail party effect)といわれる現象がある(Cherry, 1953)。これは、パーティー会場のような騒がしい状況であっても、話をしている相手との会話は円滑に行われ、その他の不要な情報は処理されないというものである。この現象の背景には、注意が情報を取捨選択するフィルタの役割を果たしているという選択的注意(selective attention)の働き(Broadbent, 1958)が考えられる。すなわち、行動にとって必要となる情報や、その人にとって興味がある情報を選択的に処理することによって、情報処理の効率を向上させているともいえる。

このように注意が選択的に情報を獲得しなければならない理由の一つには、注意資源(attentional resource)の容量に制限があることが関係している。つまり、注意の容量に限りがあるため、私たちの処理系が外界に存在するすべての情報を獲得することは非常に困難である。そのため、注意をより必要とする課題や作業内容の難易度などに影響された結果として行動が決定されることもある。注意資源については、注意資源を単一として捉える単一資源モデルとよばれるもの(Kahneman, 1973)や、遂行する課題内容が必要とするモダリティ(視覚・聴覚)や処理されるコード(空間・言語)などによって資源を分割して捉える多重資源モデルとよばれるものがある(Wickens, 1980)。

さらに、容量に制限がある注意資源について、どのようにして効率的に情報を獲得するのかという問題に関わるのが、注意の配分(allocation of attention)と注意の分布(distribution of attention)である。これらは空間内に注意がどのように広がっているのかということを考えてもらえばわかりやすいかもしれない。私たちの日常の生活においても、必要な空間に対して注意がうまく配分されている場合には作業が円滑に進む一方で、何らかの原因で空間内に配分されるべき注意が妨害された場合には作業がうまくいかなかったり、作業中に失敗を引き起こしたりすることは誰しもが経験することである。このような、いわば「注意が及ぶ範囲」については、これまでに視覚的注意に関するいくつかのモデルが提案されてきた。その代表的なものとして、スポットライトモデル(spotlight model：例えば Eriksen & Eriksen, 1974；Posner, Snyder, & Davidson, 1980；Shulman, Remington, & McLean, 1979)、ズームレンズモデル(zoom lens model：例えば Eriksen & St. James, 1986；Eriksen & Yeh, 1985)、勾配モデル(gradient model：例えば Andersen, 1990；Andersen & Kramer, 1993；Downing & Pinker, 1985；LaBerge & Brown, 1986)が知られている。なお、こ

れらのモデルで用いられている「スポットライト」や「ズームレンズ」という用語は，空間に対して配分される注意の特性を表す比喩(メタファー metaphor)である。

スポットライトモデルでは，注意はおおよそ視角(visual angle)にして1度程度(Eriksen & Eriksen, 1974)の範囲に対して配分され，その範囲の内側に存在する情報は処理されるが，範囲の外側の情報は処理されないとされる。つまり，注意を向けている範囲から外れてしまった情報については，ちょうどスポットライトの光が当たっていないために対象を明確に捉えられないという状態と同様といえる。また，このスポットライトモデルを拡張したものとも言えるズームレンズモデルでは，対象に向けることのできる注意の範囲が伸縮可能となり，その伸縮の程度は行っている課題内容に依存すると考えられている。さらに，配分された注意の中で，中心から周辺に向かっていくにつれて情報処理の効率が減衰していくとされるのが勾配モデルである。いずれのモデルであっても，空間に対して注意が配分され，その範囲内で情報処理が促進されるという点では基本的に共通した部分があるといえる。

ところで，このような注意資源の配分についてのメカニズムを考える時に重要になる点として，どのようにして注意が対象に向けられるのかという点がある。これは，注意の制御(attentional control)と関わりがある問題といえるが，このような目に見えない注意の働きを検討するために，いくつかの研究手法が考案されている。例えば，空間内における注意移動(shift of attention)の仕組みを調べる代表的な手法の一つとして知られているものに，ポズナー(Posner, M. I.)らが用いた空間手がかり法(spatial cuing paradigm：損失利得法，コスト・ベネフィット法とされることもある)がある(Posner, Nissen, & Ogden, 1978；Posner, Snyder, & Davidson, 1980)。

この手法における大きな特徴は，標的刺激を検出する前に，その標的刺激の空間的位置に関する情報を示す先行手がかり(precue)が提示される点である。この時，典型的な手法では先行手がかりの種類には，正手がかり(valid)，偽手がかり(invalid)，中立(neutral)の3種類の手がかりがある(図1-1上)。正手がかりの場合には標的刺激は先行手がかりが示すとおりの空間的位置に提示されるが，偽手がかりの場合には，標的刺激は先行手がかりとは逆の空間的位置に提示される。また，中立手がかりの場合には標的刺激についての空間的位置情報が与えられない。このようにして標的刺激に対する反応時間を検討すると，図1-1下の模式図に示されるように，先行手がかりの効果は明らかとなる。あ

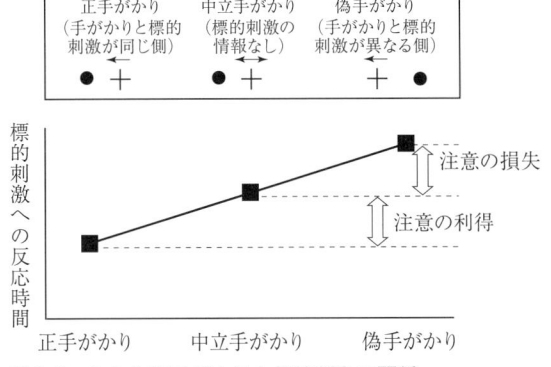

図1-1 上：先行手がかりと標的刺激の関係

「十」は固視点，その上の矢印は先行手がかりを示している。●は標的刺激を示している。先行手がかりと標的刺激の空間的な関係（手がかりどおりか否か）が反応時間に影響する。

下：先行手がかり法を用いた反応時間の結果を示した図

手がかり刺激が示した側に標的刺激が呈示されると反応時間は短くなり（注意配分による利得），逆側に標的刺激が呈示されると反応時間は長くなる（注意の再配分による損失）。

らかじめ空間的位置についての情報が与えられない中立条件と比較して，先行手がかりのとおりに標的刺激が提示された場合には反応が促進され，これを注意の利得（attentional benefit）という。逆に，先行手がかりと逆の空間的位置に標的刺激が提示された場合には，標的刺激が提示される正しい位置に注意を再配分しなければならないために，反応の遅延がみられ，これを注意の損失（attentional cost）という。

このようにして先行手がかりを用いた際の反応時間の違いを検討することによって，予期（expectancy）の影響を調べることが可能である。日常の場面でも，予期していたとおりに物事が起きれば反応を迅速に行えるが，予期を裏切られた場合には反応が遅れるような場合がある。このことは，言い換えれば，物事が起こる前に利用することができる"手がかり"に含まれている情報が注意にとって非常に重要な意味を持つことを示している。

手がかりが有する情報の特性と関係して，注意が向けられる際の処理系として，ボトムアップ処理とトップダウン処理の2つがあることが知られている（例えば，Jonides, 1981；Humphreys, Gilchrist, & Free, 1996；Wolfe, 1998）。

ボトムアップ処理としては，例えば標的刺激が現れる位置に直接提示されるような場合があり，外因的(exogenous)で自動的(automatically)に機能して注意に関与するとされている。他方，トップダウン処理は内因的(endogenous)で自発的(voluntary)に機能して注意に関与するとされている。

これらのことを実際の行動までの流れに沿って考えてみると，環境の中に存在する特性(properties of image)と，観察者が何をしようとしているかという構え(observer's set of attentional goal)の2つによって注意の配分が決定される(Yantis, 1998)ということになる。すなわち，私たちが行動を行う場合には，環境内の色やコントラストのようなさまざまな特性から抽出された情報と，観察者が持つ知識や経験といった要因に基づいた情報の双方を利用しており，それによって適応的な行動を導いていることがうかがえるだろう。

（3） 3次元空間における注意

従来の注意研究は主に実験室内でディスプレイを用いた2次元平面上における注意の振舞いを明らかにしたものがほとんどである。しかしながら，言うまでもなく，私たちの行動する空間は3次元空間である。それでは，注意を向けることや注意資源の配分，注意の制御といった働きは私たちが生活する実際の3次元空間ではどのようなものなのであろうか。2次元平面と同様のものなのか，あるいは全く異なるものなのだろうか。

このような問題は3次元空間内における注意研究によって明らかにされるものであるが，2次元平面での研究と比較するとその数は少なく(木村・三浦，2002；2003)，さらには両眼視差が用いられた立体視空間ではない，すべての奥行き手がかりを含む実際空間での研究はさらに限られている。

例えば，実際空間において行われた初期の注意研究に，ダウニング(Downing, P.)とピンカー(Pinker, S.)の研究がある(Downing & Pinker, 1985)。ダウニングらは，1列あたり4個ずつのライトが弧状に並べたものを奥行きの異なる位置に2列(101 cm，171 cm)配置し，3次元空間内での注意特性を検討した。数字を用いた手がかりを利用し，先述の空間手がかり法を用いて注意を制御した結果，同じ奥行き面内での注意移動よりも異なる奥行き面に注意移動を行う場合に注意の損失が大きくなった。さらに，注意移動の効率には遠近の空間によって違いがみられ，遠くから近くに注意を移動させるよりも，近くから遠くに注意を移動させる方が注意の損失が大きくなることが示された。このことは，3次元空間での私たちの行動の実現を考える上で，従来の2次元平面上

1-1 日常の中の注意

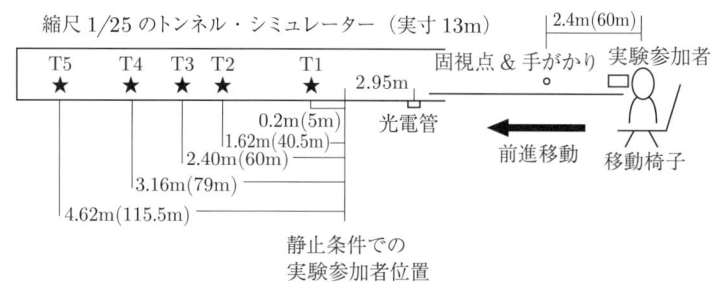

図 1-2 観察者移動事態における注意特性を検討するための実験装置
（T は標的刺激を示している）（三浦，2005 を一部改変）

での注意移動に加えて，奥行き方向での注意移動などの特性を明らかにすることが重要であることを示唆している。

　また，3次元空間内での注意研究と日常生活における人間の行動を結びつける上で忘れてはならない点は空間移動である。日常生活において，私たちは移動しながらさまざまな情報を選択しているが，その代表的なものに自動車の運転がある。例えば，自動車運転時のおよそ90％が視覚情報に基づいているとされており（Hartman, 1970），運転中に視覚系が果たす役割は極めて重大である。また，空間内を移動しながらハンドルやアクセル，ブレーキの操作などの適切な行動の遂行することに加えて運転の安全性を実現することにとって，注意に基づく情報処理の理解が極めて重要なことを意味している。

　このような実際空間内での観察者の移動事態における注意特性を研究したものとして，三浦らの研究がある（三浦，1996；2005；2007；Miura, Shinohara, & Kanda, 2002）。実験では，図 1-2 のような実験装置（3 D attention measurement system for a moving observer）が用いられ，観察者は台座の上に設置された椅子に着席した上で全長約13mの装置内での前進移動が可能であった。上述されたポズナーらによる先行手がかり法によって，観察者はあらかじめ与えられた先行手がかりに基づいて標的刺激に対する反応を行ったが，この時，先行手がかりが示すものとは異なる奥行き位置に標的刺激が提示される場合が含まれていた（偽手がかり条件）。このことは，注意が逆方向（近くから遠く，遠くから近く）へ再配分されなければならないことを意味しているが，反応時間の結果において，遠くから近くへ注意を再配分する場合よりも，近くから遠くへ注意を再配分する場合の方が遅くなるという注意移動の異方性がみられ，

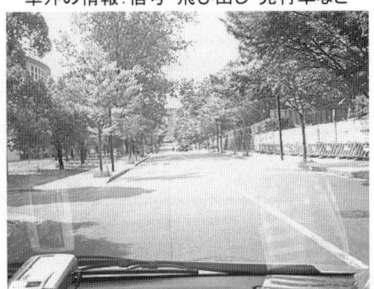
車外の情報：信号・飛び出し・先行車など

遠近方向での注意移動：
遠い空間から近くの空間 ＜ 近くの空間から遠くの空間

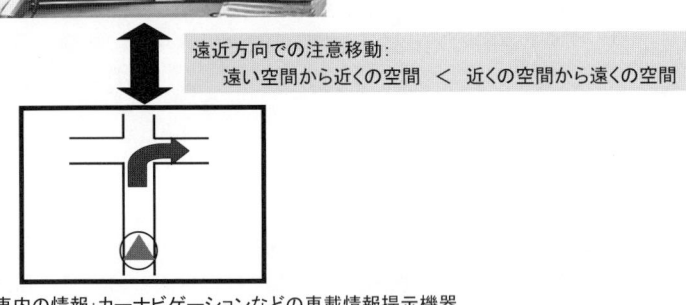
車内の情報：カーナビゲーションなどの車載情報提示機器
図1-3　遠近方向での注意移動の例

これを注意のラバーバンドモデル（Rubber band metaphor of attention）とよんだ（三浦，1996；Miura et al., 2002）。さらに，この異方性は観察者が静態時の場合よりも動態時の場合に顕著になることが示された。このことは，自動車運転時のように，外界情報などがある遠い空間と車載機器などがある近くの空間の間で注意を移動させる必要がある場合，車載機器に提示された情報に注意が集中すると，予期しない事象が外界で生起した時には反応が遅延し，事故に結びつく危険性があることを示唆しているとともに，注意機構が私たちの行動と深く関わっていることを示す知見である（図1-3）。

　3次元空間内での注意の配分，移動を考える上で明らかにしなければならないことの一つとして，空間内で注意を配分する際に用いられる先行手がかりの特性による効果がある。私たちは環境内や，自分自身の経験や知識に基づいたさまざまな手がかりを利用して注意を配分しているが，手がかりの種類・特性が異なることによって，3次元空間内での注意の移動特性に違いがあるのだろうか。この問題について，木村ら（Kimura, Miura, Doi, & Yamamoto, 2009）は，三浦らと同様の実験装置を用い，①固視点と標的刺激の遠近関係に関する情報のみを与える相対的手がかり（relative cue）と，②標的刺激の具体的な空

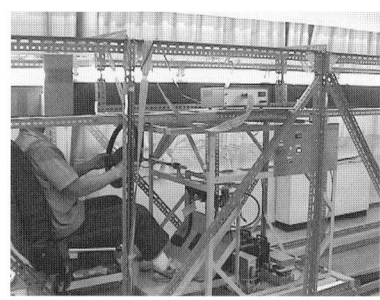 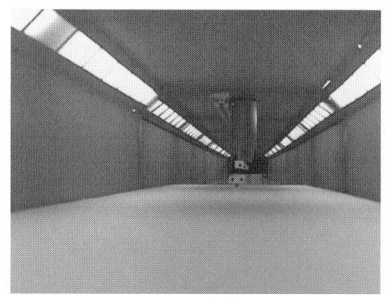

図1-4 動態遠近注意測定装置(左：実験装置の外観，右：実験装置の内部)

間的位置についての情報を与える絶対的手がかり(absolute cue)の2種類の異なる種類の先行手がかりによって注意がどのような影響を受けるのかを検討した(図1-4)。

その結果，いずれの種類の先行手がかりを用いた場合でも，遠い空間から近くの空間への注意移動がその逆の場合よりも反応時間が短いという注意移動の異方性がみられ，さらに観察者が動態時にその異方性は顕著となった。これらのことは，三浦らの先行研究とも一貫した結果であり，3次元空間内における観察者中心の注意配分(viewer-centered representation of attention)を明らかにするものである。すなわち，観察者に近い空間に存在する対象に対する処理の優位性を示しており，特に前方方向へ移動している場合には，観察者中心の注意配分がより強くみられることを示唆している。

このような観察者に近い空間の優位性については，事象関連電位(event-related potentials : ERP)を用いた計測において近い空間における対象に対する優位な特性を示す場合があることや(Kasai, Morotomi, Katayama, & Kumada, 2003)，fMRI(functional magnetic resonance imaging：機能的磁気共鳴画像法)を用いた脳の活動を計測した研究において，近い空間に提示された刺激に優位な活動がみられる場合があること(Quinlan & Culham, 2007)などが報告されている。

(4) 注意と課題の難易度

私たちがさまざまな作業を行う時に経験することの一つとして，作業内容の難易度や時間的な余裕，同時に行う作業の存在などの原因による作業効率や覚醒水準(arousal level)の低下がある。例えば，複雑で困難な作業に対しては，注意を向け続けることが難しいだろうし，単調すぎる作業であっても長時間続

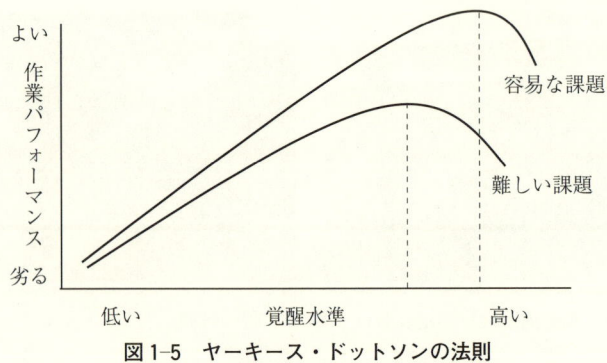

図1-5 ヤーキース・ドットソンの法則
(Wickens & Hollands, 2000 を改変)

けることは苦痛が伴うだろう。このような，作業に対する注意と作業パフォーマンスの関係については，図1-5のようなヤーキース・ドットソンの法則(Yarkes-Dodson's law)とよばれる逆U字型の法則が古典的なものとして知られている(Yerkes & Dodson, 1908)。この法則では，覚醒水準が低すぎても高すぎても作業パフォーマンスは劣る場合があることが示されているが，図1-5ではこのことに加えて，作業内容の難易度が作業パフォーマンスに影響しうることが示されている(Wickens & Holland, 2000)。これは，分割的注意(divided attention)といわれる注意の機能の一つを示しており，例えば2種類の課題を遂行すること(これを2重課題という)が求められる事態において，どのように注意を配分して課題を行うかが示されたものである。また，先述された注意資源の容量に制限があることとも関わっている。

さらに，このような作業の難易度と行動のパフォーマンスについては，心的負担(mental workload)に関わる問題として心理学や人間工学の領域などで多くの研究が行われている。その理由の第一としては，心的負担の高低を調べることによって，交通場面や工場などの産業場面，医療場面といった日常場面における人間の行動を検討する際に，実際的で有効な指標を得ることが可能となるためである。また，他の理由としては，注意の諸特性が低い負荷が与えられている事態よりも高い負荷が与えられている事態において顕著になることが基礎的な研究から報告されている(Lavie, 1995)ためでもある。例えば，2次元平面の画面上で，負荷として視野の中心部分に光点の消滅を検出し点灯させる課題を与えた場合に，消滅タイミングの予測が困難な条件では周辺視野領域で行

う課題が困難になることが示されている(Leibowitz & Appelle, 1969)。これは，視野の中心部分での課題の難易度が高いことによって注意資源がより多く必要となったことが一因と考えられる。このような心的負担と注意資源の配分の関係については，3次元空間でも検討されており，課題が困難である方が注意資源をより配分しなければならないことから，課題要件(task demand)に依存して空間内での注意配分が変化し得ること(木村・三浦・土居，2007；Kimura, Miura, & Shinohara, 2009)が示されている。

ところで，上述された視野内における視覚課題の検出に関して，ある視覚課題を遂行している最中に注視点の周囲で情報を処理できる範囲のことを有効視野(useful field of view，あるいはfunctional field of viewなど)とよんでいる(Mackworth, 1965；三浦，1982も参照のこと)。有効視野は中心視の周囲に広がっており，視角にして約4度から20度程度とされているが，上述の心的負担の他に，その関連要因ともいえる経験や知識，技能，加齢といった要因でその大きさを変化することが知られている。

有効視野は路上での運転パフォーマンスにとって大きな貢献があることが指摘されており(Myers et al., 2000)，私たちの日常生活における行動と視覚との関わりを明らかにする上での重要な指標となっている。例えば，実際の交通環境内における有効視野の特性を実験的に検討したものとして，Miura(1986；1990；1992)，三浦(1996)がある。これらの報告においては，実際の交通環境において自動車を運転した際に，走行環境の混雑度が高く，注意資源が多く求められるような事態においては有効視野が狭くなることが示され，その結果，眼球運動を行う時の注視時間が短くなるとともに，注視点移動が頻繁になることが示されている。

さらに，ドライバにとっての心的負担は車外にある情報や交通状況だけが原因ではない。近年の情報提示機器の発展には目を見張るものがあり，その提示方法には視覚のみならず，聴覚や触覚といった複数のモダリティを利用することもある。また，情報提示にとどまらず，衝突回避や車線逸脱，眠気検出などドライバをサポートする警報情報を与える場合も触覚などの視覚以外のモダリティが利用されつつあり，自動車運転時に複数のモダリティが関わった場合の注意の振舞いについては多くの新たな知見が蓄積されている状況である。

例えば，視覚と聴覚についてみると，現在，わが国においては道路交通法によって運転中の携帯電話の使用は禁止されている。このことは視覚的注意を必要としない場合であっても，携帯電話での会話のように聴覚的な情報を処理す

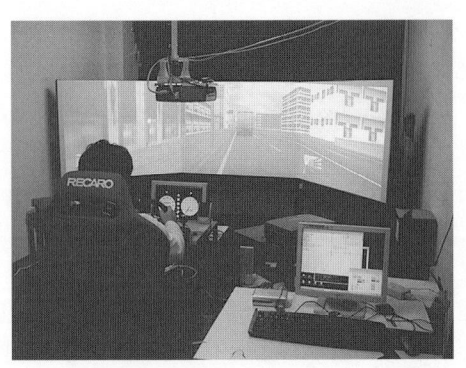

図1-6 ドライビングシミュレータを用いた実験の様子
（木村・篠原・駒田・三浦，2006）

ることが，最も重要な運転課題に影響を及ぼすことが知られているためである（例えば，Horrey & Wickens, 2006）。また，携帯電話の会話のように意味のある内容ではなくても，数字を順番に記憶していき，その中から求められた適切な数字を想起する聴覚課題を行いながら運転する場合であっても，前方で視覚刺激の検出をする時の有効視野に影響する可能性があることが，図1-6のようなドライビングシミュレータを用いた研究で報告されている（木村・篠原・駒田・三浦, 2006）。

　このように，注意と課題特性，心的負担の問題は，私たちの日常にとって非常に身近なものといえる。また，注意は内的・外的なさまざまな要因の影響を受けながら柔軟性をもって機能しており，実際場面における私たちの適応的な行動の実現と深く関わっていることが理解できるだろう。

(5) まとめ

　冒頭でも指摘したように，注意の働きは私たちの日常の中でのさまざまな行動の仕組みと深く結びついている。このことは，私たちの日常の何気ない行動の中には，心理学的手法によって明らかにしていくべき注意に関わる問題が多く残されているともいえる。

　また，現代社会は高度に機械化，情報化が進んでおり，私たちはその中でさまざまな情報を取捨選択しながら日常の生活を過ごしている。そのような情報の取捨選択の背景には注意機構の存在が指摘される。このことは，注意研究が心理学の一領域にとどまらず，安全や機能性などの側面から工学やマン－マシンインタフェースなど，より広い分野に貢献できることを意味している。

今後の注意研究の発展にとって重要なことの一つに，普段の日常生活や労働や作業の現場から導出された問題を整理した上で研究の対象とし，得られた知見を再び実際の場面に還元していくことがある。注意研究の新たな展開が期待されている。

1-2 視覚的注意とその神経基盤

(1) 注意と脳

視覚という知覚過程を理解するためには，対応する感覚器である眼の仕組みを学ぶことが有効である。しかし，注意という情報処理過程に対応する，実体としての感覚器は存在しない。そのため，注意とは仮想的な概念で，実際には存在しないもののように思えてしまう。実際に心理学の歴史の中で，注意はその研究対象から外れていた時期さえある。しかし，脳機能イメージングを始めとする新しい技術の進歩によって，私たちは注意に対応する実体として神経活動を「見る」ことができるようになった。その神経活動の場は主に脳である。この項では1990年頃から飛躍的に解明が進んでいる，視覚的注意の脳内機構について見ていくことにしよう。

(2) 注意のスポットライト

現代の心理学における注意に関する代表的知見の一つは，ポズナー(Posner, M. I.)が空間手がかり課題を用いて明らかにした空間的注意，すなわち注意のスポットライトという考え方である(Posner, Synder, & Davidson, 1980)。スポットライトという表現がメタファーだとしても，スポットライトが当たった位置にある情報の処理が促進されるのなら，その位置を担当する神経細胞の活動も促進的な影響を受けているはずである。この考えは，1990年代終わり頃に視覚野を機能的に分割するための実験方法が確立されて以降，多くの研究者によって確認された。

トゥーテル(Tootell, R. B.)らは一次視覚野を始めとする，網膜対応座標を持ついくつかの視覚野において空間的に注意が向けられることによる活動の増加を報告した(Tootell et al., 1998)。彼らの実験では，視野の中心に設定された固視点から左上，左下，右上，右下に遠く離れた位置(視角10.5-11度)のいずれか1か所に水平，あるいは垂直の線分が呈示された。4か所のうちのどこに線分が出るかはランダムな順序で，ただし一定の時間内では回数が均等にな

るように決められた。このような状況下で視覚野がどのような活動を示すかを考えてみよう。脳のなかで視覚情報を最初に受け取るとされる一次視覚野はもっとも精緻な網膜対応座標系を持つとされ，大まかには左の一次視覚野は右視野を，右の一次視覚野は左視野を表象している。また，一次視覚野は上下を鳥距溝とよばれる脳溝で二分されており，上半分は下視野を，下半分は上視野を表象している。一次視覚野の細胞は線分に対して応答するため，トゥーテルらの実験のように刺激が呈示され観察者が受動的に画面を見ていた場合，左右の一次視覚野が上下ともに等しい強さで活動するはずである。トゥーテルらは観察者に対して与えた課題は，4つの領域のうちの1つのみを指定し，当該の領域に垂直線が呈示されたときにのみボタンを押すというものだった。その結果，一次視覚野の中で指定された領域に対応するのは場所の活動だけが高くなるという結果が得られた。この実験状況でも観察者の視覚野が外界から受け取る情報は変わっていないため，視野の左上，左下，右上，右下に均等な確率で線分が呈示される。変わったのは観察者がどの位置を選択しているか，すなわち空間的注意をどこに向けているかだけである。そのため，トゥーテルらが示したこの活動上昇は，注意のスポットライトとの神経基盤と考えられる。

　注意のスポットライトという優れたメタファーの登場後，多くの研究において空間的注意の性質が明らかにされてきた。それらの研究から得られた代表的な知見にエリクソン(Eriksen, C. W.)らのズームレンズというメタファーがある(Eriksen & St. James, 1986；Eriksen & Yeh, 1985)。エリクソンらによると空間的注意の大きさは可変であり注意の効果は範囲が小さいほど大きくなる。ソマーズ(Somers, D. C.)らは空間的注意を向ける範囲の大きさを操作した実験を行い，注意を向ける範囲が大きくなると視覚野において活動上昇が見られる領域が広がること，また領域が広がると活動上昇の程度は弱くなることを報告し，ズームレンズというメタファーの妥当性を示した(Somers et al., 1999)。

　ポズナーによって示された空間的注意の性質の一つに復帰抑制(IOR：Inhibition of Return)という現象がある。これは，一度注意を向けられた位置では，その後しばらくの間，情報処理が抑制されるという現象である。生体にとって無駄にも思えるこの機能は，実は視覚情報処理を効率的に行うことに大いに役立っている。多くの場合，一度処理をした位置にある情報を，その直後にもう一度処理することにはあまり意味はなく，むしろ他の位置にある情報を処理することの方が，視野全体を把握することには有効である。この復帰抑制の背景

にはどのような神経機構があるのだろうか。ミューラー(Müller, N. G.)とクラインシュミット(Kleinschmidt, A.)は固視点の上下位置を用い，手がかりと目標の提示時間間隔(SOA：stimulus onset asynchrony)を変化させた空間手がかり課題中の視覚野の活動をfMRIを用いて計測した(Müller & Kleinschmidt, 2007)。手がかりと目標の位置が一致する妥当試行と，手がかりとは異なる位置に目標が提示される非妥当試行における視覚野の活動を比較したところ，提示時間間隔が短く手がかりが促進的な影響を持つ条件では妥当試行における視覚野の活動が大きかったのに対して，提示時間間隔が長く手がかりが抑制的な影響を持つ(すなわち復帰抑制が起こる)条件では妥当条件における視覚野の活動が非妥当条件よりも小さくなることが示された。

　以上のように，視覚的注意を空間的に向けることによる処理の促進や，それに続く処理の抑制は視覚野の活動の強さととてもよく対応することが示されてきた。これらのことは，注意という仕組みが単なる仮想的な概念ではなく，観察可能な実体を持つメカニズムであるということを示す。ここで紹介した研究では，注意の空間的分布は視野を4分割あるいは2分割する程度の粗いものだったが，最近では視覚野を分割する技術の向上にともなって，より精緻な分布が明らかにされてきている(Brefczynski et al., 2009)。

(3) 視覚特徴に対する注意

　ここまで，空間的に向けられる注意の神経基盤について示してきたが，注意は位置に対して向けられるだけではなく，特定の視覚属性(視覚特徴：visual feature)に対して向けられることもある。例えば今，あなたも視野の中にある色だけに注目することや，動いているものにだけ注目することができるのではないだろうか。

　このような視覚特徴に対する注意の神経基盤に関する研究も行われている。チャウラ(Chawla, D.)らは色や運動といった視覚特徴に対する注意が視覚野へ与える影響を明らかにした(Chawla et al., 1999)。この実験で実験参加者が行った課題は，赤色の運動するランダムドットの中から特定の目標を探し出すことであった。ただし，実験条件として目標を定義する視覚属性が変えられており，目標が色によって定義されるか(わずかに色の違うドットを探し出す)，運動によって定義されるか(わずかに動きの遅いドットを探し出す)が約90秒の実験ブロック間で変化し，ブロック開始時に参加者に教示されるという手続きが用いられた。つまり，実験参加者は目標を探す際に，色に注目しようある

いは運動に注目しようという構え(attentional set)を形成できる。課題遂行中のfMRI計測の結果，色目標ブロックでは色処理を担当する視覚野であるV4の活動が持続的に上昇すると同時に，色目標提示に対する一過的な活動も増加していた。また，運動目標ブロックでも運動処理を担当する視覚野であるV5の活動が持続的に上昇すると同時に，運動目標提示に対する一過的な活動も増加していた。色ブロックでも運動ブロックでも参加者が見ている刺激は同じものなので，これらの効果は参加者に与えられた教示によって形成された，視覚特徴に対する注意の構えの効果であると考えられる。

(4) ボトムアップ性制御とトップダウン性制御

注意という言葉は心理学における用語としてだけではなく，日常的にも用いられている。その中で心理学的な意味に近い使われ方として「注意がひかれる」や「注意を向ける」という言い方がある。実はこの2つの使い方は心理学の用語としても間違いではなく，「注意がひかれる」ことは外発的注意，注意のボトムアップ性制御あるいは刺激駆動的注意とよばれ，「注意を向ける」ことは内発的注意，注意のトップダウン性制御，あるいは目標志向的注意とよばれる。前述したポズナーの空間手がかり法においてもこの2つの制御法は用いられており，いずれの制御によっても空間的注意を向けることによる処理の促進とその後の復帰抑制は見られることが示されている。では，これら2つの注意制御はどのような神経基盤によって行われているのだろうか。空間的手がかり課題を始めとして，注意と関わりが深いと考えられている心理課題を用いた数多くの脳機能イメージング研究が，注意制御の神経基盤を明らかにするために行われてきた。

ファン(Fan, J.)，ポズナーらは注意ネットワークテスト(ANT: attentional network test)という課題を用いて，注意の機能を警戒(alerting)，定位(orienting)，実行(exectivecontrol)という3つに分け，さらにそれぞれに関連する神経基盤について次のように主張している(Fan et al., 2005, 2009)。警戒，すなわち予期していない対象に対する注意に関わる脳領域は視床，皮質の前頭および頭頂領域であり，さらにこれらの領域は中脳の青斑核を始まりとするノルアドレナリン系による影響を受ける。定位，すなわち予期された課題目標に対する注意に関わる領域は上頭頂小葉，下頭頂小葉，前頭眼野および皮質下領域である上丘，視床枕，視床網様核であり，前脳基底核から始まるコリン作用系による修飾を受ける。最後に実行，すなわち認知過程の中で生起するさまざまな

1-2 視覚的注意とその神経基盤　　17

競合関係の検出と解決に関わる領域は前部帯状回と前頭前野外側部であり，関係の深い神経伝達物質は腹側被蓋野のドーパミン系である。

　ファンとポズナーらがまとめた注意の神経基盤はワーキングメモリの働きなども含む包括的なものと言える。コルベッタ(Corbetta, M.)らは注意制御の神経基盤についてより詳細に論じている(Corbetta et al., 2008)。彼らによると注意の目標志向的制御は左右の前頭眼野から左右の頭頂間溝領域を通り視覚野へ向かうネットワークと，そのネットワークから右中前頭回を通り右腹側前頭回，右頭頂側頭接合部へ向かう経路によって行われている。それに対して刺激駆動的制御は視覚野からの信号が左右頭頂間溝領域から左右前頭眼野へ，また右の頭頂側頭接合部から右の腹側前頭回や島前部を通って右中前頭回へ向かう経路によって行われる。コルベッタらは前者を背側前頭頭頂ネットワーク，後者を腹側前頭頭頂ネットワークとよび，背側ネットワークは課題に関する情報や構え，予期といった生体内にある情報をもとにした内発的信号の生成と維持を行い，さらにこのネットワークの活動によって生成された信号が視覚野等へ影響を与えるとしている。それに対して腹側ネットワークは構えや予期といった生体内の情報では活動しない。腹側ネットワークは，予期しない位置やタイミングで行動目標が提示され，注意を向け直す必要がある際に，背側ネットワ

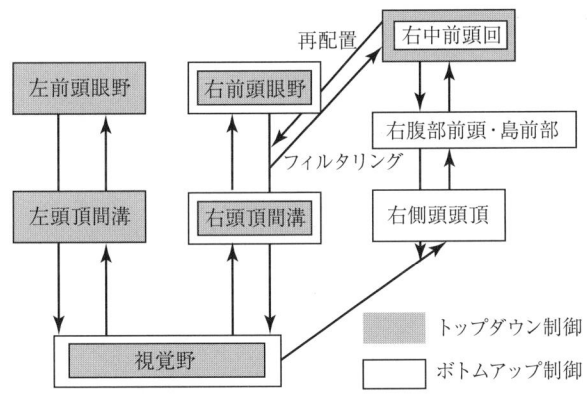

図1-7　注意制御の神経基盤(Corbetta et al., 2008 より改変)

コルベッタらがまとめた注意制御に関係する領域とその関係。トップダウン制御のネットワークとボトムアップ制御のネットワークは右中前頭回を媒介に相互作用していると考えられている。相互作用はトップダウン情報に基づく情報のフィルタリングと，ボトムアップ情報に基づく注意の再配置という形で表現される。

ークと協調して働くとされている。2つのネットワークの協調に関してコルベッタらは右中前頭回と背側ネットワークとの間での相互作用が重要だと考えており，背側ネットワークから右中前頭回への信号は刺激のフィルタリングに，右中前頭回から背側ネットワークへの信号は注意の再配置に関与するとしている(図1-7)。

(5) 特徴統合理論

ポズナーの注意のスポットライトというメタファー同様に，現代の注意研究に大きな影響を与えた考え方として，1980年にトリーズマン(Treisman, A.)によって発表された特徴統合理論が挙げられる(Treisman & Gelade, 1980)。特徴統合理論は，図1-8のように模式化され，視覚情報処理を多くの特徴マップによる視覚属性別の処理段階と，それに続くマスターマップにおける特徴統合の段階という2段階処理として考えるものである。ここでいうマップとは2次元で，外界の空間に対応していると考えられている。視覚的注意はマスターマップ上で選択された位置に向けられ，注意が向けられた位置にある視覚特徴は統合されて一つの物体となる。このモデルでは，注意は選択という働きだけ

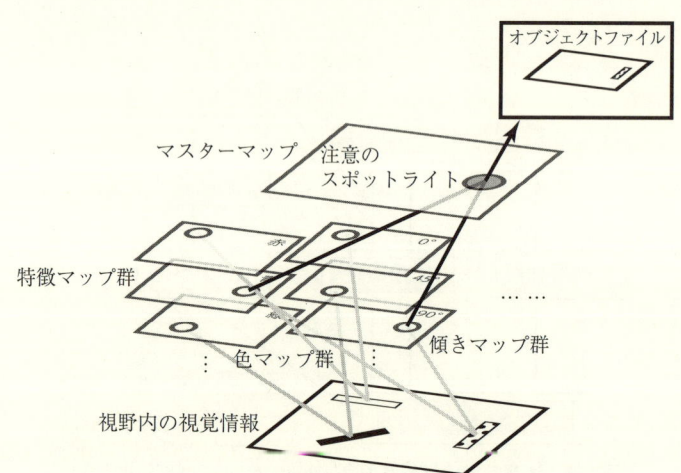

図1-8　トリーズマンの特徴統合理論による物体認識の模式図
マスターマップ上で注意のスポットライトを向けられた位置にある情報のみが統合され，オブジェクトファイル内で位置情報を持つ物体として構成される。生体が認識できるのはオブジェクトファイル内に存在する物体のみと考えられる。

でなく，視覚属性を統合して物体を作り上げるという役割を担う。もしかしたら，このモデルに述べられる視覚情報処理はあまり直感的ではないかもしれない。あなたの目の前にある赤いリンゴがあったとしても，注意が向けられていないときには「何か赤いもの」と「リンゴの形をした何か」がばらばらに存在すると言われても違和感を持つ人が多いのではないだろうか。

しかし，多くの心理実験や神経生理学から得られるデータは，このモデルが概ね妥当なものだということを示している。例えば，視覚野がモジュール化されていて色や運動，線分の傾きといった特徴統合理論で想定されている特徴を担当する領域が別々に存在するというのは，モデルの中の特徴マップという考えと対応する。では，私たちの視覚系は，何か赤いものとか何か青いものや，何か丸いものや何か四角いものという曖昧な情報を，どのようにして赤いリンゴや青い空が存在する一貫した知覚に作り変えているのだろうか。この問題を解く鍵は，特徴統合理論に述べられるマスターマップという存在にある。この後のいくつかの項では，視覚情報処理の初期段階で別々に処理された各視覚属性が統合される過程とその神経基盤を明らかにした研究について紹介しよう。

(6) 顕著性マップ

トリーズマンの特徴統合理論で提案されたモデルは各段階での処理を詳細まで記述したものではなかったため，トリーズマンの提案以降，心理実験で得られた結果や神経生理学から得られた知見をもとに詳細な処理を含んだモデルが数多く提案されてきた。それらのモデルの多くは，最初の段階で各視覚特徴の処理が独立に，また並列的に行われ，それに続く段階で各特徴とは独立の単一のマップ上で位置の選択が行われるという共通した構造を持っている。第二段階にあたる単一のマップは特徴統合理論ではマスターマップ，その他の代表的なモデルであるウォルフ(Wolfe, J.)のモデル(Wolfe, 1994)では活性マップ(activation map)，イッチとコッホのモデル(Itti & Koch, 2000)では顕著性マップ(saliency map)と別々のよび方がされている。この中で比較的幅広い分野で用いられることが多いのは顕著性マップという用語のため，以降はすべてのよび方の代表として顕著性マップという語を用いることとする。

では，顕著性マップがどのように働くかを見てみよう。前述したように，視野内にある物体は各特徴マップで特徴別に処理される。例えば視野の右上端に赤いりんごがあるとすると，赤を表象するためのマップの右上端部と丸い形を表象するためのマップの右上端部が活性化する(活性化は，平坦だったマップ

の一部が少し盛り上がるとイメージすると良いだろう)。次に第二段階の処理に移る際に、各特徴マップの活性値が位置ごとに加算される。ここで多くのモデルはトップダウンからの影響を想定する。このトップダウン的影響は、例えば「赤いものを探している状況」のように赤い色に対する構えがある場合、赤マップの活性値が実際よりも大きな値として評価される。結果として各特徴マップからの出力を加算した顕著性マップができ上がり、そこには構えや予期といったトップダウン情報の影響も含まれることになる。視覚情報処理システムは、このマップに表現される顕著性がもっとも高い位置から順に注意を向け、その位置にある各視覚特徴を統合して一つの物体を構成する。このようなモデルで想定される顕著性マップにおける活性値は、知覚的に目立つものや生体の行動目標ほど高くなることが想定されるため、言い換えると生体にとっての重要性を表現していると言える。つまり、注意は最も処理する必要性が高い位置に常に向けられることになる。

　顕著性マップの神経基盤を示するための研究は、サルを対象とした神経生理学が先行してきた。ゴットリーブ(Gottlieb, J. P.)はサルのLIP(人間の頭頂葉にあたる)のニューロンが特定の視覚特徴から独立した顕著性そのものに応答することを示した(Gottlieb et al., 1998)。また同様にサルを対象とした実験でシャール(Schall, J. D.)らがサルの前頭眼野でも顕著性に応答するニューロンを同定している(Schall, 2002)。これらの領域のニューロンは特定の受容野を持つため、顕著性に応答し、受容野が異なるニューロンが複数あれば、顕著性マップのような機能を持つことが可能であると考えられる。フェクトー(Fecteau, J. H.)とミュノス(Munoz, D. P.)はLIPと前頭眼野に上丘や視床枕を加えた眼球運動に関わる神経ネットワークが顕著性マップの神経基盤に対応する可能性を示唆している(Fecteau & Munoz, 2006)。

　サルを対象とした研究と対照的に、人間を対象とした研究では顕著性マップの神経基盤は未だはっきりと示されているとは言えない(ただし、前頭頭頂ネットワークに含まれる領域が顕著性マップに相当するという主張をしている研究は多い)。もちろんこれは、人間の脳に顕著性マップがないことを示しているわけではない。おそらく原因はfMRIを始めとした脳機能イメージングが持つ測定上の限界のために、顕著性マップの特性の一つである空間選択性を示すことが困難であるという点にあるだろう。最近の人間を対象としたfMRI研究で頭頂領域や前頭眼野における空間選択性が示されているので、人間の脳における顕著性マップの神経基盤も今後明らかにされることが期待される。

（7） 特徴の統合

　特徴統合理論を始めとする注意のモデルは，顕著性マップによる選択を経て，空間内の1か所に注意が向けられたときに各視覚特徴が統合されることを仮定している。私たちが知覚している世界が統合された物体のみで構成されていることを考えると，位置に基づく特徴統合の視覚情報処理における重要性に気づく。この過程の神経基盤はどのようになっているのだろうか。

　シャフリッツ(Shafritz, K. M.)らは色と形の組み合わせからなる刺激を用いた見本合わせ課題注意の脳活動をfMRIを用いて計測した(Shafritz et al., 2002)。彼らが用いた実験条件は，① 2つの物体が同時呈示され特徴統合が必要，② 2つの物体が継時的に呈示され特徴統合が必要，③ 2つの物体が同時呈示され特徴統合は必要ない，④ 2つの物体が継時的に呈示され，特徴統合は必要ないというものであった。彼らはこれらの条件の比較によって，顕著性マップに相当する位置ベースの特徴統合に関わる神経基盤を明らかにしようとした。その結果，位置に基づく特徴統合が必要な条件でのみ活動が大きくなる領域として左右の上頭頂小葉および右の頭頂間溝領域を報告した。これらの領域が注意の定位に関わる領域であるという知見とも合わせ，彼らはこれらの領域が特徴統合に関わると結論づけた。

（8） 統合された特徴の保持

　各視覚特徴が統合されて完全な物体を知覚できるのが注意を向けた一点のみだというこれまでの説明が正しいとすると，私たちの視覚システムは多くのミスを犯してしまうことが予測できる。つまり，その時点で注意を向けているところしか正確に認識できないのだから，見ていないところで何が起ころうが気づくのは難しいはずである。この予測はある程度は正しく，それを見事にデモンストレーションしたのが，レンジンク(Rensink, R. A.)の変化の見落とし課題(図1-9)やサイモンズ(Simons, D.)の不注意の見落とし課題と言える(Simons & Rensink, 2005)。レンジンクのデモは有名なのでテレビ番組などで見たことがある人がいるかもしれないが，2枚の写真を入れ替えて間違い探しをしたときに，写真を切り替えるときにわずかな時間でも空白画面を挟むと，間違い探しにとても長い時間がかかってしまうという現象である。実験で使う写真はそれほど大きなものではないので，私たちがそれを見た最初の印象は「簡単に写真全体を把握できそう」というものだ。ところが，2枚の写真の間での変化がかなり目立つものであっても，発見するために数十秒という時間を要す

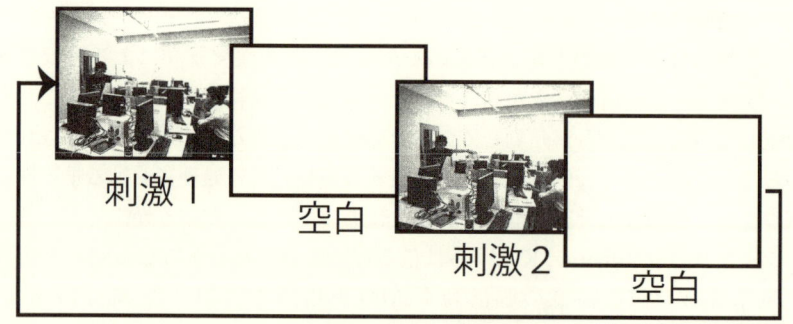

図1-9 変化の見落とし課題の模式図

刺激1と刺激2の間には十分に認識可能なほどはっきりとした違いがあるが，間に100ミリ秒程度の空白画面を挟んで呈示することで，違いを検出するのは困難になる。多くの場合，空白画面が取り除かれると一瞬で違いに気づくことができる。

ることがある。これは私たちの視覚システムは写真の中にあるわずかな情報であっても全体を認識することができず，その中の注意を向けた一部分しか正確には知覚できないことを示している。

しかし，そうはいっても私たちは変化の見落とし課題を永久に解けないわけではない。もしも，注意を向けた一部分の知覚だけしか使用できないとしたら，2枚の写真を比較することができないので，変化の見落とし課題を解くことはできないはずである。そうならないのは，私たちの視覚システムが，記憶という別のメカニズムをうまく使っているからである。使われている可能性のある記憶にはいくつかの種類が考えられる。変化の見落とし課題に臨んだある人が，頑張って写真の中にある物体を片っ端から言葉として暗記するという方略をとったとする。その場合，使われる記憶は言語的な記憶である。あるいは別の人は，意識的には記憶していないのに何となく前の写真のことを覚えていて，次の写真が呈示されたときにちょっとした違和感を感じ，それを手がかりに変化を見つけるかもしれない。この場合，使われているのは言語的記憶ではなく，おそらく視覚的作業記憶である。

（9） 視覚的作業記憶とその容量

視覚的作業記憶（VWM：visual working memory），あるいは視覚的短期記憶（VSTM：visual short term memory）とは，作業記憶のサブシステムとして想定されているものであり，言語的な作業記憶とは独立なものと考えられてい

る。一般に視覚的作業記憶は，言語的記憶に比べて容量が小さく，持続時間が短いが，外界にある物体をまとまったまま表象でき，作業記憶内での動的な操作も可能であるとされる。つまり，すぐ忘れてしまうし少ししか覚えておけないが，その代わりに，統合された物体表象を記憶し，さらに記憶の中で操作できるシステムということである。このシステムがいくつかの物体を覚えていてくれれば，2枚の写真の間で変化した位置を見つけることもできそうだ。

　ラック(Luck, S. J.)とフォーゲル(Vogel, E. K.)は視覚刺激の変化検出課題を行い，視覚的作業記憶の容量が4から5個の物体であることを報告した(Luck & Vogel, 1997)。別の研究でトッド(Todd, J. J.)とマロワ(Marois, R.)はラックとフォーゲルと類似した視覚刺激を用いたfMRI実験を行った(Todd & Marois, 2004)。彼らは，視覚的短期記憶内に保持されている物体の数に応じて活動量が増加する領域を探すことで，両側の頭頂間溝領域が視覚的短期記憶の保持に関わることを示した。この研究では頭頂間溝領域の活動は保持される物体が4つになるまでは線形に増加し，それ以上になると活動は増加せず一定に保たれることが示されており，ラックとフォーゲルによる知見を元に視覚的短期記憶の保持に関わる領域を特定すると同時に，ラックとフォーゲルの視覚的短期記憶容量が4程度であるという知見の妥当性を示すものとなっている。これら2つの研究は静的な刺激のみを用いているため，視覚的作業記憶が持つはずの動的側面を考慮できていないという批判が成り立つ。ただし，視覚的短期記憶容量が4程度であるということに関しては全く異なるタイプの刺激を用いた研究からもその妥当性が示唆されている。ピリシン(Pylyshyn, Z. W.)とストーム(Storm, R.)は多物体追跡課題(MOT: multiple object tracking)を用いて，人間が動的に位置を変更する物体の表象を保持できる限界が5つ程度であることを示し，動的な更新が必要な状況であっても視覚的作業記憶は4から5程度の物体を保持可能であるとした(Pylyshyn & Storm, 1998)。以上の知見を総合すると，視覚的作業記憶は常に4つから5つの物体を保持可能であるというのは間違いのないことに思える。

　アルバレス(Alvarez, G. A.)とキャバナー(Cavanagh, P.)は遅延見本合わせ課題で用いる視覚刺激を複雑にすることで，記憶容量が減少することを報告した(Alvarez & Cavanagh, 2004)。また齋木(Saiki, 2003)はピリシンとストームの用いた多物体追跡課題の刺激が，特徴の統合を必要としないことから，統合されたオブジェクトの位置を動的に更新してオブジェクトの保持を求める課題を行った。その結果，視覚的作業記憶容量は1から2と，大幅に減少することを

示した。これらの知見は視覚的作業記憶が固定数のスロットを持つという主張とは逆に，保持される記憶の質によって保持できる物体の数が変化することを示している。シュー(Xu, Y.)とチャン(Chun, M.)は複雑さを変化させた物体の遅延見本合わせ課題中の脳活動をfMRIで測定した(Xu & Chun, 2006)。彼女らの結果は，頭頂間溝領域および後頭外側部(LOC：lateral occipital complex)の活動が保持する物体数に応じて変化することを示していたが，その変化のパターンは領域によって異なっていた。頭頂間溝領域下部の活動の強さは保持される物体の数が4個までは線形に増加するがそれ以上は活動は一定となり，またその傾向は保持される物体の複雑さの影響も受けなかった。これはトッドとマロワが示した頭頂間溝領域の活動パタンとも一致し，視覚的作業記憶が一定の容量を持つという考えを支持するように見える。しかし，頭頂間溝領域上部と後頭外側部の活動は，保持すべき物体が複雑になると保持する数が2程度で最大に達し，それ以上は増加しないという結果となった。この実験では見本合わせ課題の行動指標でも，複雑な物体を保持できるのは1個から2個程度という結果を得ている。これらの結果は，頭頂間溝領域下部は物体の位置への空間的注意に関係し，注意を向けられる物体の数が固定(4程度)であること，また頭頂間溝領域上部と後頭外側部は注意を向けられた物体の下部構造を保持することに関わり，この数は物体の構造によって変化することを示す。シューとチャンのこの実験結果などから，対象の位置などの大まかな処理を行う系と対象の詳細な処理を行う系の協調が視覚的作業記憶であると主張している(Xu & Chun, 2009)。

　視覚的短期記憶の容量と，その神経基盤に関する議論は現在も続いており，新しい知見が次々に報告されている(例えばZhang et al., 2008は再び作業記憶容量は固定数のスロットであると主張している)。また視覚特徴の統合と，統合された物体を保持する視覚的作業記憶の神経基盤がいずれも頭頂間溝領域であるという知見は，2つのシステムの緊密な関係を示しているとも言えるが，それぞれの神経基盤がまだはっきりとは分離できていない可能性も示唆する。注意という問題に関するここ数年の進歩はめざましく，今後も知覚，注意，作業記憶まで含んだ情報処理過程の理解は急速に進むと思われる。特にfMRIを始めとする脳機能イメージング法の計測，解析技術は現在も進歩を続けており，脳機能イメージングと心理課題の組み合わせから新たな発見があるだろう。

1-3 視覚認知と注意の障害

　注意はこれまでにも紹介してきたように，意識集中や選択，不要な情報の抑制などに関わる認知メカニズムであるといえる。ここでは，神経心理学や脳イメージングなどにより調べられてきた注意と視覚認知の障害について紹介したい。ここで取り上げる障害の例は，感覚入力処理には基本的に大きな問題がないにも関わらず，見ている対象が"何であるか"を認識するプロセスに問題があるものである。このような例を通じて，視覚的な認知が"目"のレベルで生じているのではなく，脳内のさまざまな領域で処理されることで生じることを理解する一助になれば幸いである。本節では，注意と視覚認知の障害の中でも，特に同時失認と半側空間無視について取り上げたい。

(1) 注意とは何か

　意識を集中させる，課題に対して処理資源を適切に分配する，必要な情報を選び取る，不要な情報を抑制するなどの働きが，注意(attention)の機能である。神経レベルにおいても注意による修飾を受けることが知られており，行動目的に関連した刺激に対する神経活動の反応が選択的に増強したり，反応を持続させたりするような変化がみられる(Mesulam, 1999)。

(2) 神経心理学からのアプローチ

　交通事故や脳血管障害などさまざまな原因により脳が損傷を受け，それにより正常に機能してきた高次認知機能が障害を受けることがある。障害によって引き起こされた症状と損傷された脳領域を詳しく分析することによって，特定の認知機能と脳部位の関係を明らかにするのが神経心理学である。例えば，脳損傷後，家族や友人からみて「会話ができなくなった」と感じられる患者さんの問題が，「話を聞く」ところにあるのか，「話をする」ところにあるのかでは対処方法が大きく異なってくる。さらには，「話を聞く」方の問題であった場合でも，基礎的な感覚レベルで障害がある(耳が聞こえにくい)のか，会話に対する注意力が持続しないためなのか，それとも音としては聞こえていてもその意味内容が理解できないせいなのか等，異なる認知処理段階で問題が生じている可能性がある。もしどの段階に問題があるかが判明すれば，適切な対処方法を選択することができ，患者さんの問題の軽減に寄与することができる。神経

心理学は，言語，記憶，視覚認知，注意，思考などの高次認知機能とよばれるものを幅広く対象として研究が行われてきている。

　ここでは，そのような高次脳機能障害の中でも，特に視覚的注意の障害に絞って紹介したい。注意の障害は一見しただけではわかりにくいため，記憶や言語などの個別の認知機能の障害の影に隠れて気づき難いことが多い。しかし，注意障害によって，意識を集中することが困難になったり，不必要な情報が抑制できなくなったりするため，本質的には記憶や言語などに問題がなくても，認知機能全般に影響を及ぼすことが考えられる。そのため注意の障害が，どのような特徴を持つのかについて知っておくことは重要である。

(3) 注意の分類

　注意は，これまででも述べられているように，いくつかの種類に分類することができる。ファン・ツォーメレンとブラウワー(Van Zomeren & Brouwer, 1993)は注意を選択性と強度という観点から分類を試みている。図1-10に彼らの分類を示す。これによると選択性という観点から，さらに焦点化注意と分割的注意に分けられる。

　焦点化注意は，不必要な情報を抑制して，行動の目的に合致した情報に注意を絞る機能をさす。一方，分割的注意は，2つ以上の課題を同時進行しなければならない時に，限られた注意資源を振り分ける機能をさす。例えば，シューティングゲームなどをする場合，画面上に次々に現れる敵に注意を向けつつも，銃の残弾量もモニターしておく必要があり，どちらか一方に注意を傾けすぎてもゲームオーバーになってしまう。注意の分割は，タスクに習熟するに伴って，自動的に行えるようになるといわれている。しかし，自動的・無意識

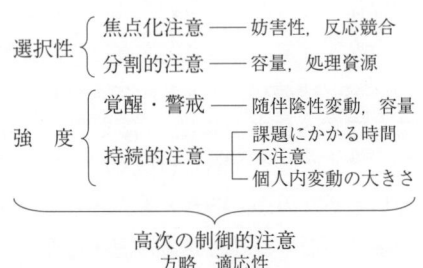

図1-10　注意の分類
(Van Zomeren & Brouwer, 1993を一部改変)

的に行われる処理は，柔軟性に欠け，状況に適した行動選択を行うことができないという側面を持つ。

注意の強度からみた分類には，覚醒・警戒度と持続性の2つがある。覚醒・警戒度(alertness)は注意の意識レベルでの強さに関係しており，古くより随伴性陰性変動(Contingent Negative Variation：CNV)などがその指標として考えられてきている。CNVは反応課題において標的刺激の予告に伴って見られる脳波の陰性波形を指す(Brunia, 2001, 総説として；Walter, 1964)。この波形は主として前頭領域で観察される。持続的注意は持続処理課題(Continuous Performance Task：CPT)などによって測定できる。CPTは，例えば，画面に×マークが呈示されたときだけボタンを押し，○マークの時は何もしない等の指示に従って十数分程度の長さで比較的単純な作業を行うものである。この作業について，時間経過による見逃しや押し誤り，反応時間の変動等を指標として注意の持続が測定される。

高次の制御的注意(supervisory attentional control)は，周辺情報処理や状況判断が求められるような状況において働くシステムを想定している(Shallice, 1982)。注意を制御し行為を実行するプロセスが注意の強度，選択，の上位に存在すると考えられる。

(4) 注意の神経基盤

これらの注意の神経基盤として，メシュラム(Mesulam, M. M.)の注意モデルでは，上行性網様体賦活系(Ascending Reticular Activating System：ARAS)からのボトムアップの注意と大脳皮質，特に前頭葉，頭頂葉と辺縁系のシステムによるトップダウンの注意入力を想定している(Mesulam, 1999)。それらが，色，形，動き，単語，空間，顔などのそれぞれの視覚刺激を特異的に処理している領域の活動を修飾し，賦活レベルや動機づけ，認知のモードなどを変える働きをするというものである。

頭頂葉は，中心溝(central sulcus)より後方，頭頂後頭溝(parieto-occipital sulcus)より前方，外側溝(lateral sulcusまたはシルビウス溝(Sylvian fissure))の上方に位置し，視覚，触覚，聴覚の感覚情報の入力を受ける後方連合野といわれる部分である(図1-11)。大きく分類して，上頭頂小葉とよばれる領域(ブロードマンの5野，7野)，下頭頂小葉とよばれる領域(縁上回，角回，ブロードマンの40，39野)，一次感覚野を含む体性感覚領域が含まれる。頭頂葉はとりわけ視空間的な注意と関係が深いことが知られている。ここでは特に頭頂葉の

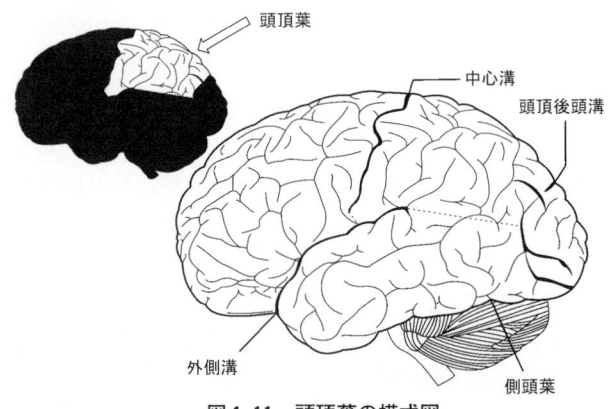

図1-11 頭頂葉の模式図

左上図の白い部分に示すように，頭頂葉は中心溝，頭頂後頭溝，外側溝に挟まれた領域である

損傷が関与していると考えられる視空間的な注意の障害がみられる2つの症状，同時失認と半側空間無視について述べ，頭頂葉で表現される注意メカニズムについて考えたい。

(5) 同時失認

ウォルポート(Wolpert, 1924)は，部分の認知は保たれているのに，情景や絵画全体の"意味"を把握することができない症例を同時失認(simultanagnosia)と称した。その後，同時失認という用語は，ハンガリーの神経学者バリント(Rezsö Bálint)が報告したバリント症候群[注1]の症例が示すように，同時に2つ以上のものを見ることが困難になる症状に対して用いられるようになった。同時失認では，基本的な視知覚機能が保たれているにも関わらず視覚認知に困難を示す。同時失認の症例は多くの場合，同時に複数の対象を見ることが難しくなるほか，線画などを見るときに，部分的な知覚はできても線画全体が何を表しているのかを認知することが困難になるといわれている。

注1) バリント症候群(Bálint syndrome)：視空間性の障害を含む症候群のことであり，バリント(Bálint, R.)の頭頂葉損傷により視空間認知に複雑な障害を示した症例報告が最初であったとされている(Bálint, 1909；Rizzo & Vecera, 2002, 総説として)。多くの場合，両側頭頂葉の損傷により，精神性注視麻痺，視覚失調，視覚性注意障害を呈する。バリント症候群で見られる視覚性注意障害では，特に同時に2つ以上の対象に注意を払うことが難しく，目視だけで数を数える視覚計数課題などで障害が認められる。このような視覚性注意障害は同時失認で見られる症状と類似している。

1-3 視覚認知と注意の障害

テイラー(Tyler, 1967)は，同時失認例と健常者の両方について，線画を観察しているときの視線の動きを観察することで，同時失認の"見る"プロセスにどのような特徴があるのかを報告している。テイラーが紹介した症例は 66 歳の女性で，脳底動脈循環不全(basilar insufficiency)を経験後より視知覚機能に障害がみられるようになった。そのときの視覚の変化についてテイラーは以下のように記述している(Tyler, 1968)。

> 「彼女はテレビを見ているとき，突然，視力が失われるのを感じた。ぼやけた視界が広がり，30 分ほど経つと，ほとんど何も見えなくなった。さらに 30 分ほどして，徐々に元のぼやけた視界が戻ってきた。数日の間にこのような何も見えない状態を何十回も繰り返した。」(Tyler, 1968, p.155, 23-29 行目，訳は筆者による)

この女性の意識は明確で見当識障害はみられず，実験には協力的であった。また，視野は正常で，裸眼視力は約 0.1，眼鏡による矯正で約 0.7 程度であったという。テイラーは各種検査を行ったが，もっとも特徴的な症状が，図 1-12 のような「ラクダに乗った男」の絵を見ているときの視線の記録に良く表れている。この図では一番下が 20 名の健常者の視線の記録であり，真ん中は

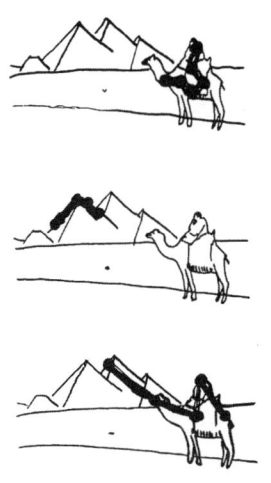

図1-12 「ラクダに乗った男」の絵をみているときの視線の記録(Tyler, 1968)。
上段と中段は症例の視線，下段は健常者の視線。黒いインクが視線の痕跡を示す。

症例が一度目にこの絵を見たときの視線の記録，一番上は二度目にこの絵を見たときの記録である．

　健常者では，2秒間の呈示によって，簡単に「ラクダに乗った男が山を見ている」ことを認知できた．視線の記録からは，絵の情報価の高いところを注視しており，一度視線を留めてから次に注視する場所へ移動する際には視角(visual angle)にして4°から12°と移動距離も大きいことが示されている．一方症例では，2秒ずつ絵をみせられたときに，いずれの場合も，"たまたま"目が留まったところからあまり視線を動かさず，動かす大きさは一度に視角にして1°以下であった．2秒間で視線を動かした範囲も3.5°と狭い範囲にとどまった．その結果，何が見えたかを尋ねられても，"たまたま"目にした対象である「男」，「山」と短く答えるのみであった．テイラーは，症例が線画全体を探索しようとはせず，周辺視野からの情報を利用できている様子はないことを報告している(Tyler, 1968)．

　また，もう一つのテイラー(1968)の写真を使った実験(図1-13)でも，健常者は並べられた人形のエッジの部分を注視して，素早く全体の情報(人形が何体あり，どのような特徴をもっているのか)を見ようとしているのに対して(図1-13, 上段)，症例では15秒間注視してようやく4体の人形があることに気づいた．視線の例をみても(図1-13, 下段)健常者と比較して顔の部分やエッジ

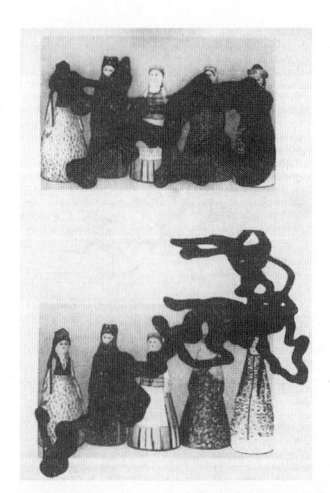

図1-13　人形の写真を見ているときの視線の記録(Tyler, 1968)．
上段が健常者，下段が症例のもの．黒いインクが視線の痕跡を示す．

部分に注目することは少なく，あまり意味のない場所を彷徨っているように見える。このように同時失認では，線画全体の探索を行わず，偶発的に目に入った狭い部分のみしか認識できないという現象がみられる。このことから，同時失認では，ベイ(Bay, 1953)が"トンネル視(shaft vision)"と指摘したように，注意可能な範囲が狭く，穴の向こうの狭い領域を覗くような視覚世界にいるのではないかと考えられる。

(6) なぜ"全体"が見えないのか

　ここまでみてきたように，同時失認の症状は，"全体"を見ることが困難ということが背景にあると考えられる。では同時失認でなぜ"全体"を見ることが困難になるのかについて，大まかに3つの仮説が考えられる。まず1つ目には，"全体"の状況の意味を把握することが困難になるというもので，古くから同時失認の説明として考えられてきている(Wolpert 1924)。2つ目には上述のテイラーの例にもあるように視覚性注意の注意範囲の狭窄があり，3つ目には空間定位や特徴の統合といった注意過程における障害がある。3つ目の仮説についてフリードマン＝ヒル，ロバートソン，トリーズマン(Friedman-Hill, Robertson, & Treisman, 1995)では，両側の頭頂葉に損傷のみられた症例 R. M. 氏を対象に，結合錯誤(illusory conjunction, IC)の実験を行って検討を行っている。結合錯誤とは，例えば「赤いT」や「青いX」など色と形に異なる特徴を持つ刺激を，十分に両方の対象に注意を払えない程度の時間のみ呈示すると，青い"T"のような実際にはない色と文字の組み合わせを報告してしまうという現象である(Treisman & Schmidt, 1982)。結合錯誤は色，形の他，運動や大きさなど他の特徴についても調べられている。この現象が生じる背景メカニズムとして，色や形といった特徴が独立して抽出され，それらがマスターマップ上で位置情報とともに統合されるという特徴統合理論(Treisaman & Gelade, 1980, 1-2参照)に基づいて説明がなされている。症例 R. M. は58歳の男性で，二度の脳梗塞により失空間見当識，視覚性運動失調(optic ataxia)，精神性注視麻痺を呈すると同時に，一つの対象への過注意がみられた。一方，色覚や視力は正常範囲で，視野もほぼ保たれていた。損傷された領域は図のように主として頭頂葉であり，ブロードマンの7野，39野などが含まれていた。フリードマンらは，「赤のX」「青のO」などのアルファベットを2つ並べて呈示し，R. M. に最初に見えた文字の形と色を答えてもらうという課題を行った。その結果，10秒もの間文字を呈示しても，13%程度の結合錯誤が見

られたという(Friedman-Hill, Robertson, & Treisman, 1995)。この結果は，特徴統合理論におけるマスターマップが，概念的なモデルにとどまらず，実際に神経システムに実装されている可能性を示すものであり，大きな意味を持つ。また，頭頂葉が注意の中でも複数の特徴を統合する働きに寄与していることから，同時失認の症状の背景には，位置と特徴を結び付けて一つの対象が何であるかを形成する働きの障害があると考えられる。

近年では図1-14(a)のような刺激を用いて，全体を見るときの困難さが，大きさだけでなく部分の構成要素の密度によっても影響を受けることが報告されている(Dalrymple, Kingstone & Barton, 2007；Huberle & Karnath, 2006)。この図のように，アルファベットが入れ子になっていて，部分の構成要素 "A" によって全体の形 "H" が作られているような図形を用いた注意課題は，ネイボン(Navon, 1977)が用いて以来ネイボン課題とよばれ，全体(大域，global)―部分(局所，local)への注意を検討するときによく用いられている。同時失認では，局所のアルファベットを認知できても全体の形の認知は困難であることがよく報告されている。

ヒューベルとカーナス(Huberle & Karnath, 2006)は，視角にして10度程度の大きさのネイボン(Navon)刺激を用いて，部分の構成要素の間隔を変化させて部分と全体の知覚実験を行った。その結果，2名の同時失認患者において，部分の距離が視角にして2.55度離れる条件では全体の知覚成績はチャンスレベルを下回ったが，1.28度以下の条件ではチャンスレベルを上回った。

さらにダーリンプル(Dalrymple, K. A.)らは，同時失認を呈した症例を対象に，部分の構成要素の間隔を変化させたネイボン刺激(図1-14(b))と，アルチンボルド(Giuseppe Arcimboldo, 1527年頃-1593年)の絵画を用いて局所・全

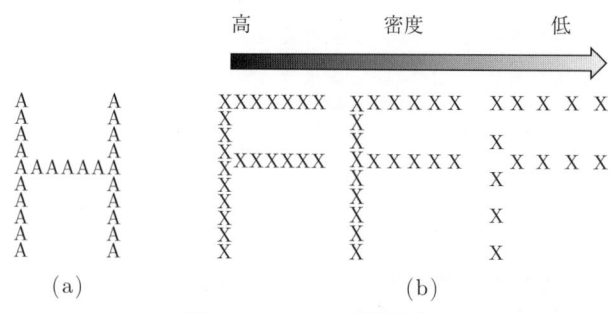

図1-14 ネイボン課題の例
(a: Navon, 1977, b: Dalrymple et al., 2007 より一部改変)

体への注意に及ぼす影響を調べた(Dalrymple, Kingstone, & Barton, 2007)。症例 S. L. は 48 歳の女性で，両側の頭頂葉と外側後頭葉の損傷によって同時失認様の症状を呈した。S. L. はアルチンボルドの絵画(果物や植物を組み合わせて人をかたどった画)を見ると，68% の確率で顔か顔の部分を認識していると答え，「洋ナシが見えます」ではなく，「鼻がみえます」のように答えていたという。S. L. は，顔の形に配置されていない物体の認知は 100% 正解できたということから，部分要素(local element)の認知，部分への注意傾向は持ちながらも，アルチンボルドの絵のように全体(この場合は顔)がより"目をひく"場合には同時失認であっても全体へ注意を向けることができることが示唆される。

さらに興味深いことに，S. L. も同時失認のない健常者も，同じ要因で全体に注意を向けるか，局所に注意を向けるかが決まることが示されている。アルチンボルドの絵は，芸術作品であり，実験室で人工的に統制されて作成された刺激ではない。そのため，通常の心理学実験で用いられる統制された刺激とは異なり，一つ一つの絵が個性的で，描かれている人物も違うし，明るさや色合いもさまざまである。さらに部分の動物や果物の視認性や顔としての認識のしやすさも違う。ダーリンプルらは，S. L. が常に"顔"であると認識していた絵と，決して"顔"であるとは答えなかった絵に対する健常者の反応時間を分析したところ，"顔"であると答えなかった絵に対する反応時間が長くかかっていた。このことは，人間の認知システムが，絵のグループに共通する何らかの"顔らしさ"をもたらす要因を潜在的に抽出し，それが顔=全体か，動物・果物=部分のいずれに注意が向けられるかを決定していると考えられる。

同時失認という症状を通じて，"全体に注意を向け，それが何であるかを知る"という複雑な認知プロセスについて知る手がかりが得られつつある。健常な視覚認知能力を有していても，"見る"条件によっては，一見して何があるのか把握できないという状況に陥ることはあり得る。そのようなときに，私たちの視覚システムはどのような手がかりを集めて認識しようとしているのかが，これらの研究を通じて明らかにされていくことが期待される。

(7) 半側空間無視

半側空間無視(hemispatial neglect, unilateral neglect あるいは単に neglect と称される)とは，損傷された半球と反対側の空間に対する注意が障害される症状を指し，主として右半球の頭頂葉，後頭―頭頂―側頭接合部周辺の損傷に

よって左半側への注意が障害されるものである(Heilman, Bowers, & Watson, 1983)。この障害は，視覚のみならず他の感覚(聴覚や触覚)についても生じる。左半側空間無視の症例では，半盲(hemianopia)や左半身の麻痺を伴うことがある。特に視覚的に半分の空間が見えていないということは，"注意"以前の視覚情報入力段階での問題であり，これによって左側にある対象を"無視"するのは当然に思えるかもしれない。しかし，半盲だけでは，通常，無視症状は生じないことが知られている。半盲のみが生じている患者は，視線を移動させることによって広い範囲を見ようとする。そのため視野が欠けている範囲を補うことが可能である。半側空間無視の症例では，そのような視線の有効な移動が生じず，半側にある対象に気づくことができない。

半側空間無視の有無と程度を調べる検査としては，線分二等分課題(line bisection task)，末梢課題(cancellation task)，線画の模写課題(copying task)，描画課題(drowing task)等が挙げられる。これらの検査を組み合わせたテストバッテリーとして，BIT(Bihavioural Inattention Test)があり，半側空間無視の包括的な検査として広く用いられている(Wilson, Cockburn, & Halligan, 1987)。

半側空間無視の典型的なパターンでは，線分二等分課題を行うと，線の左側を無視してしまうために真ん中と判断する位置は右側に偏る。また末梢課題では，右側の線分からチェックを始めるが左側に位置する線分にチェックを入れ終わっていないのに「終わりました」と言って止めてしまう。模写課題では，模写する対象の左半分を書き残す。また，自発描画において，例えば「時計の文字盤を思い浮かべて書いてください」と言われたときには，右側の空間に偏って文字を書くことや，8時，9時あたりの左側にある数字を書かないことがある。

半側空間無視の症状を説明するときによく言及されるエピソードとして，食事の際，左側に置かれた食べ物を無視してしまい食べ残す，というものがある。その他，廊下などを歩いていても左側に置かれたものに気づかずぶつかってしまう，左側から話かけられても気づかない，といったことも挙げられる。このような症状を聞いていて疑問に思うのが，何の左側を無視しているのか，ということである。食事を残してしまう場合，正面からみて左側に置かれた皿のおかずをすべて残す，という場合も"左無視"であるし，また一つのお皿の中にあるおかずの右半分を食べて左半分を残すという場合でも"左無視"である。半側空間無視が研究されてきた中で，「何の左側」に注意が向けられない

のかは大きな問題であった。

(8) 何の左側なのか？

マーシャルとハリガン(Marshall & Halligan, 1993)は，5名の半側空間無視患者に，線画模写課題を行い，その描画結果を分析した(図1-15)。模写する線画は2種類の花の絵で，どちらも2本の花がA4用紙に書かれている。a.の花は中心に植木鉢が書かれており，図としては全体で1つになっている。b.は，左右に1つずつ，同様の花が描かれている。もし，無視が，空間の左半分に対して生じているのであれば左側の花を書き落とすと考えられ，対象の左半分に対して無視が生じるのであれば，両方の花の左側にある花弁や葉を書き落とすと考えられる。図の2と3に着目すると，2では，主として，見本の書か

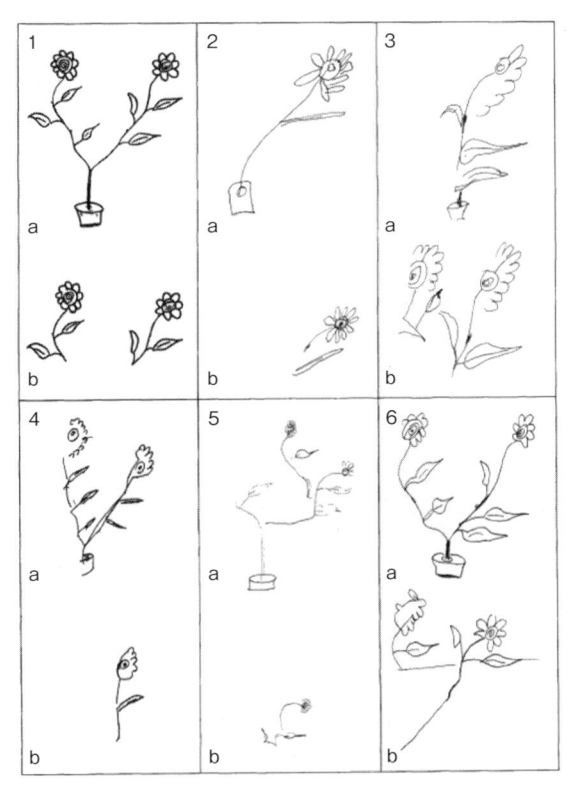

図1-15 半側空間無視患者の線画模写課題
(Marshall & Halligan, 1993より)

れた用紙の中心から左側にある対象を無視している。一方3(特にb.)では左側にある対象を書くことはできているが、左右の花共に左側の花弁を書き落としている。2でも対象内の左側の葉を書き落とすなど完全に分離するのは難しいが、2は空間中心型(spatial-centered、あるいはspatial-based)、3は対象中心型(object-centered、あるいはobject-based、物体中心型ともいう)の無視が優勢であるといえる。また、4では、a.の絵では左側の花(の右側)が描けているが、b.では右側の花のみが書かれている。aの絵の場合は、植木鉢から出た1本の茎が描かれていることにより2つの花が1つの物体を構成していることが示されているため、一つの対象としてのまとまりがヒントとなり、この一つの対象の左側を無視するという現象が見られたのではないかと考えらえる。これらの結果は複雑であるが、半側空間無視の中には、空間中心型が優位な無視が生じる場合と、対象中心型が優位な無視が生じる場合があることが示唆される。

(9) 対象中心の無視

ドライバー(Driver, J.)らは、描画のような運動出力過程を伴わない方法により、知覚段階における無視が空間中心に生じるか、それとも対象中心に生じるかについて非常に鮮やかなアイディアで検証を行った(Driver, Baylis, & Rafal, 1992)。症例C. C. は69歳の右利き男性で、左頭頂葉の、特に上頭頂小葉を中

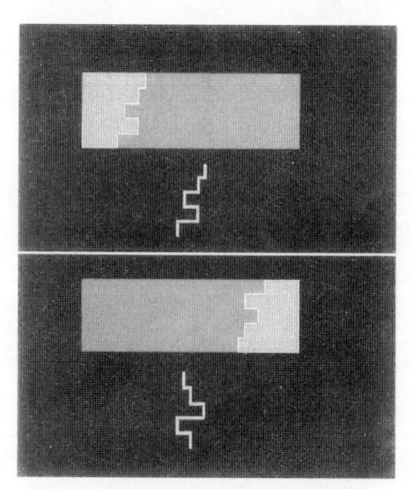

図1-16 対象中心の無視の症例
(Driver, Baylis, & Rafal, 1992)

1-3 視覚認知と注意の障害

心に損傷を受けて半側空間無視症状を呈した。C. C. 氏に対して，図1-16 のように長方形の内部の領域を大きさと色・明るさの異なる図形で分け，その境界線をカギのような入り組んだ形で構成した。図地分離により小さい領域（明るい緑（図ではグレー）の領域）が図となって知覚されると予測できる。C. C. 氏には，最初に長方形の図を見せ，その後，境界線を示す線分を見せて，この線分の形が最初に見た長方形内部の境界線と同じか違うかを答えてもらった。その結果，境界線が空間として左側にあるか否かよりも，境界線が小さい領域の左側にあるか，右側にあるかによって正答率が左右された。右側の空間に置かれていても，小さい領域の左側の境界線に対する正答率は50%を下回っていた。この結果は，空間位置によらず，対象を中心にその左側について無視が生じていることを示している。

さらに，ドライバーら(1994)は，図1-17のような三角形を並べた図形を使用して，空間位置的には中央に位置している三角につけられたギャップ(gap)の有無を答える課題が考案されている。この課題では，三角の向きにより，自然に物体の中心軸が決定される。この研究では，半側空間無視を呈した B. D. 氏，C. R. 氏，P. W. 氏の3名にギャップ検出の課題を行ったところ，物体の中心から見てギャップが左側にある場合には，3例とも見落としが増えた。B. D. 氏，C. R. 氏はギャップが右側にある場合は10%程度の見落としが見られたが，左側にある場合には，それぞれ2〜3倍程度，見落とし率が増加している。ここで重要なのは，身体あるいは空間を中心として見た場合のギャップの空間的な位置は変わっていないということである。そのため，身体や空間を中心とした座標系では正面に位置する対象であっても，その物体内の文脈において左側に位置する場合には無視される割合が増えるといえる。この結果も，空間内の位置が左側であるということによってのみ無視が生じるわけではないこ

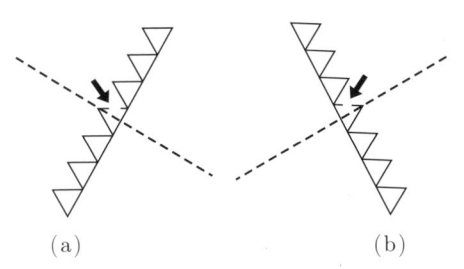

(a)　　　　　(b)

図1-17　ギャップ検出の課題の例
(Driver et al., 1994 を一部改変)

とを示している。

その後，身体中心，空間中心，対象中心といった複数の参照軸に基づいて無視症状がどのように変化するかについて検討が行われてきている。半側空間無視の検討を通じて，人間一般が，どのような参照軸に基づいて空間を認識し，脳内で表現しているのかについて，大きな示唆が与えられてきているといえる。

(10) イメージ上で生じる無視

このような無視の障害は，実際に見ているものだけでなく，思い浮かべられたイメージに対しても生じると考えられている。このようなイメージ上でみられる半側空間無視で有名なものとして，イタリアの研究者であるビシアーク(Bisiach, E.)による報告がある(Bisiach & Luzzatti, 1978)。これによると，イタリアのミラノの大聖堂をよく知っているはずの半空間無視症例が，正面から見た大聖堂を思い浮かべてどのようなものがあるかを描写するように教示されると，中心より右側にあるものばかりを描写し，左側を無視していたという。この結果が左側にあるものを思い出せないためなのか，思い浮かべられたイメージに対する無視であるのかを検討するために，異なる向き(反対側)から見た場合どのようなものがあるかを報告するように教示した。先ほどの視点から見て右側にあったものは，この視点からは左側に存在することになる。結果は，最初の視点で右側にあり報告可能であったものを無視し，最初の視点では無視されていたものを報告した。この結果は，知覚された視覚情報に対して無視が生じるだけでなく，"頭の中"で思い浮かべたイメージに対しても無視が起きることを示唆している。その後，知覚的な無視を伴わずに，イメージ上にのみ無視を生じるケースが報告されるなど(Beschin et al., 1997；Guariglia et al., 1993)，いくつかの研究により，イメージ上でみられる無視の存在は支持されている。視覚的なイメージを思い浮かべるプロセスは，外界に存在する刺激を内的に再現する過程と言い換えることができるが，この過程には視覚記憶やそれに対する視空間的作業記憶(visuo-spatial working memory)が関与している。イメージ上での無視症状を調べることにより，人間がどのような視覚認知プロセスを経て視覚的な表象を形成しているのかを調べる手がかりとなることが期待される。

この節では，注意の障害について，同時失認と半側空間無視という症状を通じて考察を行ってきた。ここで紹介できた例は，これらの症状のほんの一例に

すぎず，他にも多彩な検討が行われてきている。ここでは取り上げることができなかったが，これらの症状と神経基盤については，大脳皮質・皮質下・白質を含む脳内のネットワークがどのように症状と関わっているのかについて，新たな知見が得られつつある（例として，Corbetta et al., 2005；Doricchi et al., 2008 など）。全体とは何か，左側とは何かといった，通常の視覚認知を行っている状態では気づかされない問題について，考える機会となれば幸いである。

1-4 視知覚の基礎

　本節では初期視覚経路を題材とし，神経細胞（ニューロン）の受容野（Hartline, 1940）をキーワードとして初期視覚情報処理の流れを見ていく。受容野の概念や計測方法，機能的意義について理解が深まることで，個々のニューロンが「何を見ているのか？」「どういう情報を次のステージのニューロンに伝えたいのか」といった問題を扱うことが可能となる。これは，「ある段階の視覚情報処理を担う脳領域もしくはニューロン群が，視知覚においてどんな役割を担っているのか？」「どういう神経回路がその役割を実現しているのか？」という問題にアプローチすることを意味する。

（1）初期視覚研究についての予備知識
a. 視覚刺激の大きさの記述方法

　今，眼前に直径 5 cm の円盤があるとしよう。この物体の見えの大きさをどうやって記述したらよいだろうか？眼から円盤までの距離が 50 cm の時と 1 m の時とでは見えの大きさが異なるため，円盤の見えの大きさを記述するためには対象の絶対的な大きさと対象までの距離の 2 つの情報が必要となる。1 つの対象を記述するために 2 つのパラメータ（物体の大きさと物体までの距離）をいつも説明するのは煩わしいため，視覚心理学や視覚神経生理学，天文学などの分野では物体の大きさを角度（視角：visual angle）で表すことが多い（図1-18）。視角の単位は度，またはラジアン（度÷180×π；360 度＝2π）である。視角 θ の正接（タンジェント）は，$\tan\theta = $（物体の大きさ）÷（物体までの距離）で求められる。したがって，視角 θ は $\tan^{-1}$（大きさ÷物体）で求められる。$\tan^{-1}$ は逆正接関数（アークタンジェント）を表し，$\tan\theta$ がある値のときの θ を求める関数である。Excel などの表計算ソフトウェアではアークタンジェントは atan で表されることが多い。

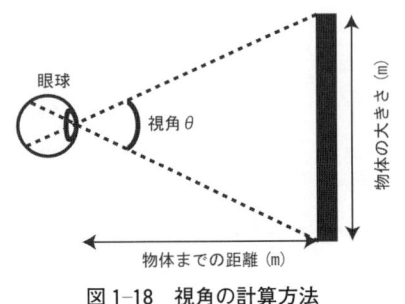

図 1-18　視角の計算方法
物体の大きさと物体までの距離に依存して視角 θ が決定される。

具体的な計算例を示す。57 cm (0.57 m) 離れた直径 5 cm (0.05 m) の円の張る視角を求めよう。Excel 等の表計算ソフトのセルに「＝ATAN(0.05/0.57)＊180/3.1415」と打ち込めば「5.013262…(小数点以下の桁数が何桁表示されるかは個々の環境に依存して変化する)」という値が得られるので，視角約 5 度とわかる。atan 関数は出力も引数もラジアンが用いられるので，ここではラジアンとして出力された視角に 180 を掛けて $\pi \fallingdotseq 3.1415$ で割ることで度数に変換している。同様に約 57 cm 離れた位置にある直径 1 cm の円の張る視角は約 1 度となり，1 cm＝約視角 1 度となるので使いやすい。そのため実験論文ではモニターまでの距離が 57 cm や 114 cm (57 cm の 2 倍) がよく用いられる。網膜上では直径が視角 4 度の円が，直径約 1 mm の円として映る。

ちなみに視角 1 度＝視角 60 分＝視角 3600 秒である。記号としては度に対して「°」，分に対して「′」，秒に対して「″」が使われる。なお，本節で「見えの大きさ」といった場合は網膜に映る物理的な像の大きさを意味している。ヒトが主観的に感じる見えの大きさは，物理的な大きさと必ずしも一致しない場合があることに注意して欲しい。網膜に映る像の大きさを記述する場合も，主観的な見えの大きさを記述する場合も，同じく視角が用いられる。どちらの意味で視角が用いられているのかは文脈から区別する必要がある。

b．グレーティング刺激

心理物理実験や初期視覚ニューロンを対象とする電気生理実験では，視覚刺激としてドリフトするグレーティング刺激がよく用いられる。サイン波グレーティング刺激は刺激の明るさ (輝度値) がサイン波上に変化する視覚刺激で，輝度コントラスト (luminance contrast)，方位 (orientation)，方向 (direction)，空間周波数 (spatial frequency)，時間周波数 (temporal frequency) を操作すること

1-4 視知覚の基礎

A 刺激コントラストの変化
10%　　　50%　　　100%

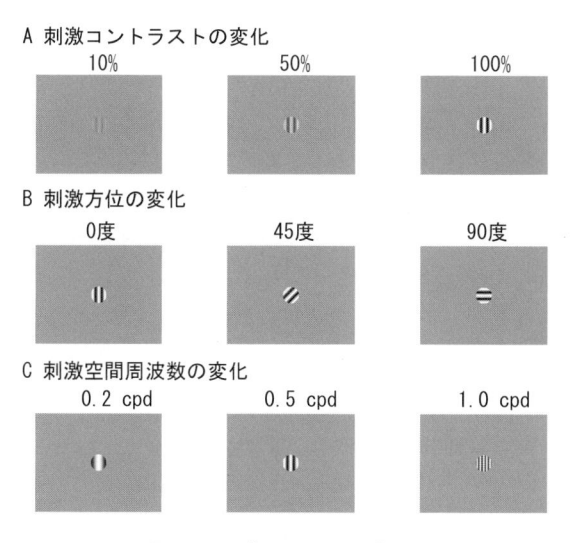

B 刺激方位の変化
0度　　　45度　　　90度

C 刺激空間周波数の変化
0.2 cpd　　　0.5 cpd　　　1.0 cpd

図1-19　グレーティング刺激

コントラスト(A), 方位(B), 空間周波数(C)の変化に伴う刺激の変化を示す。

でニューロンの特徴選択性を検討することができる。

　輝度コントラストとは, 背景輝度に対して最も明るい場所(白く見える)と最も暗い場所(黒く見える)の相対的差を表し, 多くの場合マイケルソンコントラスト $= (L_{max} - L_{min})/(L_{max} + L_{min})$ で定義される。L_{max} と L_{min} はそれぞれ画面内の最大輝度と最低輝度であり単位は $[cd/m^2]$ である。コントラストの変化に伴う刺激の見えの変化を図1-19(A)に示す。方位はグレーティングの傾き(図1-19(B))を, 方向はドリフトする方向であり方位と直交方向に2方向とることができる。空間周波数は[サイクル/度](cycle/degree：cpd)という単位をもち, 視角1度にサイン波が何周期入っているのかを表す。空間周波数が高いほど細かい縞刺激となる(図1-19(C))。時間周波数はドリフトするグレーティングのある1点が1秒間に何周期明るさを変えるのかを表し, 単位は[サイクル/秒] = Hz(ヘルツ)である。時間周波数が早いほど高速でドリフトしていることになる。

　ドリフトグレーティングの速度は時間周波数と空間周波数によって決まる。単位は[度/秒]で, 刺激のある点が1秒間に視角にして何度移動したのかという意味となる。空間周波数2 cpd, 時間周波数4 Hzのドリフトグレーティング刺激の場合, 4 Hz/2 cpd = 4[サイクル/秒]/2[サイクル/度] = 4/2[秒$^{-1}$/度$^{-1}$] =

4/2[度/秒]=2度/秒となる。時間周波数を 4 Hz に固定のまま空間周波数を 4 cpd に細かくすると速度は 1 度/秒となり,同じ時間周波数でありながら見かけ上遅く動いているように見える。大脳一次視覚野までのニューロンは刺激の速度に対する選択性はほとんどみられず,空間周波数選択性と時間周波数選択性は独立していることが報告されている(Tolhurst & Movshon, 1975)。つまり,どの時間周波数刺激で計測しても空間周波数選択性の感度曲線の形が同じであることを意味する(振幅は変化する)。もしも,あるニューロンが刺激の速度に対して選択性を持つ場合,空間周波数選択性は刺激の時間周波数を変えると大きく変化することが予想される。実際,サルでは一次視覚野複雑型細胞の一部や MT 野とよばれる領域のニューロンが刺激速度選択性を持つことが報告されている(Priebe, Lisberger, & Movshon, 2006)。

c. ニューロン応答の記録

通常細胞内は細胞外に対してマイナスの電位となっている。ニューロンの細胞膜は脂質二重膜で形成されており,細胞内外のイオンは膜を通過しにくい(膜透過性が低い)。カリウムイオンやナトリウムイオンはイオンチャネルとよばれるチャネルが開いている場合に細胞膜を通過することが可能である。安静状態ではナトリウムイオンチャネルのほとんどは不活性化しており,ナトリウムイオンは細胞膜をあまり通ることができない。細胞には体内で生成されたエネルギー(ATP)を使って,陽イオンであるナトリウムイオンを細胞外にくみ出し,やはり陽イオンであるカリウムイオンを細胞内に取りこむナトリウム−カリウムポンプが存在するため細胞内では細胞外に比べてナトリウムイオン濃度が低い。

一方,カリウムイオンチャネルの一部は漏洩チャネルとして安静時においても活性化しており,カリウムイオンは細胞膜をある程度自由に通過できる。このカリウム漏洩チャネルが静止膜電位の決定に重要な役割を果たす。細胞内にカリウムイオン濃度が高いため,カリウムは濃度的には細胞外に移動しようとする濃度勾配が存在する。しかし,細胞内がマイナスに帯電しているため電気的にはプラスのカリウムイオンは細胞内にひきつけられる電位勾配が存在する。濃度勾配と電位勾配はカリウムイオンを細胞の外側と内側に移動させようとする力を持ち,両者がつりあった状態は平衡電位とよばれる。カリウムイオンの平衡電位は脊椎動物では−90 mV 程度であり,ナトリウムイオンの平衡電位は+45 mV 程度である。一方,ニューロンの静止膜電位は脊椎動物では通常−70 mV 程度で,ナトリウム平衡電位よりも遥かにカリウム平衡電位に近い。

1-4 視知覚の基礎

これは安静時ではカリウム漏洩チャネルの存在するカリウムイオンがナトリウムイオンの約75倍膜透過性が高いためである。

多くの神経細胞では前細胞から興奮性の神経伝達物質を受けるとナトリウムイオンチャネルが開き，ナトリウムイオンが細胞内に流入する。その結果，細胞内電位は平衡電位からプラス側に振れる（脱分極）。膜電位がある値（閾値）よりプラスになると電位に感受性をもつ電位依存型ナトリウムイオンチャネルの活性化ゲートが開きナトリウムイオンが細胞内に流入することによって，膜電位はマイナスから一気にプラスの値に変わる（図1-20）。その後ナトリウムイオンの流入は，約+30 mVまで続く（オーバーシュート）。膜電位がナトリウム平衡電位付近に上昇すると，電位依存型ナトリウムイオンチャネルは不活性化ゲートが閉じることで不活性化され，今度は電位依存型のカリウムイオンチャネルが活性化されることでカリウムイオンは安静時よりも膜を通過しやすくな

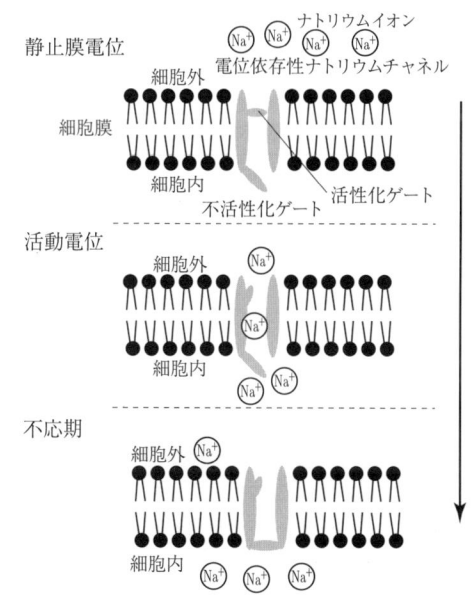

図1-20 ナトリウムチャネルの活性化・不活性化

静止膜電位（上段）活性化ゲートが閉じており，ナトリウムイオンは細胞内に流入することができない。活動電位発生時（中段）には活性化ゲートが開いており，ナトリウムイオンは細胞内に流入する。不応期（下段）では不活性化ゲートが閉じており，ナトリウムイオンの細胞内外への移動は起きない。

る。このとき細胞内電位はプラスであるため陽イオンであるカリウムイオンは電気的にも濃度的にも細胞外へ流出していく。細胞内から陽イオンであるカリウムイオンが流出するため，細胞内は再びマイナス側へ電位が変化し，カリウム平衡電位となる（アンダーシュート）。このときほとんどすべてのナトリウムイオンチャネルが不活性化しているため，活動電位は連続して発生できない（絶対不応期）。その後前述のナトリウム–カリウムポンプによって細胞内にたまったナトリウムは細胞外へ運ばれ，流出したカリウムは細胞内へ運ばれることで膜電位は静止膜電位に復帰する。

　この一連の反応はわずか数 ms（ms はミリセカンドもしくはミリセクと読み1000 分の 1 秒を意味する）で起きる反応であり，活動電位（スパイクまたはインパルス）とよばれる。細胞外記録法とよばれる方法では，細胞外に布置した微小電極の先端で活動電位を記録する。微小ガラス電極を細胞内に刺入する細胞内記録法では，細胞内部の電位変化まで記録することが可能である。活動電位は軸索を経由して，前細胞の終末まで伝わる。活動電位が細胞終末まで伝わると，それがトリガーとなって細胞終末から神経伝達物質が放出される。大脳皮質では興奮性の神経伝達物質として主にグルタミン酸が利用されている。抑制性の神経伝達物質としては，ギャバ（GABA）がよく知られている。

d. 生体の視野とニューロンの受容野

　私たちは顔正面の広範囲光情報を認識しているが，上下左右 360 度を一度に見渡せるわけではなく，左右は単眼で約 160 度（鼻側約 60 度，耳側約 100度），両眼で約 200 度の範囲に限られている。上下方向には上方向に約 60 度，

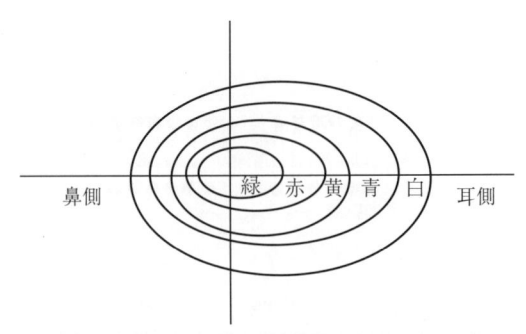

図 1-21　右目の視野の模式図

耳側は鼻側に比べて広い範囲が見える。色を識別できる範囲は，白，青，黄，赤，緑の順に狭くなる。

下方向に約70度が一度に見渡せる限界であるとされる。さらに，色の識別可能な視野範囲も色ごとに異なり，白，青，黄，赤，緑の順に見える範囲が狭くなる（図1-21）。フルカラーで詳細な空間情報処理が可能な範囲はさらに限局しており，上下左右とも網膜上で0.5 mm程度である。この範囲は中心窩とよばれる。これは後述する網膜錐体視細胞密度が視野中心から離れると急激に低下するためであり，視力は中心窩から視野周辺部に移動すると急激に低下することを意味する。視野中心で視力約1.0の場合，視野中心から視角10度離れた視野位置での視力は0.1程度しかないことが報告されている（Mandelbaum & Sloan, 1947）。

初期視覚情報処理を担う個々のニューロンが見ている範囲は一般的に動物の視野のごく一部にすぎない。ニューロンが見ている範囲をここでは受容野とよぶ。ニューロンの受容野は「刺激が提示されることによってニューロンの興奮性もしくは抑制性の応答を生じさせる空間領域」と定義される（Hartline, 1940）。受容野の空間的範囲はどの段階の処理を担うニューロンなのかによっても異なるし，同じ処理段階のニューロンでも動物種によって異なる。例えば，同じ処理段階にあるニューロンの受容野サイズはラット＞ネコ＞サルの順番でラットが一番大きく，サルが最も小さい。また同じ処理段階であっても，ニューロンが見ている場所によって受容野サイズが大きく異なる。基本的には，視野中心を見ているニューロンは狭い受容野をもち，視野周辺を見ているニューロンは相対的に広い受容野を持つ。さらに同一処理段階で，同じような場所を見ているニューロン間でも受容野サイズにばらつきがあることも知られている。

（2） 初期視覚系の機能的構造と光応答
a. 網膜視細胞

視覚情報処理は眼球の奥にある網膜から始まる。視細胞とよばれる光を最初に受ける神経細胞は網膜に存在する（図1-22）。視細胞は光信号を神経系が理解可能な電気信号に変換する役割を担っている。視細胞には錐体（cone）と，桿体（rod）があり，日中の光が十分に存在する場面では錐体が活動し，夜間など光量が少ない場面ではより光感受性が高い桿体が活動する。錐体は，健常なヒトでは3種類存在し，L錐体，M錐体，S錐体とよばれる。それぞれ，長波長（赤色），中波長（緑色），短波長（青色）の光に強く応答する。このような複数の波長選択性を持つ錐体細胞が存在することで，私たちは物体表面の色を認識

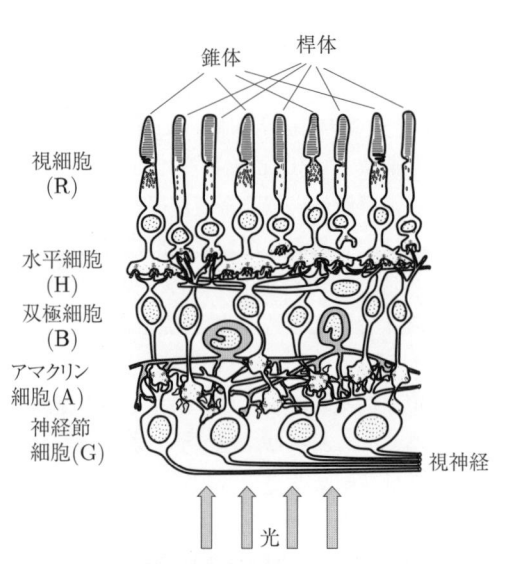

図1-22　網膜の細胞(Dowling & Boycott, 1966)

することができる。桿体は一種類の波長選択性しか持たないため，夜間など桿体が活動する場面では物体の色を識別することはできない。

　錐体は視野中心に最も高い密度で分布するが，桿体は視野中心では低密度で，やや周辺部に最大密度で存在する。したがって夜空に視認できるぎりぎりの明るさの星を探すとき，視野中心では見えない星が視線をすこしずらすと認識できる場合がある。視細胞は光を受容していないときは興奮性の神経伝達物質グルタミン酸を放出し続けている。視細胞の外節部に光が照射されると，膜電位がマイナス側に深くなり（過分極応答）視細胞のグルタミン酸放出が停止する。視細胞の出力は双極細胞と水平細胞に送られる(Daw, Brunken, & Parkinson, 1989)。

b．双極細胞

　双極細胞には視細胞が光を吸収しグルタミン酸放出が止まると応答するオン型双極細胞と，視細胞からグルタミン酸放出が止まると自発応答が抑制されるオフ型双極細胞が存在する。この応答様式の違いは，双極細胞のグルタミン酸受容体の違いによる。オフ型双極細胞はイオンチャネル型グルタミン酸受容体を持ち，明るい光の提示が視細胞のグルタミン酸放出を停止させると過分極応答（応答抑制）を示し，明るい光の消失または背景より暗い光提示に伴い視細胞

1-4 視知覚の基礎

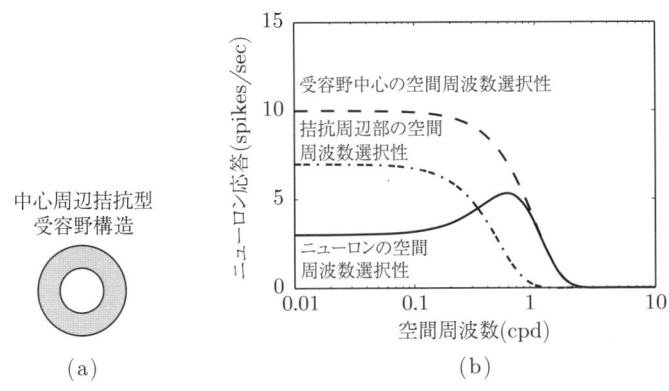

図1-23 中心周辺拮抗型受容野構造の空間周波数選択性

(a)オン中心オフ周辺の受容野構造を模式的に示す。(b)受容野中心の空間周波数選択性(破線)から拮抗周辺部(一点破線)の空間周波数選択性を引くと外側膝状体ニューロンの空間周波数選択性(実線)が得られる。

がグルタミン酸を放出すると脱分極応答(興奮性反応)を示す。オン型双極細胞は代謝制御型グルタミン酸受容体を有し(Kikkawa, Nakagawa, Iwasa, Kaneko, & Tsuda, 1993)，視細胞からのグルタミン酸放出が停止することで脱分極応答を示す。結果として，明るい光刺激が視細胞のグルタミン酸抄出を停止させ，双極細胞の膜電位は脱分極側に振れ，興奮性の応答を示す(Daw et al., 1989；Kaneko & Hashimoto, 1969)。

双極細胞は，中心周辺拮抗型受容野構造(cener surround antagonistic organization)が始めて形成される場所であるとされている(図1-23(a))。この拮抗周辺受容野の形成にはやはり視細胞からの投射をうける水平細胞が重要な役割を果たす(Daw, Jensen, & Brunken, 1990)。水平細胞は抑制性伝達物質であるGABAを放出する。水平細胞間には電気シナプスを介した結合が存在するため個々の水平細胞は双極細胞に比べて大きな受容野を持つ(Kaneko, 1971)。双極細胞と双極細胞に投射する視細胞にシナプスを形成しており，双極細胞の周辺部に位置する水平細胞が視細胞からの入力を受けて活動すると，GABAを放出することで双極細胞の活動を抑制しオン-オフ拮抗型受容野構造が形成される。

中心周辺拮抗型受容野は，ニューロンの空間周波数選択性形成に強い影響力を持つ。錐体視細胞のように拮抗周辺部がない受容野では，低空間周波数に良

く応答し，高空間周波数に対してはある周波数から応答しなくなる低空間周波数通過型の感度曲線を示す。どの程度高い空間周波数まで応答できるのか（カットオフ周波数）は，受容野の大きさで決定され，受容野が小さいほど高い空間周波数に応答することができる。受容野周辺部は一般的に中心部に比較して大きいため図1-23(b)に示すように中心部に比べて低空間周波数から応答が減弱する。中心周辺拮抗型受容野では中心部の応答と周辺部の応答が拮抗しているため図1-23(b)の実線に示す空間周波数感度が得られる。これは低い空間周波数に対する感度を低減させ，中程度の空間周波数に対する感度が最大となる帯域通過型空間周波数選択性とよばれる。心理物理実験で計測されるヒトの空間周波数選択性も帯域通過型である。このような帯域通過型空間周波数選択性は，自然画像中に多く含まれる冗長な低空間周波数成分を減弱させ，輪郭線やエッジ部分に含まれる高空間周波数成分を検出するために適している。

c. 網膜神経節細胞

双極細胞から神経節細胞に対してグルタミン酸が放出される。神経節細胞が持つグルタミン酸受容体はイオンチャネル型であり，グルタミン酸が放出されれば脱分極応答が生じる。神経節細胞は網膜の出力細胞であり，双極細胞と同様にオン型細胞とオフ型細胞が存在し，中心周辺拮抗型受容野構造を持つ。またアマクリン細胞が，神経節細胞の応答を修飾することも知られている（Baylor & Fettiplace, 1977）。

神経節細胞の出力繊維は盲点を通って間脳にある視床内の一部である外側膝状体中継細胞（または主細胞ともよばれる）へと伝わる。ヒトの片眼に存在する神経節細胞の数はおよそ100万－120万個であると推定されており，そのすべての出力繊維が盲点から脳へと伸びている。したがって，盲点には視細胞を含む神経細胞が存在せず，盲点上に提示された視覚刺激をみることはできない。通常私たちの視覚系は，盲点の周辺に提示された視覚情報から盲点上の視覚情報を推定している。盲点の物理的な眼球上での位置は鼻側にあるが，対応する視野位置は耳側になる。

d. 外側膝状体

霊長類の外側膝状体は6層構造をしており，深層は細胞体の大きい大細胞層（1，2層），浅い層は細胞体の小さい小細胞層（3，4，5，6層）に分類される。左脳外側膝状体の場合，対側である右目からの入力は1，4，6層へ，同側である左目からの入力は2，3，5層へと投射される（図1-24左）。ネコの外側膝状体は3層構造であり，A，A1，C層とよばれ，それぞれ反対側，同側，反

1-4 視知覚の基礎

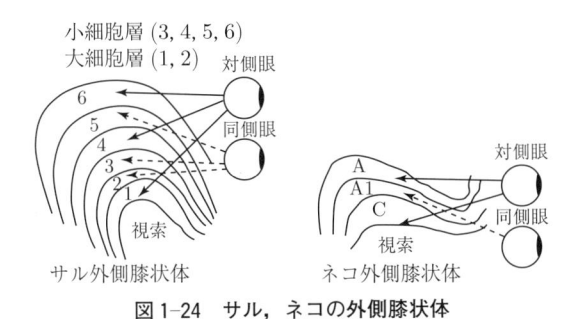

図 1-24 サル，ネコの外側膝状体

サルでは 6 層，ネコでは 3 層構造をしており各層は単眼からの投射を受ける。

対側の眼からの投射を受ける（図 1-24 右）。網膜神経節細胞から外側膝状体中継細胞へは 1：1 からせいぜい 1：数個の比率で投射がなされていると考えられている。このため，神経節細胞と外側膝状体中継細胞は非常によく似た受容野構造を持っている。外側膝状体中継細胞は，大脳皮質から逆行性投射を受けるため，大脳皮質の活動状況が受容野構造や刺激特徴選択性に影響を持つ可能性が強く示唆されている（Andolina, Jones, Wang, & Sillito, 2007；Murphy, Duckett, & Sillito, 1999；Murphy & Sillito, 1996；Sillito & Jones, 2002）。

また外側膝状体ニューロンは受容野周辺部から抑制性の修飾効果（受容野周囲抑制）を受けることが指摘されており（Bonin, Mante, & Carandini, 2005），その修飾効果は刺激の方位に依存性があることも報告されている（Naito, Sadakane, Okamoto, & Sato, 2007）。この抑制性の修飾効果をもたらす領域と明示的に区別するため，受容野のことを古典的受容野（classical receptive field）とよぶことがある。

e. 大脳皮質一次視覚野

外側膝状体中継細胞の出力繊維は，大脳皮質一次視覚野に第 4 層と第 6 層に投射される（図 1-25）。大脳皮質は 6 層構造をもち，4 層と 6 層が入力層であり外側膝状体からの出力を受ける。4 層からの投射は 2/3 層へ行われ，2/3 層から高次視覚領野への出力がなされる。また，2/3 層ニューロンは 5 層ニューロンと反回性ネットワークを形成している（図 1-25 には示していない）。さらに 5 層からの投射は視床枕や上丘などの脳幹部へ行われる。6 層ニューロンの出力はもう一つの入力層である 4 層へ向かう。また，6 層ニューロンは外側膝状

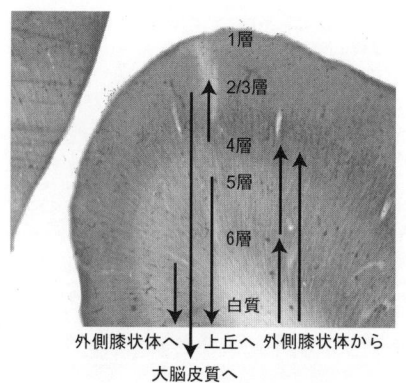

図 1-25　一次視覚野内の層構造
情報伝達の流れを矢印で示す。

態へのフィードバック投射を行っており，ここでも大脳皮質一次視覚野 6 層と外側膝状体の間に反回性ネットワークが存在する。一次視覚野には単純型細胞と複雑型細胞という二種類のニューロンが存在する。この区別は受容野構造を元にして行われる。

f. 単純型細胞

単純型細胞では図 1-26 下段に示すような受容野構造を持ち，ある方向に伸びたオン領域とオフ領域をもつ受容野構造が現れる。これは，外側膝状体までの受容野構造(図 1-26 上段)と大きく異なっている。このような単純型細胞の受容野構造は，空間的に異なる位置に受容野を持つ複数の外側膝状体ニューロンが同一の単純型細胞に投射することで形成されていると考えられている (Hubel & Wiesel, 1959, 1962；Reid & Alonso, 1995)。

外側膝状体までは受容野構造が同心円をしているため，どの方位に傾いた刺激に対してもほぼ同じ程度のニューロン応答が観察される。一方一次視覚野単純型細胞の受容野構造はある特定の方向に傾いた刺激に選択的な応答を示す方位選択性を有する。単純型細胞の受容野構造は多くの場合，後述するノイズ刺激を用いた逆相関法で計測することが可能である。

g. 複雑型細胞

複雑型細胞は単純型細胞と同様に刺激の方位に対して選択性を有する。しかし，受容野内における刺激の提示位置に対する選択性は失われている。これは受容野内であればどの位置に提示された刺激であっても，刺激の傾きが最適な

1-4 視知覚の基礎

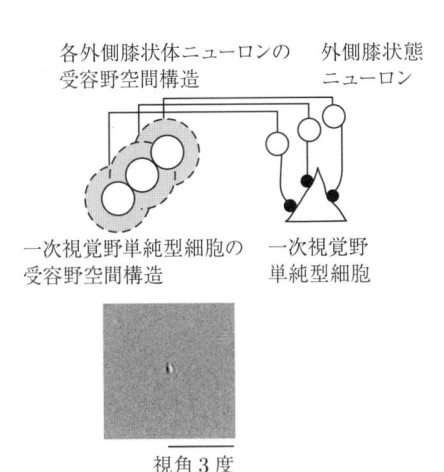

図1-26 単純型細胞の受容野形成メカニズム
異なる空間位置に受容野を持つ外側膝状体ニューロンが同一の単純型細胞に投射することで受容野が形成されると考えられる。下は逆相関法により筆者らが計測したネコ一次視覚野単純型細胞の受容野構造の例。

方位であればニューロン応答を誘発することができるということを意味する。複雑型細胞は複数の単純型細胞の出力から形成されると考えられており，理論的には少なくとも4種類の単純型細胞の出力が加算されて複雑型細胞が形成されると考えられている。しかし一次視覚野4層の複雑型細胞の一部は外側膝状体からの出力を直接受けており，外側膝状体から複雑型細胞が直接形成される可能性も示唆されている (Alonso & Martinez, 1998)。このような複雑型細胞は一次の複雑型細胞とよばれることがある。一方，一次視覚野浅層にはLGNからの軸索は届いておらず，浅層の複雑型細胞は上述のように4層単純型細胞から形成されると考えられる。

複雑型細胞の受容野構造は逆相関法で直接計測できない場合が多い。これは，受容野内部の小領域が明るい刺激に対しても暗い刺激に対しても応答を誘発されてしまうためであり，結果として活動電位にトリガーされた刺激の加算平均は構造を示さないことが多い。少数のバー刺激 (1から数個) をランダムな位置に提示し，明るいバー刺激と暗いバー刺激を別々に加算平均することで受容野の広がりを計測することは可能であるが，受容野の内部構造はこの場合でも不明である。複雑型細胞の受容野構造をノイズ刺激から推定する方法とし

て，活動電位にトリガーされた刺激の平均ではなく共分散を求めるスパイクトリガード共分散(STC)法(Rust, Schwartz, Movshon, & Simoncelli, 2005)や局所周波数逆相関(LSRC)法(Nishimoto, Ishida, & Ohzawa, 2006)が提案されている。

一次視覚野ニューロンも外側膝状体ニューロンと同様に受容野周囲抑制を受け(Blakemore & Tobin, 1972)，その抑制性修飾は刺激の方位に強く依存していることが知られている(DeAngelis, Freeman, & Ohzawa, 1994)。このことは，一次視覚野ニューロンは局所の方位情報を抽出するだけでなく広範囲刺激の文脈情報をコードしていることを示唆している(Ozeki et al., 2004；Tanaka & Ohzawa, 2009)。受容野周囲抑制の時空間構造はノイズ刺激を用いた逆相関法では得られないが，田中と大澤(2009)はコントラスト変調グレーティング刺激を用いることで受容野周囲抑制の空間構造が得られることを報告している。

h. 高次視覚野

一次視覚野以降の高次視覚領域では，主観的輪郭線に応答する細胞やT字に応答する細胞が現れる。また4次視覚野(V 4)やIT野などでは，複雑な形状の物体や顔などに選択的に応答する細胞がカラム構造を形成して存在することが報告されている(Fujita, Tanaka, Ito, & Cheng, 1992)。これら高次視覚を担う視覚ニューロンの受容野構造は一次視覚野までのように，簡単な関数で近似できない。高次視覚野ニューロンの特徴選択性形成メカニズムの解明と，受容野構造の記述方法の開発は今後の視覚生理学研究に残された大きな課題であるといえる。

(3) 初期視覚系の受容野計測方法

a. ハンドプロットによる受容野の計測方法

ここでは，具体的な受容野構造の記録方法について述べる。今，外側膝状体ニューロンを細胞外記録しているとする。生体は，麻酔薬と筋弛緩剤で動かないようにコントロールされている。このような実験状況は *in vivo* 急性実験と呼ばれる。「*in vivo*」は「生体内で」という意味であり生体や臓器に対する実験状況を指す。今記録しているニューロンの状況は人為的にコントロールしていないという意味も含まれる。動物が麻酔されていない条件下での実験は(例えば，サルが何らかの課題を行うようトレーニングされており，課題遂行中のサルの脳活動を細胞外記録する場合など)慢性実験とよばれ，やはり *in vivo* である。慢性実験では被験体は実験終了後通常の飼育室に戻され，実験を定期的

に長期間にわたって行う。生体や臓器から取り出した細胞標本，または培養細胞を用いて行う実験状況は in vitro と記述される。「in vitro」は「ガラス管の中で」という意味だが，ニューロンの状態を人為的にコントロールしているという意味が含まれる。

外側膝状体ニューロンは片方の眼に提示された刺激にしか応答せず，一方の眼に提示された小さなスポット光やスリット光に応答する。小さなスポット光を動物の眼前においたモニター上で点灯したり消したりすると，ニューロンが活動する場合と活動しない場合があることに気がつく。スポット光の位置を少しずつずらしていくと，ある特定の空間領域にのみニューロンが応答していることがわかる。次に実験者が行うべきことは，ニューロンがスポット光に応答する場所と応答しない場所の境界を明確にすることである。その境界を線で結ぶと，それが受容野境界となる。

次に同じニューロンの受容野内部において明るいスポット光をつけたり消したりすると，ある LGN ニューロンは受容野の中心付近では光がついたときに応答し（オン領域），少し周辺になると光が消えたときに応答する（オフ領域）ことに気がつく（オン中心細胞）。受容野の内部にも光刺激に対する応答の仕方が異なる領域があることがわる。そこで，オン領域とオフ領域の領域の境界を丁寧に探してみる。すると，図 1-23(a) に示した同心円状の構造が見えてくる。図 1-23 では，白い領域は明るい光が興奮性応答を誘発するオン領域であり，灰色の領域は背景より暗い光が興奮性応答を誘発するオフ領域を表している。一般的に多くの外側膝状体ニューロンは同心円状の受容野構造を持ち，中心周辺拮抗型受容野構造という名称が付いている。中心部がオフ領域，周辺部がオン領域で構成されるオフ中心型細胞も存在する。ここで説明したハンドプロットによる受容野構造の記録方法は 1981 年にノーベル生理学賞を受賞したヒューベルとウィーゼルの研究でも用いられ (Hubel & Wiesel, 1959, 1962)，現在でも初期視覚関連領域にあるニューロンの受容野のプロット方法として使用されている。

b. 逆相関法による受容野の計測

近年では初期視覚領野ニューロンの受容野構造の計測には逆相関法 (reverse correlation method) とよばれる方法が用いられることがある (Jones & Palmer, 1987)。逆相関方では活動電位をトリガーとして提示した刺激を加算平均する。刺激としては 2 次元ランダムノイズ刺激が用いられることが多い（図 1-27）。2 次元ノイズ刺激を連続提示し，十分な数の刺激誘発スパイクが記録で

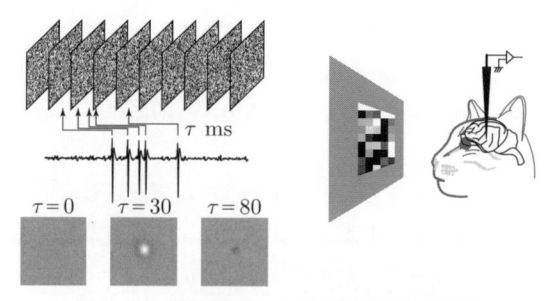

図1-27　逆相関法による受容野構造の計測

ネコ外側膝状体の受容野構造計測の例を示す。2次元ノイズ刺激（上段）を連続提示し、活動電位を基準として刺激を加算平均することで受容野構造が得られる。活動電位発生の0 ms、30 ms、80 ms前の受容野構造を下段に示す。

きた場合（通常数千発から数万発のスパイク列を記録する）受容野時空間構造が得られる。

具体的な例としてLGNニューロンを例にとって説明する。LGNニューロン活動を *in vivo* 細胞外記録法で記録し、動物に2次元ノイズ刺激を連続提示し、数千発の活動電位応答を記録できたとしよう。ここで、ある1発の活動電位から一定時間（τ ms）前に提示された刺激を考えてみる。τはタウと読み、例えば0や100などの数値を表す変数である。今仮にτ msを30 msとしてみよう（30 msは1秒の1000分の30であることを意味する）。すべての活動電位について30 ms前に提示した刺激を加算平均すると図1-27に示すように中心が白く、周辺が黒い画像が得られた。白い部分は明るい光が点灯した時にニューロンが応答しやすい場所であり、白みが強いほどニューロンが応答する可能性が高いことを意味している。黒い部分は背景より暗い光が点灯したときにニューロンが応答しやすい場所であり、黒みが強いほどニューロン応答が生じやすいことを意味する。グレーの部分は刺激を提示してもニューロンが応答する可能性が低い場所である。得られた画像は記録しているニューロンのτ = 30 msでの受容野空間構造と考えることができる。これは現在記録しているニューロンを最も効果的に興奮させる刺激であると考えてもよい。

τが0のときはどうだろう？このとき、活動電位が生じた瞬間に提示されていた刺激を加算平均する作業になり、受容野構造は何も現れてこない。これは現在提示されている刺激の影響が、記録している外側膝状体ニューロン応答に

1-4 視知覚の基礎

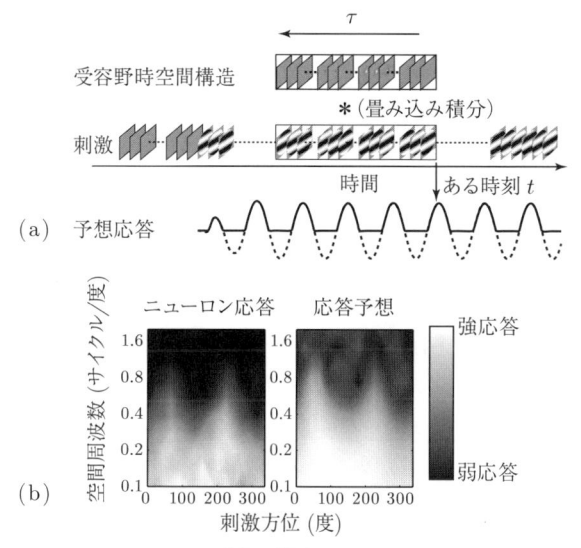

(a)

(b)

図 1-28 受容野構造からの応答予想

(a) 逆相関法から記録した受容野構造とグレーティング刺激の畳み込み積分を計算し，ある時刻 t の応答強度を予想する。(b) さまざまなグレーティング刺激に対する外側膝状体ニューロンの応答強度を受容野構造から予想し，実際のニューロン応答と比較した例。

現れるまでに少なくとも数 ms から数十 ms の時間が必要であるため，現在提示されている刺激の影響は数 ms から数十 ms 後に生じるニューロン応答に影響を与えると考えると説明がつく。つまり，現時刻に生じた活動電位は現時刻に提示されている刺激の影響を受けていないことを意味する。このようにして，$τ$ を 0 から少しずつ変化させて受容野の空間構造を得ていくと受容野構造の時間変化を得ることができる。

c. 受容野構造からのニューロン応答予想

ノイズ刺激と逆相関法を用いて受容野構造が計測されることで得られる情報は多い。例えば，このニューロンはどの方位の刺激に応答するのか？ 空間的に（もしくは時間的に）どれくらい荒い（もしくは細かい）刺激がニューロン応答を誘発するのか？ ある刺激を提示したときいつスパイク発射が生じるのか？ といったことを推定することができる。ここでは逆相関法を用いて得られた受容野構造からニューロンの応答強度を推定し，実測データと比較検討を行う方法を 1 つ紹介する。視覚刺激としてドリフトするグレーティング刺激を用いる。

ドリフトグレーティング刺激に対するニューロン応答を受容野構造から予想し、さらに実際のニューロン応答と比較しどの程度予想が正しいかを評価することが目標である。

今から求めたいのは刺激提示後のある時刻 t におけるニューロン応答強度である。刺激提示の瞬間を時刻 0 とする。まず各時刻における画面の各ピクセルの明るさ情報を記述する行列を用意する (図 1-28(a) 中段)。行列と言われると身構えてしまうかもしれないが、ここでは 2 次元の数字の並びだと思って欲しい。例えば画面上のある領域に 2 次元の 100×100 ピクセルの枠があり、この各ピクセルの明るさ (例えば 0-255 の 256 段階の明るさがありえるとする) を 100×100 の行列に記述すれば、それが刺激となる。Excel などの表計算ソフト上で 100×100 のシートに 0 から 256 までの数字がある規則にしたがっていっぱいに書き込まれていると考えるとイメージしやすい。例えば、10 ms ごとに 0-1000 ms (1 秒) 間の刺激を定義しようとすると 2 次元刺激を記述する 100×100 のシートが 100 枚必要となる。この刺激を $S(x, y, t)$ と記述することにしよう。S は stimulus の頭文字 S である。S はある時刻 t において、空間座標 (x, y) のピクセルの明るさを決定する。ここでは、刺激は水平方向に傾き、モニターの上向きにドリフトしている。時間の流れは左から右である (矢印)。ニューロン応答を求めたい時刻 t を下向きの矢印で示している。

次に、ニューロン応答を求めたい時刻 t を 0 として受容野構造を並べていく (図 1-28(a) 上段)。受容野構造を表す記号は受容野 (receptive field) の頭文字をとって $R(x, y, \tau)$ とする。受容野構造 R は逆相関法で既に記録済みであるとする。受容野構造 R についてある τ を指定すると 2 次元受容野構造 $R(x, y)$ が得られる。仮に τ は 0-150 ms を利用することにする。このとき τ は時間の流れ (t) に対してマイナスの向きに並べられる。受容野計測の節で述べたように、現在のニューロン応答に強い影響を持つ刺激は過去に提示されて刺激である。$\tau = 40$ ms は現時刻 t から 40 ms 前であることを鑑みると、受容野構造の τ が時間の流れ t と逆向きであることがわかる。対象となる刺激の提示された時間は、現在の時刻 t から τ ms 前 = t-τ ms であるため「t-τ」と記述される。すなわち受容野 $R(x, y, \tau)$ が見ていた刺激は $S(x, y, t$-$\tau)$ となる。ここで、t-τ ms に提示された刺激が現時刻 (t) のニューロン活動における影響を求めるために、受容野空間構造 $R(x, y, \tau)$ と刺激 $S(x, y, t$-$\tau)$ の内積をとる。受容野構造と刺激の内積は各要素の掛けあわせの和をとったものであり、刺激と受容野構造が類似しているほど正の大きな値となる。この値は時刻 t-τ において提示さ

れていた刺激が現時刻 t におけるニューロン応答に及ぼす影響を表す数値である。プラスの値はニューロンが現時刻 t で活動が高まることを意味し，マイナスの値は現時刻 t でのニューロン活動が低下することを意味する。

同じ計算を $τ=0$ から $τ=150$ まで繰り返すと，現時刻 t におけるニューロン応答に刺激が及ぼす影響が現時刻 t から 150 ms 前のまでの各刺激について求まる。その和をとると，現在から 150 ms 前までに提示された刺激全体が現在のニューロン応答に与える影響の総和が求まる。この値が大きなプラスの値であれば，ニューロンは時刻 t で活動電位を出す確率が高く，小さな値であれば活動電位を出す確率が低いことになる。この一連の計算過程は畳み込み積分とよばれる。さらに影響の総和がマイナスの値をとる場合は 0 で置き換える（半波整流）ことでニューロンの刺激に対する応答強度が予想できる。

このようにして，時刻 t を変化させながら次々とニューロンの応答強度を受容野構造から推定していくことで，あるグレーティング刺激に対する応答強度の予測値を求めることができる（図 1-28(a)下段）。さらにパラメータをさまざまに変えたグレーティング刺激を用いると，このニューロンの刺激感度曲線を予想することができる。図 1-28(b) は，ある外側膝状体ニューロンがグレーティング刺激の方位と空間周波数にどのような選択性を持つのかを，実際に刺激に対する応答を計測した場合（図 1-28(b)左）と，受容野構造から推定した場合（図 1-28(b)右）の比較である。外側膝状体ニューロンの刺激に対する応答は，受容野構造からかなり高い精度で推定されることが見て取れる。

(4) まとめ

初期視覚領野のニューロンの受容野構造解析は，そのニューロンの特徴選択性を高い精度で予想可能とするだけでなく，ある段階での視覚情報処理の計算目的にアプローチする上で重要な手段となっている。しかし，本節で紹介した逆相関法による受容野構造の計測は，V1 複雑型細胞や高次視覚野ニューロンにおいては有効ではないという技術的問題が残る。今後知覚情報処理の最終段階に近い高次視覚領域ニューロン受容野構造を可視化可能な形で計測できれば，ヒトの視覚情報処理の計算過程に対する理解がさらに深まることが期待される。

1-5 注意と眼球運動

　注意と視線の関係を一言で表現するのは難しい。一般に，注意と視線の間には密接な関連があると考えられている。例えば私たちは他人からじっと視線を向けられると，その人に注意を向けられているように感じるし，逆に私たちが何かに注意を向けている時にはその対象に向かって視線を向けていることが多い。しかし一方で，何かに興味があることを他人に悟られたくない時にわざと注意を向けている方向から視線を逸らすといった具合に，私たちは注意と視線を異なる方向へ向けることもできる。注意と視線はまったく独立に動かせるものなのだろうか。ならば，なぜ普段は注意と視線の方向が一致しているのだろうか。それとも両者が一致しているような気がするのは私たちの勘違いなのだろうか。本節では，視線方向を変更する眼球運動であるサッカードに注目して，注意と眼球運動の関係について述べる。

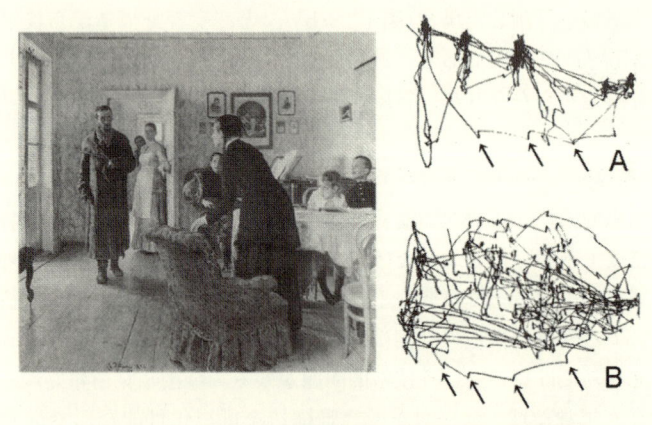

図1-29　サッカードの測定例（Yarbus, 1967より改変）

AおよびBは左の絵画を観察している時の眼球運動を測定したもの。非常に多くの回数の固視が行われているが，そのうちの数個を矢印で示している。固視と固視の間を結ぶ運動がサッカードである。Aは絵画に描かれた人物の年齢を答えるように求められた時，Bは描かれた人物や物体の位置を覚えるように求められた時の測定例。

（1） サッカード

　私たちが文章を読んだり写真を眺めたりする時には，眼球は数百ミリ秒程度1点に視線方向を維持し，他の点に視線方向を変化させるために高速な運動を行うという運動を繰り返す。1点に視線方向を維持する運動を固視(fixation)，視線方向を変更する高速な運動をサッカード(saccade)とよぶ(図1-29)。saccadeは「サッケード」と表記されることも多いが，ここでは苧阪，中溝，古賀(1993)の表記に従う。

　サッカードによって眼球が回転する量を振幅(amplitude)とよぶ。振幅の単位には度が用いられることが多い。サッカードは「どこに視線を向けるかを随意的に決定できる」という意味で随意的な運動だが，振幅と眼球の回転の平均速度，最大速度の間には密接な関連があり，随意的にゆっくり行ったり，途中で運動方向を変更したりすることはできない。サッカードの軌道は開始前の固視位置から次の固視位置を最短で結ぶ線を描くのではなく，しばしば湾曲した軌道を描く。湾曲の方向はサッカードの方向等に依存するほか，湾曲の方向や強さには個人差があることも知られている。

（2） 顕在的注意と潜在的注意

　絵画などの複雑な画像を観察すると数多くの固視とサッカードが繰り返されるが，どのような目的を持って観察しているかによって固視する位置やその順番が大きく異なる。例えば絵画に描かれた人物の年齢を答えるように求められると固視は人物に集中し，描かれた人物や物体の位置を覚えるように求められた場合は幅広い範囲を固視する(Yarbus, 1967；図1-29)。こういった観察結果は，私たちが何かに注意を向ける時にはそれを固視することを示している。そこで，対象を固視することによって注意を向けることを顕在的注意(overt attention)とよぶ。一方，最初に述べたとおり，私たちは固視していない対象に対して注意を向けることも可能である。このような注意を潜在的注意(covert attention)とよぶ。注意研究において潜在的，顕在的と区別せずに「注意」と書かれている場合は潜在的注意を指していることが多い。

　ある場所に潜在的注意が向けられていることを検証するためにはどうすれば良いだろうか。例えば細い路地で車を運転していて対向車とぎりぎりの間隔ですれ違おうとしている時には，相手の車に注意を向けるので，相手のわずかな動きに反応して素早くブレーキを踏んだり，自分の進路を細やかに調整したりできる。しかし，相手の車に注意を向けるあまり，後続の車の運転手が何かを

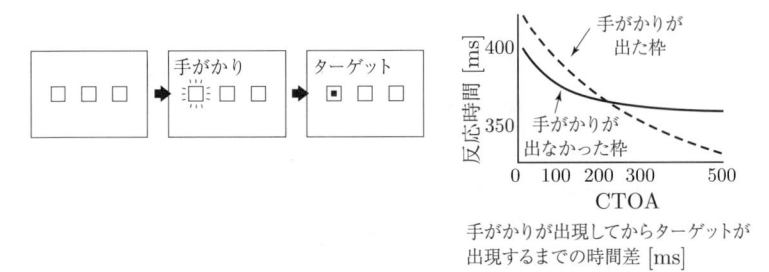

図 1-30　空間手がかり課題の例(Posner & Cohen, 1984)

手がかり刺激が出現した後，わずかな時間(CTOA：本文参照)をおいてターゲットが出現する。CTOAが短ければ手がかり刺激が出現した枠にターゲットが出現する方が早く反応できるが，CTOAが長くなると逆に反応が遅くなる。

伝えようとこちらに手を振っていたりしても気づかないかもしれない。一般に，私たちはどこかに注意を向けていると，そこで起こる出来事に素早く反応したり，難しい判断が求められる課題をより正確にこなせたりする。これを注意による利得(benefit)という。一方，注意を向けられていない場所では逆に反応速度や課題成績の低下が起こる。これを損失(cost)という。利得と損失を測定することによって，潜在的注意の働きを検証することが可能になる。

　図1-30は潜在的注意の働きを調べる代表的な課題の一つである先行手がかり課題の例を示している(Posner & Cohen, 1984)。この例では，画面の左，中央，右に3つの枠が表示され，左右どちらかの枠が150ミリ秒間明るさを増す。この刺激を手がかり(cue)とよぶ。手がかりが表示されてから0ミリ秒から500ミリ秒の間隔をおいて，3つの枠のいずれかに小さな明るい四角形(ターゲット)が表示される。ターゲットは中央の枠内に60%，左右の枠にそれぞれ10%の確率で出現し，20%の確率で出現しない。実験参加者の課題は，画面中央の枠を注視したまま，ターゲットが出現したらできるだけ早くキーを押し，出現しなければキーを押さずに一定時間経過するのを待つことである。

　この実験において，左右いずれかの枠にターゲットが表示されてからキーが押されるまでの時間(反応時間)を，手がかり刺激が出現してからターゲットが出現するまでの時間(Cue-Target onset asynchrony：CTOA)を分析すると，CTOAが約200ミリ秒より短ければ手がかり刺激が出現した枠にターゲットが出現した方が反応は速いが，長ければ逆に反応が遅くなるという結果が得られた(図1-30右端)。CTOAが短い時の結果は，手がかり刺激の出現によって

1-5 注意と眼球運動

外因的手がかり　　　内因的手がかり

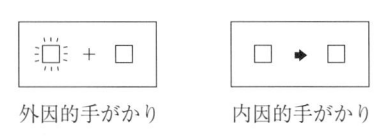

図1-31　外因的手がかりと内因的手がかりの例

注意がその位置にひきつけられるため，手がかり刺激と同時か直後にターゲットが同じ位置に出現すると反応が速くなることを示していると考えられる。実験参加者は眼を動かしていないので，この注意の移動は潜在的なものである。一方，CTOA が長い時の結果は，ターゲットが手がかりの直後に出現しないと手がかり刺激に向けられた注意が離れてしまい，その直後にもう一度その位置に注意を向けることが抑制されるために起こると考えられている。この抑制を復帰抑制（inhibition of return：IOR）とよぶ（1-2節参照）。

図 1-30 の課題の手がかり刺激のように，突然明るくなる，色が変化することによってその位置への注意の移動を促す刺激を外因的（exogenous）手がかりとよぶ。それに対して，注視位置にターゲットが出現する可能性が高い方向を指し示す矢印を提示するといった方法で注意の移動を促す刺激を内因的（endogenous）手がかりとよぶ（図1-31）。外因的な手がかりは図 1-30 の例のように実質的にターゲット出現位置の情報をもたらさない条件下でも利得と損失を生じさせることや，内因的な手がかりと比較して復帰抑制が起こるまでの CTOA が短いといった違いがあることが知られている（例えば Müller & Rabbitt, 1989）。

このように，さまざまな課題における反応時間や正答率といった成績を分析することによって，潜在的な注意の働きを明らかにすることができる。潜在的注意については多くの書籍で解説されているので，この節での解説はこの程度にとどめてサッカードと注意の関係を詳しくみていこう。

(3)　サッカードと注意

潜在的注意の定義を素朴に解釈すると，潜在的注意は本節の中心的な話題である眼球運動には関係がないように思われるかも知れない。しかし，眼球運動を詳細に分析すると，さまざまな「潜在的」注意の情報処理過程の手がかりが得られることが知られている。以下にいくつかの例を挙げよう。

a. ギャップ効果とオーバーラップ効果

コンピュータ画面の中央の点を固視して，視野周辺にターゲット刺激が出現

したら直ちにその位置へ向かってサッカードを行うという単純な課題において，ターゲット出現と同時に固視点が消去される条件（統制条件），ターゲット出現の数十から数百ミリ秒前に固視点が消去される条件（ギャップ条件），ターゲット出現後も数十から数百ミリ秒固視点が呈示され続ける条件（オーバーラップ条件）を設定する。これらの条件間でターゲットが出現してからサッカードが開始されるまでの時間（以下「潜時」とよぶ）を比較すると，ギャップ条件では実際にターゲットが出現するまでどこへサッカードを行ったらよいかわからないにも関わらず，統制条件より潜時が短くなる。この現象はギャップ効果とよばれる。一方，オーバーラップ条件では統制条件より潜時が長くなり，オーバーラップ効果とよばれている（Fischer & Ramsperger, 1984；Kalesnykas & Hallett, 1987）。

ギャップ効果とオーバーラップ効果は，固視点の消失が「もうすぐターゲットが現れる」という警報（warning）として働くことと，固視点へ向けて眼球位置を維持している状態を解放するという2つの効果の結果として生じると考えられる（Kingstone & Klein, 1993）。ギャップ条件とオーバーラップ条件は，これらの警報や固視の解放の処理過程の研究のほかにも，実験的操作によってサッカードの潜時を短くしたり長くしたりしたい時にも用いることができる。

b. アンチサッカード

私たちは視覚刺激が突然出現するとそちらへ外因的に注意を引かれるが，この時に敢えて刺激から遠ざかる方向へサッカードを行う課題をアンチサッカード課題とよぶ（Hallett, 1978）。アンチサッカード課題を適切に行うためには，

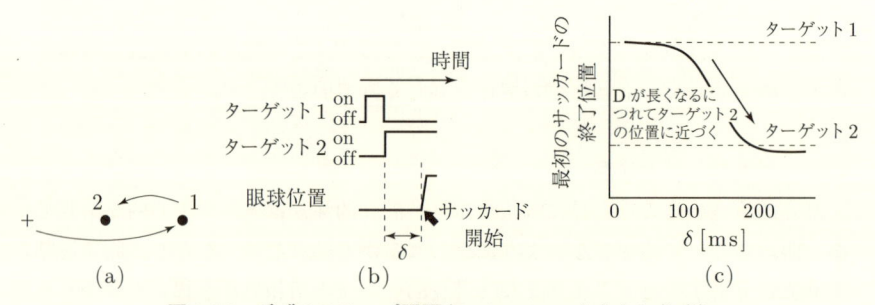

図1-32 ダブルステップ課題（Becker, 1989をもとに作成）

(a)短時間の間に出現する2つのターゲットに向かってサッカードを行う。(b)および(c)最初のサッカードの終了位置は二番目のターゲット出現時刻とサッカード開始時刻の差(δ)に依存して変化する。

刺激の出現によって生じた外因的な注意を抑制すると同時に，反対方向へのサッカードを準備する必要がある。したがって，アンチサッカードの潜時や終了位置の誤差等を分析することによって，外因的注意の抑制やサッカードの準備の処理過程を検討することができる。また，統合失調症や注意欠陥・多動性障害などの患者がアンチサッカード課題の遂行に困難をきたすことから，臨床への応用に向けた研究も数多く行われている(Everling & Fischer, 1998)。

c. ダブルステップ課題

一般的に視野周辺に出現した視覚刺激に対するサッカードを行うまでには百数十ミリ秒以上の潜時があるが，この潜時の間に数十ミリ秒程度の間隔をおいて瞬間呈示された2つのターゲットを呈示順に固視する課題をダブルステップ課題とよぶ(Hallett & Lightstone, 1976；図1-32(a))。ダブルステップ課題の結果は2つ目のターゲットが出現してから一番目のサッカードが開始されるまでの時間差(図1-32参照，以下δとする)に依存しており，δがおよそ80ミリ秒以下であれば一番目のサッカードはほぼ正しく一番目のターゲット位置へ向かう。δがそれ以上長くなると，次第に第一のサッカードの終点は二番目の位置に近づいていき，最終的にはいきなり二番目のターゲット位置へ向かうようになる(図1-32(c))。

ダブルステップ課題で非常に興味深いのは，一番目と二番目のサッカードの間隔が通常のサッカードの潜時より短く，しばしば数十ミリ秒しかないという点である。この事実は，ダブルステップ課題を行う時に私たちは一番目のサッカードを行ってから二番目のサッカードを準備するのではなく，一番目のサッカードを準備しながら並行して二番目のサッカードを準備していることを示している(Becker & Jürgens, 1979)。δの長さによって一番目と二番目のターゲットの中間にサッカードが向かってしまうのは，それぞれのターゲットに対するサッカードを並行して準備する際に生じるエラーだと考えられる。

複数サッカードの並列準備を示唆するデータは，ダブルステップ課題だけではなく，同時に呈示された複数の刺激の中に一つだけ含まれるターゲット刺激にサッカードを行う視覚探索課題においても得られている。視覚探索課題で誤って非ターゲット刺激にサッカードをした試行では，続けてターゲット刺激へ向かう第二のサッカードが生じることが多いが，この時の最初のサッカードと第二のサッカードの間隔も一般的なサッカード潜時より短い。この結果は，非ターゲット刺激へ向かうサッカードとターゲット刺激へ向かうサッカードが並列して準備され，誤って非ターゲット刺激へ向かうサッカードが実行されて

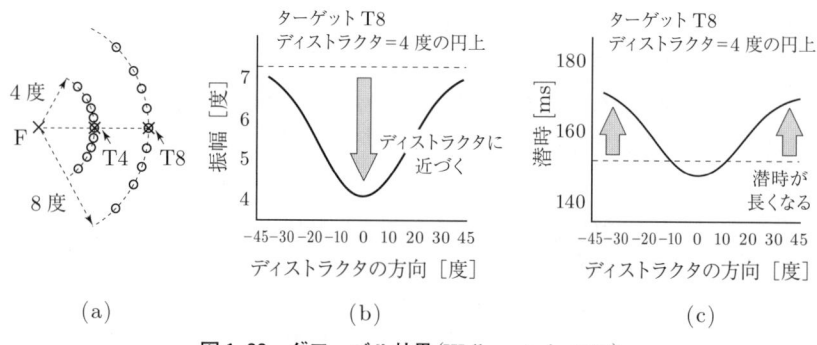

図 1-33 グローバル効果(Walker et al., 1997)

(a)刺激の配置。Fを固視し、T4またはT8にターゲットが出現したら直ちにサッカードを行う。ターゲットと同時に○のいずれか1つにディストラクタが出現。(b)および(c)ターゲットがT8、ディストラクタがFから4度の同心円上に出現した時の潜時(b)とサッカード振幅(c)。点線はディストラクタが出現しない統制条件の結果。

しまったために生じたと考えられる(McPeek, Skavenski, & Nakayama, 2000)。

d. グローバル効果

視野周辺にターゲットが出現したら直ちにその位置へ向かってサッカードを行うという課題において、ターゲットと同時に別の刺激(以下ディストラクタ)が出現する状況を考える。この時、ターゲットとディストラクタはともに外因的手がかりとして注意を引こうとするため、正しくターゲットへサッカードを行うためにはディストラクタに対する注意を抑制しなければならない。このような課題はしばしばダブルターゲット課題とよばれる(Findlay & Gilchrist, 2003)。ダブルターゲット課題では、最初の固視位置から見たディストラクタとターゲットの方向差が小さければサッカードの潜時はほとんど影響を受けないが終了位置がターゲットとディストラクタの中間に偏る(Walker, Deubel, Schneider, & Findlay, 1997；図1-33(a)と(b))。一方、方向差が大きければ、終了位置はほとんど影響を受けないがサッカード潜時が遅くなることが知られている(Walker et al., 1997；図1-33(c))。この効果はグローバル効果または重心効果とよばれる(Findlay, 1982)。

ダブルステップ課題と同様に、ダブルターゲット課題でもサッカード潜時によってサッカード終点の位置が変化する。潜時が短いサッカードほどディストラクタへ向かう割合が高く、潜時が長くなるにつれてターゲットとディストラ

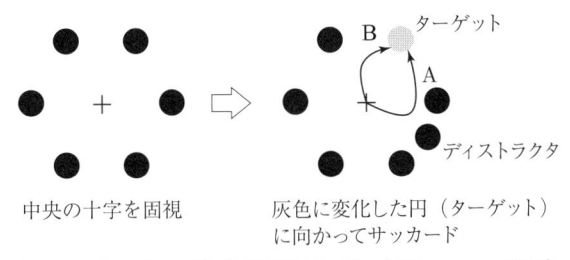

図1-34 サッカード軌道の湾曲(Godijn & Theeuwes, 2002)

Aはリダイレクトサッカード，Bはディストラクタと反対方向に湾曲したサッカード軌道の例。

クタの中間またはターゲット近傍へ向かうサッカードの割合が増加し，潜時が遅いサッカードは大部分がターゲット近傍に向かう(Godijn & Theeuwes, 2002)。ターゲットとディストラクタへ向かうサッカードが並列的に準備されており，潜時の短いサッカードでは，ディストラクタへのサッカードが十分に抑制されていないため，ディストラクタの位置やターゲットとディストラクタの中間に向かうサッカードの割合が高まると考えられる。

e. サッカード軌道の湾曲

サッカードに対する潜在的注意の影響は，サッカード終点のみならずサッカードの軌道にも現れる。視覚探索課題やダブルターゲット課題において，課題として求められている位置に正しくサッカードできた試行のサッカード軌道を詳しく分析すると，最初ディストラクタの方向に向かって進み始めて途中で大きく湾曲してターゲットへ向かうサッカードがしばしば発見される(Godijn & Theeuwes, 2002；McPeek et al., 2000；図1-34 A)。このようなサッカードはリダイレクトサッカードとよばれ，ディストラクタへ向かうサッカードが終了しないままターゲットへ向かうサッカードに切り替わったものと考えられる(McPeek & Keller, 2001)。また，最初からターゲット方向に向かったサッカードの軌道の湾曲方向を平均すると，わずかにディストラクタの反対方向に湾曲していたという結果が報告されている(Godijn & Theeuwes, 2002；図1-34 B)。この現象は，ディストラクタへのサッカードを強く抑制した状態で別の位置へサッカードを行った時に生じると考えられている。例えば，画面中央の点を固視し，固視点の左上や右上に手がかりが出現したら直ちに下に向かってサッカードを行うという課題を用いると，抑制によるサッカード軌道の湾曲を生じさせることができる(Sheliga, Riggio, & Rizzolatti, 1994)。この課題では，

実験参加者は手がかりに注意を向けつつ，手がかりに対するサッカードを抑制して下向きにサッカードしなければならない。正しくターゲットにサッカード出来た試行のサッカード軌道を分析すると，個々のサッカード軌道は試行毎にばらつきがあるが，平均すると手がかり刺激が右寄りに現れた時には左へ，左寄りに現れた時は右へ湾曲した軌道が得られる。

非ターゲット刺激方向へのサッカード軌道の湾曲にせよ，反対方向への湾曲にせよ，実験の課題を工夫することによって多少起こりやすくすることはできるが，確実にそのような軌道を生じさせる事は難しい。したがって，ある方向に軌道を湾曲させられることを前提とした実験をすることは困難である。しかし，測定が困難な潜在的注意の働きを可視化できる方法の一つとして，軌道の湾曲は有効である(例えば Sogo & Takeda, 2006)。

(4) サッカード制御の神経機構

ここまで，注意の働きがサッカードの潜時や軌道などに与える影響を概観したが，なぜこのような影響が現れるのだろうか。有力な仮説として，潜在的注意の移動には，(実際にはサッカードを伴わないにも関わらず)サッカードを制御する神経機構が用いられているという説がある。

サッカードの制御に重要な役割を果たしているのは中脳，橋，脳幹といった部位に分散している神経回路である。図1-35 はサッカードを制御する神経回路の代表的なモデルを示している(Sparks, 2002)。このモデルは「どれだけ眼球位置を変化させるか」(変位量)を入力として受け取る。目標とする変位量と現在の変位量の差に応じて，バーストニューロン(BN)とよばれる神経細胞が眼球運動速度に対応する運動指令を出力する。この信号は直接および神経積分

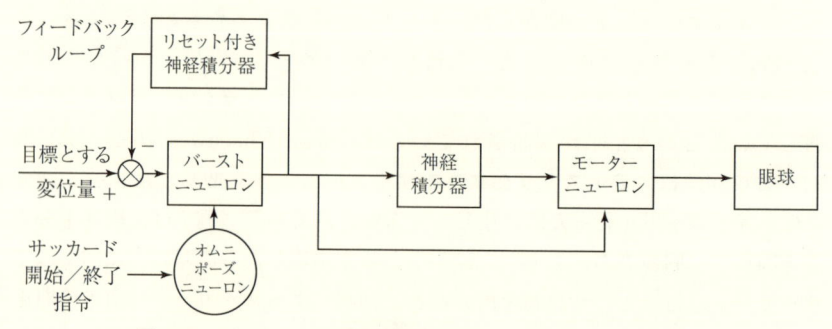

図1-35 サッカードの制御機構(Sparks, 2002をもとに作成)

器(NI)を通してモーターニューロン(MN)へ送られ，モーターニューロンが外眼筋(眼球を回転させる筋肉)を動かす。神経積分器はサッカードが終了した後も眼球位置を維持するよう外眼筋に指令を送り続けるために必要であり，神経積分器が障害を受けるとサッカード終了後に眼球は正面を向いた位置へ戻ってしまう(Cannon & Robinson, 1987)。BNからの出力は同時に「サッカードを開始してからの変位量」を計算するリセット付き神経積分器(RNI)に送られ，リセット付き神経積分器の出力と目標とする変位量の差がなくなるまで運動を行う。このように目標値と現在の値の差がなくなるように運動を調節する仕組みをフィードバック制御とよぶ。フィードバック制御により，不測の事態が起こっても柔軟に対応して目標位置へ眼球を動かすことができる。

　ただし，目標とする運動を達成するまでいつまでもサッカードが継続するわけではなく，オムニポーズニューロン(OPN)とよばれる神経細胞群が活動するとBNの活動が抑制され，サッカードが停止する。OPNはサッカードの開始と終了を制御するゲートの役割を果たしており(Keller, 1974)，サッカードを開始するためにはまずOPNの活動を抑制する必要がある。

　図1-35のモデルの入力信号を生成するうえで重要な役割を果たしている部位の一つが中脳背側部に左右1対存在する上丘である。上丘は浅層，中間層，深層の3層構造をしており，中間層にはサッカードの振幅と方向を符号化して

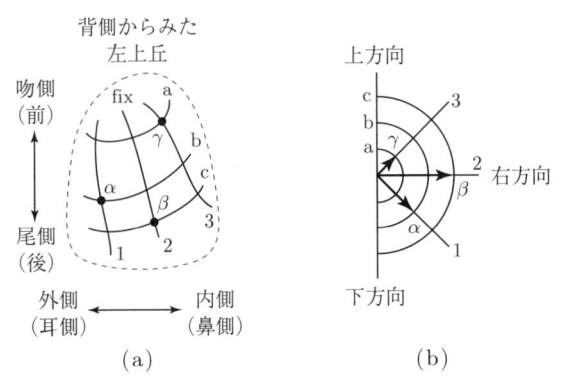

図1-36　上丘中間層におけるサッカードの符号化
(Robinson, 1972 ; Munoz & Wurtz, 1993 をもとに作成)

(a)は左上丘を背側から見た模式図。fixは固視細胞を示している。α, β, γの位置にある神経細胞はそれぞれ(b)のα, β, γの位置へのサッカードを符号化している。

いる神経細胞が規則的に並んでいる．これらの細胞はその活動特性によりバーストニューロン，ビルドアップニューロンなどに分類されるが，ここではまとめて SRBN(saccade-related burst neuron)とよぶ．図 1-36 は左側の上丘を背側から見た模式図である．上丘の吻側(前側)から尾側(後側)に向かうにつれてSRBN が符号化する振幅は大きくなり，鼻側から耳側へ向かうにつれて右上から右下へと符号化する方向が変化する．同様に，右側の上丘では鼻側から耳側へ向かうにつれて左上から左下へと符号化する方向が変化する(Robinson, 1972)．小さい振幅のサッカードを符号化している吻側部の前端には，固視細胞(fixation cell)とよばれる固視を符号化している神経細胞群が存在する．固視細胞は OPN の活動を増強させる働きを持っており，OPN を経由してサッカードの実行を抑制する(Munoz & Wurtz, 1993)．さらに固視細胞は SRBN と相互に抑制していることが知られている．すなわち，固視細胞が活動すると SRBN の活動が低下し，逆に SRBN が強く活動すれば固視細胞の活動は抑制される(Munoz & Istvan, 1998)．

　SRBN は，ポピュレーションコーディングとよばれる方法によってサッカー

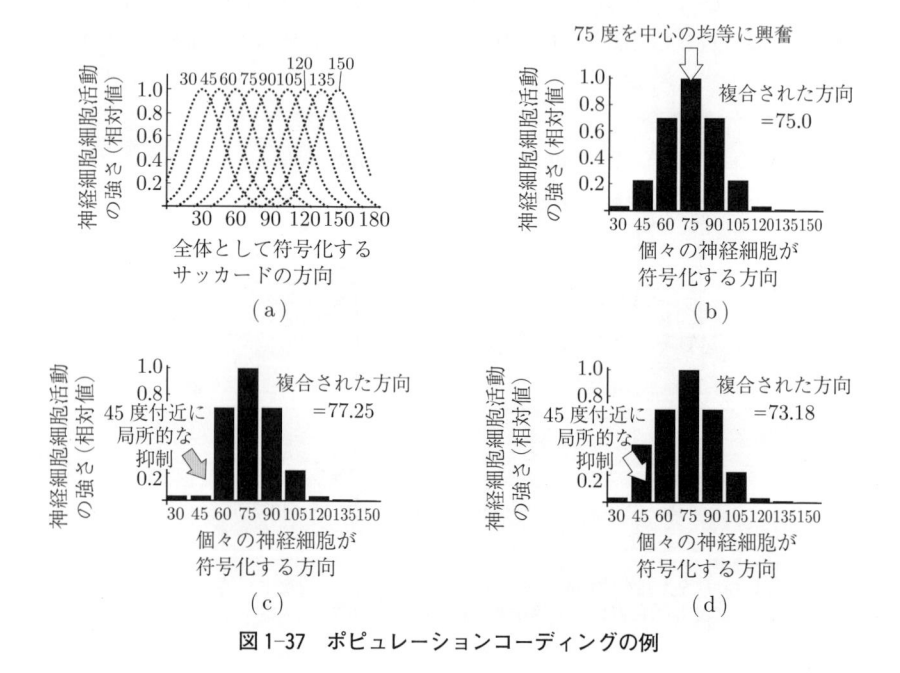

図 1-37　ポピュレーションコーディングの例

ドの方向と振幅を符号化していると考えられている(Lee, Rohrer, & Sparks, 1988)。図 1-37(a)〜(d)は単純なポピュレーションコーディングの例を示している。この例では，30度，60度，…，150度の方向にサッカード方向にサッカードを行うときに活動が最も強くなる9個の神経細胞が想定されている(図 1-37(a))。全神経細胞の活動量の総和に対する i 個目の神経細胞の相対活動量を x_i，i 個目の神経細胞の活動がピークを迎えるサッカード方向を d_i とすると，これらの神経細胞によって符号化されたサッカードの方向は $\Sigma_i d_i x_i$ を計算することによって復元(復号)することができる。図 1-37(b)は75度を符号化している時の神経細胞活動の例である。図 1-37 の状態から45度にピークを持つ細胞の活動を抑制すると，復号される方向は75度よりわずかに大きくなる(図 1-37(c))。逆に図 1-37(b)の状態から45度にピークを持つ細胞の活動を増強すると，復号化される方向は75度よりわずかに小さくなる(図 1-37(d))。一般に，ある方向を符号化している状態に対して i 個目の神経細胞の活動を抑制すると，復号される方向は d_i から遠ざかり，i 個目の神経細胞の活動を増強すると，復号される方向は d_i に近づく。

終了位置のポピュレーションコーディング，軌道のフィードバック制御，OPN によるゲートを組み合わせると，潜在的注意がサッカードに及ぼす影響をうまく説明することができる。まず，ギャップ効果とオーバーラップ効果は，固視点の消失によって固視細胞の活動が低下すると考えるために起こると考えられる(Dorris & Munoz, 1995)。ギャップ条件では固視細胞の活動が早く低下するために SRBN の活動が早く高まり，短い潜時でサッカードが開始される。逆にオーバーラップ条件では固視細胞の活動低下が遅れるため SRBN の活動の上昇が遅れ，結果としてサッカードの潜時が長くなる。

サッカードが開始された時点で上丘のやや離れた位置の SRBN が強く活動していると，ポピュレーションコーディングの性質により両 SRBN が符号化する方向と振幅の中間へ向かうサッカードが起こると予想される。これはグローバル効果そのものである。OPN によるゲートが開いている間に次のサッカードの指令が上丘へ入力されるなどして SRBN の活動状態が変化すると，サッカードの実行中にその目標位置が変化してしまい，脳幹部のフィードバック制御系によって，サッカードの軌道が新たな目標位置へ向けて修正される。結果として，サッカード軌道の湾曲が生じる。ポピュレーションコーディングの性質により，SRBN の活動が上昇すればその SRBN が符号化する方向へ，抑制されれば反対方向へ湾曲すると予想されるが(Lee et al., 1988；McPeek,

Han & Keller, 2003 ; Port & Wurtz, 2003), これはディストラクタに対する外因的注意によりそちらへ軌道が湾曲したり, ディストラクタへの眼球運動を強く抑制することによって避ける方向へ軌道が湾曲したりするといった現象と一致している。

(5) むすび

　最初に述べたとおり, 注意と視線の関係を一言で表現するのは難しい。しかし, ここで紹介した現象や仮説は, 両者が分けて考えることができない表裏一体のものであることを示している。分量の制約からかなり大胆に解説を省略してしまった話題もあるが, その代わりにできるだけ多くの話題を取り上げるようにしたつもりである。心理学のテキストで眼球運動の話題が取り上げられることは少ないので, これをきっかけに心理学を学ぶ若い人が眼球運動の研究をより深く勉強してみようと思っていただければ幸いである。

2. 覚える・使う
― 記憶と言語 ―

　小川洋子さんの小説,『博士の愛した数式』では,記憶が80分しか持たない元数学教授の"博士"と彼の身のまわりの世話をすることになった女性とその子どもの"ルート君"との交流が描かれている。この物語の中で,博士が"80分しか持たない"とされている記憶は,何を誰と行ったかというエピソードに関するものを指しており,数学的な知識に関する記憶は保たれているし,基本的に日本語を話すことができているため母国語の文法も覚えている様子が伺える。

　"記憶を失う"ことを設定に用いた映画や小説では,大抵の場合,エピソードに関する記憶が損なわれているが,その人が持つ背景知識や技能はそのまま保たれている。そうでなければストーリーは大層展開しにくいと想像するが,実際の記憶はエピソードだけではない。母国語をすらすらと話せることや自転車に乗れることも,知識や技能に関する記憶が関与している。

　私たちの経験や知識の多くは言語を通じて,長い期間使える形にして蓄えられている。記憶,言語に関する研究成果を通じて,学ぶことで,フィクションで描かれる世界がより楽しめるようになるのではないだろうか。

　　　　　　　　　　（小川洋子（2003）.『博士の愛した数式』新潮社）

2-1 記憶の分類と神経基盤

　私たちの日常に「記憶」はどの程度関わっているだろうか。もし「記憶」が失われたとしたら日常生活はどのように変化するだろうか。

　朝起きて歯を磨こうとしたとする。まず，歯ブラシと歯磨き粉の置き場所が思い出せない。それらが運よく見つかったとしても，歯磨きという動作をどうやればいいのかわからない。というより，歯磨きや歯ブラシ，歯磨き粉という概念自体を忘れてしまっている。

　いや，そもそも自分が誰であるのかがまったくわからなくなっているだろう。自分の名前や住所，過去の思い出，現在の仕事や将来の予定などが何ひとつ思い出せないのである。

　記憶というのは過去にまつわるものであるが，記憶を失うことは過去だけでなく未来をも失うことである。記憶機能に障害を負った患者は「永遠の現在を生きている」とも表現される。本節ではまず，記憶障害の有名な事例を取り上げ，記憶のさまざまな側面を見てゆくことにしよう。

(1) 症例 H.M.

　2008年12月，記憶に関する研究に50年以上のあいだ多大な貢献をした一人の人物が亡くなった。貢献といっても，彼は研究者だったわけではない。彼は脳に損傷を受け，記憶に特異的な障害を負った患者であった。H.M.という名で知られるこの患者は，心理学や神経科学の分野における最も有名な症例の一つである。彼の示すさまざまな障害と，逆に正常に保たれている機能を研究することが，人の記憶機能の分類や脳の関与を解明する端緒となったのである。そうした研究の成果をまとめた論文 (Corkin, 1984；Corkin et al., 1997；Squire, 2009) から，彼の症状を簡単に紹介しよう。

　H.M.は1926年に生まれた。出産，成長の過程ではとくに目立つこともなかったが，7歳のときに自転車にはねられて頭を打ち，5分ほど意識不明になったことがあった。10歳の頃，初めててんかんの小発作を経験し，16歳の誕生日に最初の大発作を起こしている。高校を出た後でいくつかの職に就いたが，大量に薬を服用しても発作が抑えられなくなり，仕事に困難を来たすようになったため，1953年，彼が27歳のときに発作を抑えるための脳手術を受けた。手術では，てんかんの責任病巣が明確に特定できなかったため，関係があ

2-1 記憶の分類と神経基盤

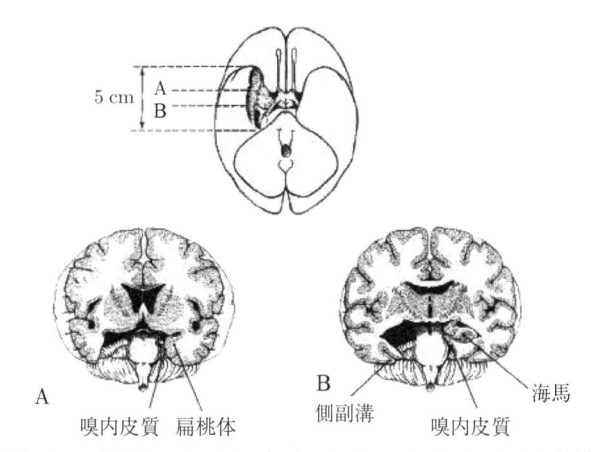

図 2-1 症例 H. M. の脳の切除部位（Corkin et al., 1997 を一部改変）

上図は H. M. の脳の水平断像であり，その中の A，B のラインで撮影された冠状断像が下図 A，B である。いずれの図も比較のために片側のみ切除されたように描かれているが，実際は両側を切除している。

ると推定された部位—両側の側頭葉内側部を前後方向に約 5 cm—が切除された（図 2-1）。

　この手術によって，H.M.のてんかんの症状は軽減したものの，残念ながら完全にはおさまらなかった。しかしより悲劇的であったのは，彼の記憶機能に予想外の障害が現れたことであった。

　彼は手術後も，知能や言語能力を調べる検査においてほぼ正常かそれ以上の成績を示した。手術前の出来事については，手術直前の 2, 3 年間の記憶が欠落しているものの，それ以前の記憶—小学校での出来事や 20 代はじめの仕事のこと，有名人の顔など—は正常に思い出すことができた。ところが，彼は手術の後に起こった新しい出来事を長く記憶することができないようになってしまった。ある事柄に懸命に注意を向け続けていれば，それについての会話や簡単な記憶課題を行うことはできたが，注意が新しい事柄に逸れたりすると，彼はそのすべてを忘れてしまった。そのため，自分はいまどこに住んで誰に世話してもらっているのか，病院にどういう道順で行けばよいのかなどがずっとわからないまま暮らし続けることになった。

　このように新しいことを記憶できなくなった H.M.であったが，例外的に学習できることがあった。それは，知覚的スキル，あるいは知覚と運動の協調が

必要なスキルであった。健常な人でも，鏡に映った文字(鏡映文字)を読むことや，鏡に映った図を手元を見ずになぞる(鏡映描写)といった作業をスムーズに行うには練習が必要である。H.M.はこうしたスキルを練習によって獲得することが可能で，しかもその効果が練習日以降も持続したのである。さらに不思議なことに，繰り返し練習を行っておきながら，彼は自分がそういった作業を練習したという事実をまったく覚えていなかったのであった。

　H.M.の症例は，脳と記憶に関する研究に多くの示唆をもたらした。それは，脳内において記憶機能が知能や知覚機能とは別に存在するという可能性や，異なる機能をもった複数の記憶が存在する可能性，そしてそれらの機能が脳の異なる部位で担われているという可能性である。こうした考え方はそれ以前にも存在していたが，H.M.の症例がその明確な根拠を示したのを契機として，多くの研究者が認める基本的な立場となっていったのである。

(2) 記憶の過程と分類
a. 記憶の過程

　H.M.の症状からもわかるように，記憶がきちんと機能しているとみなすためには，新しい情報を心の中に取り込み，それを一定の時間維持し，必要なときに取り出すことができなければならない。これらの心的過程にはそれぞれ名称が付けられているが，それには二通りのよび方がある。一つは，初期の記憶研究から使用されてきた記銘(memorization)，保持(retention)，想起(remembering)というよび方で，もう一つは，1960年代から台頭した情報処理アプローチ(人の心的機能をコンピュータのような情報処理過程とみなす)にもとづいた，符号化(encoding)，貯蔵(storage)，検索(retrieval)というよび方である。これらのよび方は，現在ほぼ同義で使用されている。

　具体例で説明しよう。この文章を読んで内容を記憶しようとするとき，まず紙に書かれた文字を視覚的に処理して単語や文としての意味を心内に取り込む。これが記銘，符号化である。次に，この意味情報を後に必要になるまで心内にとどめておく。これが保持，貯蔵である。そして，誰かに文章の内容を説明する場合など，思い出す必要が生じたときに心内から情報を探し出してくる。これが想起，検索である。これらの過程のどこかで不具合が起きれば，せっかく読んだはずの文章の内容が忘却(forgetting)されることになる。

　記憶の研究では，これら3つの過程を備える記憶機能を測定するためにさまざまな方法を用いている。一般的には，被験者に対しまず記銘すべき刺激(材

2-1 記憶の分類と神経基盤

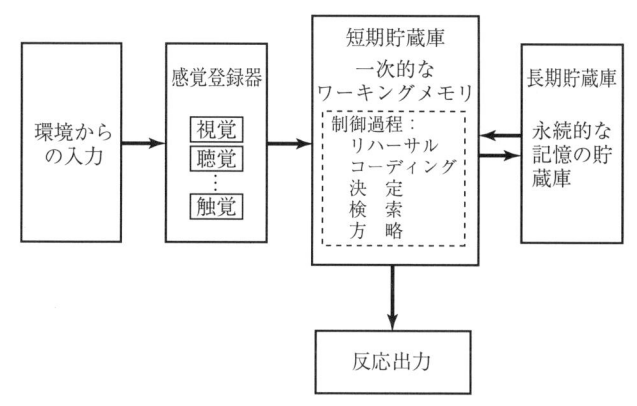

```
環境から → 感覚登録器     短期貯蔵庫          長期貯蔵庫
の入力     [視覚]       一次的な            永続的な
          [聴覚]    ワーキングメモリ         記憶の貯
          [触覚]    制御過程：             蔵庫
                   リハーサル
                   コーディング
                   決  定
                   検  索
                   方  略
                        ↓
                     反応出力
```

図 2-2 二重貯蔵モデル(Atkinson & Shiffrin, 1971)

料(material)という)を視覚や聴覚などで提示し，一定時間の後に，口答や筆答によって報告を求める．報告の仕方には種類があり，手がかりなしに記銘した材料を正確に再現する再生(recall)，何らかのヒントとなる手がかりをもとに再生を行う手がかり再生(cued recall)，記銘した材料と新しい材料が提示され，その中でどれが記銘したものであるかを区別する再認(recognition)などがある．

b. 記憶の分類

記憶をいくつかの種類に区分するという考え方として，古くはジェームズ(James, W., 1890)のものがある．彼は"The Principles of Psychology"の中で，情報が意識内に一時的に維持されている状態を一次記憶(primary memory)，それが意識からいったん抜け落ちた「以前の状態」の知識を二次記憶(secondary memory)と名づけている．しかし，1960年代になるまで多くの心理学者は複数の種類の記憶を想定する必要はないと考えていた(Baddeley, 1999)．こうした流れを覆したのが，H.M.の症例と，アトキンソンとシフリン(Atkinson, R. C. & Shiffrin, R.M., 1968)によって提唱された二重貯蔵モデル(dual store model)である(図 2-2)．

二重貯蔵モデルにおける記憶の形成過程は以下のように説明される．まず，何らかの刺激が提示されたとき，それは速やかに感覚登録器(sensory registers)へと登録される．感覚登録器は刺激の種類により，視覚，聴覚，触覚などに分かれており，該当する情報をごくわずかの間だけ保持する．感覚登録器には常に新しい情報が入力されるが，その中で注意を向けられたものだけが選

択的に次の構成要素である短期貯蔵庫(short-term store)へと送られる。ここは限られた量の情報を短い時間(彼らは15〜30秒程度と推定している)保持しておくところで，それ以上長い間保持しようとするなら，その情報に対して記憶し続けるための処理(記銘処理)を行わなければならない。長期貯蔵庫(long-term store)は，短期貯蔵庫にある情報のうち，その後も長く記憶に残り続ける情報を貯えるところである。長期貯蔵庫の容量と保持時間には制限がなく，情報をいくらでも，いつまでも貯蔵しておけるとみなされている。

現在では，アトキンソンとシフリンのモデルで用いられた名称と変わり，感覚登録器は感覚記憶(sensory memory)，短期貯蔵庫は短期記憶(short-term memory)，長期貯蔵庫は長期記憶(long-term memory)とよぶのが一般的である。また短期記憶からは，情報処理の側面を重視したワーキングメモリ(working memory)という概念が発展している。以下では，これらの記憶の特徴について説明する。

(3) 感覚記憶

感覚記憶とは，入力された感覚情報をごく短時間，そのままの形で利用できる記憶である。すなわち，いま見た光景をまるで写真に撮ったかのように，あるいは，いま聞いた音声をまるで録音したかのように貯蔵することができる記憶をいう。前者は視覚的な感覚記憶でアイコニック・メモリ(iconic memory)とよばれ，後者は聴覚的な感覚記憶でエコイック・メモリ(echoic memory)とよばれる。

a. アイコニック・メモリ

視覚的な情報を感覚そのままに保持するアイコニック・メモリは，映画のフィルムのような静止画の連続を動画として知覚する際などに不可欠な記憶である。アイコニック・メモリの存在を示した心理学研究としては，スパーリング(Sperling, G., 1960)の一連の実験が有名である。彼は，図2-3にあるような

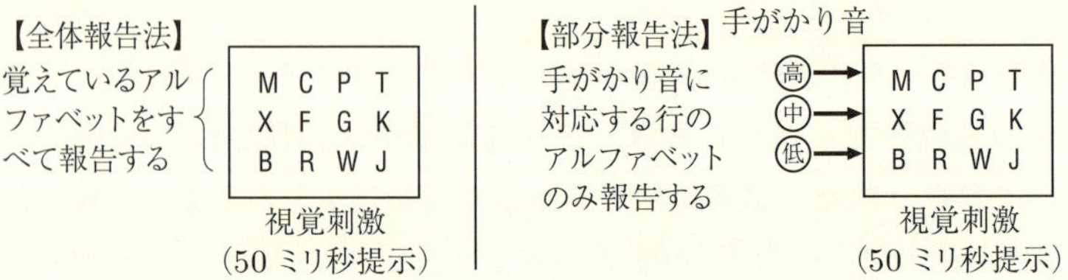
【全体報告法】
覚えているアルファベットをすべて報告する
M C P T
X F G K
B R W J
視覚刺激
(50ミリ秒提示)
【部分報告法】
手がかり音
手がかり音に対応する行のアルファベットのみ報告する
高
中
低
M C P T
X F G K
B R W J
視覚刺激
(50ミリ秒提示)

図2-3 スパーリング(1960)の実験(全体報告法と部分報告法)

3行4列のアルファベットを50ミリ秒という短時間だけ提示し，それが消えた直後に，記憶している文字をすべて書くように被験者に求めた（この実験法を全体報告法という）。5名の被験者に対する実験の結果は非常に似通っており，報告できた文字数は3.9から4.7文字の間で，平均4.3文字となった。全部で12文字提示されているので，残りの約8文字は報告できなかったことになる。

これら8文字が報告できなかったことに対しては，二通りの説明が考えられる。一つは，提示時間が短かったために文字自体を知覚することができなかったという知覚上の問題による説明，もう一つは，知覚はしたものの他の文字を書いているうちに忘れてしまったという記憶上の問題による説明である。スパーリングはこの点を解明するために巧みな追加実験を行った。その実験では，文字列が消えた後に手がかり音（高・中・低の3種類あった）をランダムに鳴らして，その音が示す行だけを報告するように被験者に求めたのである（この実験法を部分報告法という）。この方法であれば，報告すべき文字数は最大4文字なので，書いているうちに忘れてしまうということが起こりにくく，知覚できた文字数を純粋に測定することができる。その結果，文字列が消えた直後に手がかり音が鳴る条件では，4文字のうち約3.3文字（被験者4名の平均）が報告された。被験者は，3行あるうちのどの行を報告するかわからない状態で文字列を見ていて，後から一つの行を指定されるのであるから，仮に他の行を指定されても同じ割合で報告できたと推定される。したがって，全体では12文字のうち10文字弱（3.3文字×3行）を記憶できている計算になり，最初の実験で4文字程度しか再生できなかったのは，報告中に忘却が起きていたためだと考えられる。

これがアイコニック・メモリであり，視覚刺激を見た直後は非常に多くの情報をまるで写真に撮ったかのように利用することができる。ただ全体報告法の結果が示す通り，アイコニック・メモリはすぐに消えてしまう。部分報告法において，手がかり音を鳴らすタイミングを文字列が消えてから1秒後にすると，推定される記憶文字数は5文字程度まで低下し，全体報告法と差がなくなる。こうした結果から，アイコニック・メモリの持続時間は1秒以内であると考えられている。

b. エコイック・メモリ

音楽や話し言葉といった連続して入力される聴覚情報は，ある程度の時間にわたってまとめなければ適切に知覚することができないため，聴覚的な感覚記

憶であるエコイック・メモリは非常に重要である。カウワン(Cowan, N., 1984)によれば，エコイック・メモリには200〜300ミリ秒しか持続しないごく短期のものと，数秒間は持続する長期のものの2種類が存在する可能性があるとされる。前者は，それより短い提示時間の音刺激に対しても，200〜300ミリ秒の長さがあったと感じられるとする研究結果をもとに推定されたものである。ただ，一般にエコイック・メモリという場合，後者のより持続時間の長いものを指す。

グラックスバーグ(Glucksberg, S.)とカウワン(1970)は，注意研究で用いられる両耳分離聴(dichotic listening)の手法によって，エコイック・メモリの持続時間を調べている。実験では被験者はヘッドホンを装着し，左耳と右耳で流れる別々の文章の音声を聞きながら，一方の耳に聞こえる音声を追いかけながら声に出すこと(追唱)が求められた。こうすると，もう一方の耳に提示される音声は，まるで聞こえていないかのように無視されることが知られている(Cherry, 1953)。彼らの実験では，この無視される音声の中にときどき数字が挿入されていた。追唱の最中に被験者の目の前で突然ライトが点灯し，その直前に数字が挿入されたかどうかの報告が求められるのである。数字の提示からライトの点灯までの時間間隔と，数字の報告率の関係を調べれば，無視していた耳の音声をエコイック・メモリとして取り出すことが可能な時間の長さがわかる。実験の結果，数字の報告率は時間間隔が5.3秒になると大きく低下し，エコイック・メモリの持続時間は5秒程度であることが推測された。

(4) 短期記憶

短期記憶は，限られた量の情報を短い時間の間保持する記憶である。短期記憶にどの程度の量を記憶できるか(短期記憶容量)には個人差があり，直接記憶範囲(immediate memory span)として実験課題によって測定される。代表的な課題としては数唱範囲(digit span)課題が挙げられる。これは，1秒につき1つずつ数字を提示し，提示終了後すぐに順序どおりに数字の再生を求め，正しく報告できる最大の個数を測定する課題である。数字以外に文字や単語なども材料として用いられる場合がある。

こうした実験の成果をまとめ，短期記憶容量に関して明確な基準を示したのがミラー(Miller, G. A., 1956)である。彼は，記憶される情報の単位としてチャンク(chunk)という概念を導入し，一般的な人の短期記憶容量は7±2チャンクの範囲におさまることを提唱した。チャンクとは情報のかたまりを意味す

る。例えば，数唱範囲課題において「5963」をそのまま覚えれば数字1つが1チャンクで計4チャンクとなる。しかしこれを「ご苦労さん」という語呂合わせで1つにまとめれば，4つの数字を1チャンクとして記憶することが可能になる。ミラーは，短期記憶容量はチャンクを基準として決定され，情報の種類に関わらずその容量は一定であるとしている。

では，短期記憶の情報はなぜすぐに忘却されてしまうのだろうか？この点に関して，記憶研究では古くから二通りの説明がなされてきた。一つは，時間の経過とともに記憶内の情報(記憶痕跡, memory trace)は消失してしまうという減衰説(decay theory)である。例えば，記銘材料を提示した後，その報告までの間に一定の時間(遅延時間)を設け，その後で報告を求めることによって，時間の経過と記憶情報の消失の関係を調べることができる。その際，遅延時間中に何らかの記銘処理が行われてしまうと，時間の経過の影響を純粋に検討できなくなる。これを防ぐために用いられる手法としてよく知られているのが，ブラウン–ピーターソンパラダイム(Brown–Peterson paradigm)である(Brown, 1958；Peterson & Peterson, 1959)。これは，遅延時間中に別の課題を課してそれに集中させることによって，記銘処理が行われないようにする手続きである。ピーターソンとピーターソン(Peterson, L. R. & Peterson, M. J., 1959)の実験では，アルファベット3文字の無意味綴り(nonsense syllable)を記銘させた後，0秒〜18秒間の遅延時間を設け，その間に3桁の数字から3ずつ引く引き算を口頭で行わせた。例えば「615」を見せて，「612」「609」…というように遅延時間中はずっと引き算の答えを言わせるのである。実験の結果，こうした遅延時間後の無意味綴りの再生率は遅延時間が長くなるにしたがって低下し，18秒ほどでほとんど忘れられることがわかった。この時間中に短期記憶内の記憶痕跡が減衰したと考えることができる。

この減衰説に対立する考え方が，干渉説(interference theory)である。これは，記憶内の情報は，別の情報の類似性や数，強さによる影響を受けて忘却されるとする説である。言い換えれば，よく似た情報がたくさんあると思い出すべきものがどれであるかがわかりにくくなるということである。ウィケンズ(Wickens, D. D., 1970)の研究では，単語リストの記憶課題を用いて，短期記憶に対する干渉の存在を明らかにしている。被験者は，3単語からなる単語リストを記憶して遅延時間後に再生する試行を4度繰り返した。4試行のうち最初の3試行に含まれる単語はすべて同じカテゴリー(例えば，花の名称)に属する単語であり，第1試行から第3試行へと進むにつれて再生率は低下していっ

た。しかし，第4試行の単語を別のカテゴリー(例えば，スポーツの名称)に変えると，再生率は回復したのである。再生率の低下は，類似した情報の記憶を繰り返すことで後の記憶に支障が出るという順向干渉(proactive interference)の影響を表し，再生率の回復は材料の類似性が低下することで干渉が低減するという順向干渉からの解除(release from PI)を表す結果である。また順向干渉とは逆に，後から覚えた情報の類似性によって前に覚えた情報を忘却してしまうという逆向干渉(retroactive interference)も存在する。

ジョニデスら(Jonides, J. et al., 2008)は減衰説と干渉説を比較して，減衰説は直感的にわかりやすいが疑問の余地があり，干渉説は包括的だが複雑であると述べている。ウィケンズのような実験結果は減衰説では説明できないため，少なくとも忘却に干渉が関わっている可能性が大きい。この点について，マギーオ(McGeoch, J., 1932)の「鉄は使わなければ時間とともに錆びるが，それは酸化が原因なのであって，時間そのものが原因なのではない」(p.359)というよく知られた比喩がある。減衰説は，「酸化」のような，時間の経過とともに記憶痕跡が減衰するメカニズムを説明する必要があるだろう。

(5) ワーキングメモリ
a. ワーキングメモリのモデル

ワーキングメモリ(日本語で作業記憶ともよばれる)は，バドリーとヒッチ(Baddeley, A.D. & Hitch, G. J., 1974)によって理論化された，実験室や日常場面での認知的な活動において短期的な情報の保持と処理を担う記憶機能である。短期記憶とは別にワーキングメモリの概念が提唱された背景には，短期記憶研究が人の高次認知活動(言語理解や推論など)における短期記憶の関与を十分に示してこれなかったことがある(Baddeley, 1999)。すなわち，文章を読んで理解したり，前提条件を組み合わせて論理的に推論を行ったりすることには短期的な情報の保持が関係していることは一見明白であるのに，そのことを裏づける証拠が得られていなかったのである。

そこでバドリーとヒッチ(1974)は，高次認知活動の特徴—単に情報を保持するのではなく，情報の処理を進行させながら情報の保持を行う必要があること—を踏まえた実験課題を考案した。この課題では，被験者は1，2，3，6個のいずれかの個数からなる数字のリストを提示され，後でそれらを報告できるように保持しながら，言語的な処理を必要とする推論課題(「AはBの前にない—BA」といった文に対する正誤判断)を同時に行った。このような，2つの課

2-1 記憶の分類と神経基盤

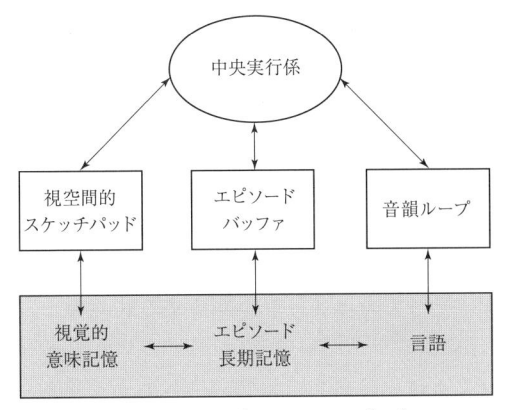

図 2-4 バドリーのワーキングメモリのモデル(Baddeley, 2000)

題を課してどれだけ円滑に遂行できるかを調べる実験のやり方を二重課題法(dual task method)とよぶ。実験の結果，推論課題の正答率や反応時間について，保持する数字が1～3個の場合には，数字を保持せずに推論課題を行ったときと変わらない成績が得られたのに対し，6個の数字を保持している場合には正答率は低下し，反応は遅くなった。これは，情報処理の効率と情報保持の量という，それまで別々に考えられていた2つの要素が影響しあう可能性を示す結果であった。この結果から，高次認知活動を支える記憶は情報の保持に特化した短期記憶というよりも，情報の保持と処理を統合した記憶機能，すなわちワーキングメモリであるとの考えが生まれることになった。

ワーキングメモリのモデルは，研究者によってさまざまなものが提唱されている(Miyake & Shah, 1999)。現在もっとも有名なモデルは，この概念の提唱者であるバドリー(1986)のものと，彼自身による修正版(Baddeley, 2000)であろう。バドリー(2000)のモデル(図2-4)では，ワーキングメモリは主に情報の保持を担う3つの下位システム—音韻ループ(phonological loop)，視空間スケッチパッド(visuospatial sketchpad)，エピソードバッファ(episodic buffer)—と，それらを制御する中央実行系(central executive)から成っている。

音韻ループは，言語情報に含まれる音韻を貯蔵するためのシステムである。数字や単語などを覚えるときに，口頭あるいは頭の中で，何度も反復することがあるだろう。これは代表的な記銘処理の一つ，リハーサル(rehearsal)である。音韻ループは，リハーサルの対象となる音韻を生成する構音のプロセスと，音韻情報の記憶痕跡を保持する貯蔵庫から成るとされる。構音とは，私た

ちが発声するときに必要な器官を動かす運動系のプロセスであるが，頭の中でリハーサルするときも内言(inner speech)という形で同様にはたらいていると考えられている。これによって作り出されたり，あるいは耳から直接入力されたりした音韻情報の記憶痕跡が貯蔵されることで，言葉や音楽のメロディーを短期的に保持することが可能になる。

視空間スケッチパッドは，視覚的，空間的なイメージを貯蔵するためのシステムである。その仕組みは，音韻ループになぞらえて，イメージを脳内で描くためのプロセスと，そうしたイメージを保持する貯蔵庫から成るとされている。

エピソードバッファは，バドリーが2000年に新しく提案した構成要素であり，さまざまな種類の情報を統合しエピソードとして一時的に貯蔵するためのシステムとされている。エピソードとは，長期記憶におけるエピソード記憶(後述)のように，時間や空間を超えてさまざまな情報が一つのまとまりを成すことをいい，そこには音韻ループや視空間スケッチパッドで扱う情報や長期記憶に貯蔵されている情報が含まれる。例えば「運動会のリレーでアンカーだった一郎は，最後のコーナーで健二を追い抜いた」という文を読んで記憶するとしよう。このとき，誰が誰を追い抜いたのかを「一郎」「健二」という音韻で記憶し，コーナーで追い抜く様子をイメージで記憶し，「運動会」「リレー」「アンカー」といった概念を自分の知識や過去の体験と関連させて記憶することができる。こうした複数のソースの情報を，一時的にまとめて貯蔵するのがエピソードバッファである。

以上の3つの下位システムのはたらきを制御するのが，中央実行系である。近年の研究では，その制御に必要とされる機能(実行系機能；executive function)は複数あることが示されており，その中には抑制(自動的に生じる反応で不適切なものを抑える)，更新(ワーキングメモリ内の情報を状況に応じて改める)，転換(複数の作業を柔軟に切り替える)などの機能があると考えられている(Miyake et al., 2000)。

b. ワーキングメモリの実験課題

前述のように，バドリーとヒッチ(1974)がワーキングメモリのモデルを提唱した背景には，人の高次認知活動に短期記憶が関与しているという十分な証拠が得られていないことがあった。そうした得られるべき証拠の一つとして，短期記憶課題と高次認知活動の成績の相関が挙げられる。すなわち，短期的に情報を多く記憶できるほど，文章読解や推論には有利であると考えられるので，

両者の成績はある程度の相関を有するはずである。しかし，例えば数唱範囲のような短期記憶課題の成績と文章読解との間には弱い相関しか認められてこなかった(Perfetti & Lesgold, 1977)。

こうした中でデイネマンとカーペンター(Daneman, M. & Carpenter, P. A., 1980)が二重課題法を踏まえて作成したワーキングメモリ課題が，リーディングスパン課題(reading span task；RST)であった。これは，一定の長さの短文を次々と音読しながら文末の単語を1つずつ記銘し，規定数の文を音読した後にその単語を順序どおりに再生する課題である。この RST においてどれだけ単語を再生できるかという成績は，文章の全体的な読解力や，指示代名詞の内容理解などの個別の能力と高い相関を示した。またその後のデイネマンとメリクル(Merikle, P. M., 1996)による 77 の研究結果に基づくメタ分析でも，RST と読解力の間の相関係数は，短期記憶課題と読解力との間に得られるものよりも高いことが示されている。日本でも，苧阪・苧阪(1994)によって日本語版 RST が作成され，英語版と同様に読解力との間に有意な相関が得られることが確認されている。

RST が高次認知活動との間に高い相関を有するのは，情報の処理と保持という複数の作業を同時並列的に課すことによると考えられる。RST では，視覚的に提示された文の音読と，単語の記銘という 2 つの作業が被験者に同時に課されており，それらをどのように行うかを適切に制御する必要がある。これは，提示された材料の記銘のみに集中できる短期記憶課題とは異なる特徴である。また文章読解の際にも，単に文章の内容を記憶すればよいわけではなく，文を読み進めることと内容の記憶を適切に制御することが必要である。すなわち RST は，情報の保持を含む複数の作業を課し，下位システムだけでなく中央実行系のはたらきを引き出すことによって，高次認知活動を支えるワーキングメモリの機能を測定可能にしたのである。

(6) 長期記憶

長期記憶は，大量の情報を長期間にわたって保持する記憶機能である。保持する情報の違いに基づき，宣言的記憶(declarative memory)と非宣言的記憶(non-declarative memory)に大きく二分される(図 2-5)。宣言的記憶は，その内容の"declaration"(宣言，言明)が可能であることから付けられた名称で，タルヴィング(Tulving, E., 1972)の定義により，エピソード記憶(episodic memory)と意味記憶(semantic memory)とにさらに分けられている。

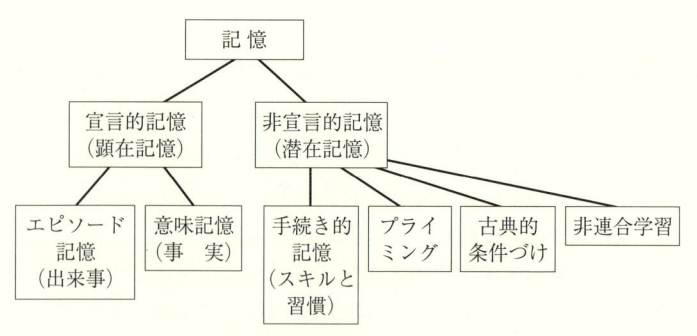

```
                    ┌──────┐
                    │ 記憶 │
                    └───┬──┘
              ┌─────────┴─────────┐
        ┌─────┴─────┐      ┌──────┴──────┐
        │ 宣言的記憶 │      │ 非宣言的記憶 │
        │(顕在記憶) │      │ (潜在記憶)  │
        └─────┬─────┘      └──────┬──────┘
        ┌────┴────┐     ┌─────┬───┴──┬──────┐
    ┌───┴──┐ ┌───┴──┐ ┌─┴──┐┌─┴──┐┌──┴──┐┌──┴───┐
    │エピソ│ │意味記│ │手続│プラ││古典 ││非連合│
    │ード  │ │憶    │ │き的││イミ││的条 ││学習  │
    │記憶  │ │(事 │ │記憶││ング││件づ ││      │
    │(出来│ │ 実) │ │(ス ││    ││け   ││      │
    │事)  │ └──────┘ │キル││    ││     ││      │
    └──────┘         │と習││    ││     ││      │
                    │慣) ││    ││     ││      │
                    └────┘└────┘└─────┘└──────┘
```

図 2-5　長期記憶の区分(Squire, 1992 を改変)

　彼の定義によれば，エピソード記憶とは，時間的に特定された自己のエピソードや出来事，およびそれらの時空間的な関係に関する情報についての記憶をさす。すなわち，「私は去年京都に旅行に行った」というように，その出来事が起きた時間や場所の情報とともに貯蔵されている記憶である。臨床的には，数時間から数日後の間保たれているエピソード記憶を近時記憶(recent memory)，何年も後になっても保たれているエピソード記憶を遠隔記憶(remote memory)とよぶことがある。

　一方，意味記憶とは言語を使用するために必要な記憶で，単語や他の言語的シンボル，その意味や関係性などについての知識をさす。例えば，「鉛筆という言葉の意味」や「塩の化学式がNaClであること」などの知識がこれにあたる。意味記憶を利用するときには，その知識を獲得した時間や場所についての情報と結び付けられている必要がない。自分が鉛筆という言葉を知った時間や場所を覚えていなくても，その意味を理解し使うことができる。

　こうした宣言的記憶に対し，非宣言的記憶とは言葉によらない記憶のことをいう。その代表が手続き的記憶(procedural memory)であり，自転車の乗り方などの運動スキルや，暗算のやり方などの認知スキルについての記憶を指す。こうしたスキルは，いったん身につければ上手に実行できるのにもかかわらず，その具体的なやり方を言葉で表そうとするとなかなか難しいものである。例えば，自分が自転車に乗ることができるとしても，乗り方を知らない人に向かってうまく説明を行うことができるだろうか。こうしたスキルについての記憶は，言葉で表現しやすいエピソードや意味の記憶とは別物といえる。このスキルの記憶のほかに，非宣言的記憶には個人の習慣やプライミング，条件づけなどの記憶が含まれることが提唱されている(Squire & Zola-Morgan, 1988)。

(7) 記憶の神経基盤

新しい情報を記憶したとき，あるいは，自分が過去に覚えたはずの情報を使おうとするときには，脳の中では何が起きているのだろうか。例えば，新しい言葉を記銘し，保持し，想起するには，どのような脳のはたらきが必要とされるだろうか。

この疑問は，2つの視点から考えることができる。一つは，何かを学ぶことにより，脳の神経細胞のシナプスにおいて信号を伝達する効率や回路が変化するということである。とくに，シナプスの伝達効率を高めることで信号をスムーズに伝達できるようになるというシナプス可塑性(synaptic plasticity)は，学習や記憶によって生じる脳内での情報処理の変化と密接な関わりがあるとみなされている。

もう一つの視点は，そうした神経細胞の集団が機能的に分化し，それぞれの領域において特定の役割を果たしているという脳の機能局在である。短期記憶や長期記憶といった記憶の分類ごとに，あるいは，そこで必要とされる記憶の過程ごとに，関連する脳領域が検討されている

a. シナプス可塑性

シナプスは神経細胞間の接合部位で，ある神経細胞が活動して生じる電気信号(活動電位)を次の神経細胞に伝達する部分である。活動電位を出力する側の神経細胞(シナプス前細胞)から化学物質(神経伝達物質)が放出され，それを受け取った神経細胞(シナプス後細胞)に活動電位が引き起こされることにより，神経細胞の間で信号が伝わってゆく。このシナプスの信号伝達の効率が永続的に変化することこそが記憶の神経基盤であると提唱したのは，ヘッブ(Hebb D. O., 1949)であった。彼の神経生理学的な仮定によると，あるシナプス前細胞が，あるシナプス後細胞の活動に対して反復または持続的に関与する場合には，そのシナプス前細胞がシナプス後細胞を活動させる効率が永続的に増大するとされる。この考えはヘッブ則とよばれ，シナプス可塑性を前提として記憶や学習の神経基盤を説明する理論の先駆けとなった。

その後，ヘッブ則に対応するようなシナプス可塑性が実際に脳内に存在する可能性を示す知見が得られるようになった。初期のものには，アメフラシの反射学習における神経伝達物質量の増加に関する研究(Castellucci & Kandel, 1976)や，ウサギの海馬のシナプスにおける長期増強(long-term potentiation；LTP)についての研究(Bliss & Lømo, 1973)が挙げられる。長期増強とは，シナプスに100 Hz程度の高頻度刺激(テタヌス刺激という)を与えると神経信号の

伝達効率が高まり，それが長期間持続するという現象である。この現象は，脳内におけるシナプス可塑性に対応するものとみなされ，神経細胞レベルでの記憶研究の重要な対象となっている。

b. 記憶に関連する脳領域

先に紹介した症例 H.M.は，数唱範囲などの短期記憶課題はある程度遂行できたが，それを長期的に記憶しておくことはできなかった。このことから，この2つの記憶には異なる脳領域が関与していると推測できる。

まず短期記憶あるいはワーキングメモリに関しては，保持の期間が短いという性質上，シナプスの可塑性ではなく特定の神経回路が活動を維持することによって情報が保持されていると考えられている(Durstewitz, Seamans, & Sejnowski, 2000)。例えば前頭前野(prefrontal cortex)は，サルを対象にした短期的な記憶課題において保持期間中に持続的に活動することが知られており(Funahashi et al., 1989；Fuster, 1973)，人のワーキングメモリ課題遂行時にも活性化する領域である。とくに前頭前野の背外側部は，二重課題や記憶量が大きい場合などの負荷が高い状況で活動する(D'Esposito et al., 1999)ことから，課題の調整や下位システムの制御を担うワーキングメモリの中央実行系の神経基盤と目されている(Smith & Jonides, 1999)。

これに対し長期記憶は，長ければ何年もの間その情報が意識から外れていたとしても必要なときに想起できる記憶であり，シナプス可塑性のような脳内での何らかの構造的変化なしに実現するとは考えにくい。これを長期記憶の固定化(consolidation)といい，主に固定化の機能を担う領域と，個々の記憶が固定される領域(記憶が貯蔵される領域)が別々に存在することが明らかになっている。

長期記憶の固定化を担う代表的な領域は，海馬(hippocampus)を含む側頭葉内側部である。スクワイア(Squire, L. R., 1992)によれば，海馬は宣言的記憶の固定化を行っており，意味記憶とエピソード記憶の両者を司っているという。その根拠の一つが症例 H.M.であり，彼は海馬を含む近傍の領域が切除されたことによって，新しい言葉の意味や出来事が記憶できなくなったとされる。これに対しオカーンら(O'Kane, G. et al., 2004)は，H.M.が術後に知ったはずの有名人(ゴルバチョフなど)の名前を記憶していることを報告している。また，海馬に損傷のある患者で，エピソード記憶に障害があるが意味記憶を新しく獲得できた例もあり(Vargha-Khadem et al., 1997)，海馬がすべての宣言的記憶の固定化に関わっているかどうかは慎重に検討されるべきである。

海馬による記憶の固定化がどのように行われるかは、サルやラットにおける選択的海馬破壊の実験からうかがうことができる。ゾラ-モーガン(Zola-Morgan, S.)とスクワイア(1990)の研究では、サルに簡単な弁別課題を学習させた後、いろいろな時点で海馬の切除手術を行い、そうした手術を行わなかったサルとの間で課題成績を比較している。その結果、学習から8週間後に海馬を切除されたサルは、手術なしのサルと同程度の成績をあげることができるが、学習から4週間のうちに海馬を切除されたサルは手術なしのサルよりも有意に成績が劣っていた。これは、新しく何かを記憶してからしばらくの間は海馬に情報が貯蔵されており、後に他の領域へと情報が転送、固定化されるという考えに合致している。学習から4週間までに手術を受けたサルは、海馬が新しい情報をまだ貯蔵しているうちに切除されてしまったために課題ができなくなったが、それ以降に手術を受けたサルでは情報が他の脳領域に転送された後だったためにそれほど影響を受けなかったのである。

 人に関しても、H.M.の症例のように海馬が失われる直前の数か月から数年の記憶だけが思い出せなくなることは珍しくない。スクワイア(1992)は、海馬の損傷の程度と失われる記憶の期間には対応があるとして、人の海馬でも一過的に新しい情報が貯蔵された後で、他の領域に長期記憶として固定化されると主張している。

 宣言的記憶が固定化される領域としては、側頭葉皮質が有力な候補の一つである。その中でさらに、情報の内容により貯蔵を担う領域が分かれている可能性が指摘されている。例えばワリントンとシャリス(Warrington E. K. & Shallice T., 1984)は、ヘルペス脳炎によって側頭葉を含む領域に損傷を受けた患者4名に対して、さまざまな単語の定義について尋ねる課題を実施した。その結果、患者によって、具体名詞の意味が抽象名詞よりもわからなかったり、生物の単語の意味が無生物の単語よりもわからなかったり、単語の意味のカテゴリーごとに思い出しやすさに違いがあったりすることを見いだしている。このような障害の存在は、われわれの脳内で、ある程度カテゴリーに特化した形で情報の貯蔵が行われていることを示している。

 手続き的記憶、あるいは非宣言的記憶に関しては、ここまで述べたものとは異なる脳領域が重要な役割を果たしている。海馬を含む側頭葉内側部を損傷したH.M.も、鏡映文字の読みや鏡映描写といった知覚や運動に関係するスキルを練習によって(練習をしたエピソード自体を忘れているにもかかわらず)獲得することができた。スクワイア(1992)によれば、こうした非宣言的な学習に

は，小脳(cerebellum)や扁桃体(amygdala)，新皮質(neocortex)といった海馬以外の領域が関与しているとされる。とくに運動の学習に関して小脳は海馬と同様のはたらきを行っている可能性が他の研究でも示されている。例えば首藤らはマウスを用い，1時間のみの学習で獲得した運動と，1時間の学習を4～5日継続して獲得した運動の記憶とを比較している(Shutoh et al., 2006)。学習後，小脳片葉の活動をリドカインで遮断(shutdown)したところ，前者の短期で獲得した運動は消えるが，後者の長期にわたり獲得した運動はほとんど影響を受けないことが示された。その理由は，後者の運動の記憶は小脳からの情報の出力先の一つである前庭核に転送，固定されるためであることが，長期学習前後の前庭核の活動から推測されている。こうした知見から，宣言的記憶の固定化に見られるような時間経過に伴う海馬と大脳皮質の間の記憶の転送が，非宣言的記憶においては小脳皮質と小脳核の間で生じるのではないかと考えられる。

(8) まとめと今後の記憶研究

以上のように，記憶は単一のシステムではなく，それらを支える脳領域も多岐にわたっている。日本だけでなく先進国の多くは高齢化社会に直面しており，日常生活のあらゆる側面に関わる記憶の研究は，今後さらに重要性を増すだろう。

現在，それぞれの記憶のメカニズムについてはかなり多くのことが明らかになっているが，それらに共通する記憶の法則や原理に関しては未解明の部分が多い。ローディガー(Roediger, H. L. III, 2008)は「学習と記憶の最も基本的な原理は，いかなる原理の一般化に際しても『時と場合による』と付け加えるべき，ということだ」(p.247)と述べている。それだけ，記憶全般に通用するような原理が提唱されてこなかったという状況にあるが，今後記憶研究の成果を社会に還元してゆくためには，個々の記憶に関する知見を総括した一般的な原理の確立が望まれるところである(Surprenant & Neath, 2009)。

もう一つ，本節では取り上げなかったが，日常記憶あるいは日常認知に関する研究が最近盛んになっている。これは，従来の記憶研究の中心的な手法である実験室実験に対し，そこで得られた知見が日常場面における記憶機能とうまく対応していないとの根強い批判があったことに応えたものである。具体的には，未来に行う行為に対する記憶である展望的記憶(prospective memory)や，自己に関わる過去の体験の記憶である自伝的記憶(autobiographical memory)，事件の捜査や裁判での重要な証拠となる目撃証言(eyewitness testimony)に関わる記憶などの研究が挙げられる。研究手法の妥当性と信頼性を高める必要はあるが，記憶研究の社会に対する貢献という点では，これらは今後ますます重要な研究分野となるだろう。

2-2 読みのメカニズム

　読みのメカニズム，すなわち文字で書かれた単語の同定(identification)から音韻処理および意味処理にいたる過程がどのように行われているかは，古くから認知心理学，神経心理学の両領域で活発に検討されてきた問題である。近年の脳機能画像を用いた研究でもそれは同様であり，PETやfMRI，脳磁図(MEG)による研究の勃興期(1990年代初頭)から，読みに関わる脳内機構はホットなトピックであった。本節では，読みのメカニズムのうち，こうした単語レベルの処理，すなわち視覚的単語認知(visual word recognition)の問題を中心にそのメカニズム，障害，関連する脳活動について解説する。

(1) 心内辞書と語彙アクセス

　文字で書かれた単語は本来，単なる線分の集合にすぎない。そうした無意味な刺激からそれが指し示す意味を理解することができるのは，私たちが，この線分の組み合わせは何という文字であるか，この文字の組み合わせは何という単語であるかの知識(語彙表象；word representation)を長期記憶の中に持っているからである。では，長期記憶の中には，どれくらいの単語が貯蔵されているのであろうか。研究により数字は異なるが，成人の推定語彙量は約5万語と言われている(阿部ら, 1994)。したがって，単語認知とは，5万語のデータベースの中から，入力された文字列に対する一つの単語を一瞬で探し出す作業と言える。このような高度な検索作業は，脳のどのようなメカニズムにより行われているのであろうか。この問題に関して，これまでに提案された代表的な単語認知のモデルを紹介する。

　長期記憶の中で単語に関する知識が蓄えられた部分のことを心内辞書(mental lexicon)とよぶ。心内辞書にはその内容として，単語の綴りに関する正書法表象(orthographic representation)，音素の並びや発音に関する音韻表象(phonological representation)，それが表す概念などに関する意味表象(semantic representation)の3つが含まれると仮定される。そして心内辞書の中では，これ

ら3つの語彙表象が互いに結びついており，このうちのいずれかが刺激語の入力により検索されることで他の情報も利用可能になると考えられている。文字で書かれた単語の読みで言うならば，構成文字の同定の後，入力された文字列(例：D, O, G)と心内辞書の正書法表象(例：DOG)とが照合されることで，その文字列が何の単語であるかが同定される。そして，それによりその単語の音韻や意味の情報が心内辞書から引き出されるのである。このように心内辞書にコンタクトして，入力された単語に対応した語彙表象を探し出す過程のことを語彙アクセス(lexical access)と言う。

a. 語彙アクセスのモデル

単語認知の研究では，1970年代から80年代にかけて語彙アクセスに関するさまざまなモデルが考案された。それらは，語彙アクセスをどのような原理で説明するかにより2つに分けることができる。一つはコンピュータの検索方法を参考にした系列走査(serial search)のモデルであり，もう一つは脳内の神経細胞の振舞いを参考にした活性化(activation)のモデルである。

系列走査のモデルでは，語彙アクセスを，入力された文字列と一致した語彙表象が見つかるまで心内辞書内を順番に検索することだと考える。よく使う単語(高頻度語)はあまり使われない単語(低頻度語)に比べ早く認識されることが知られているが(頻度効果；frequency effect)，系列走査モデルでは頻度効果を，語彙表象の検索が単語の使用頻度順に行われることで生じると説明する。一方，活性化のモデルでは，心内辞書に存在する個々の語彙表象が単語の検出器として働くと考える。それぞれの語彙表象は感覚入力との一致度に応じて同時並列的に活性度を変化させる。そして，ある特定の語彙表象の活性度が非常に高い値となった場合に，それが表す単語が入力された単語として認知されるのである。このモデルでは頻度効果を，高頻度語はその語彙表象が休止状態で高い活性度を持つため，低頻度語に比べ早く認知されると説明する。

b. 相互活性化モデル

これらのモデルは，系列走査モデルとしてはフォースター(Forster, K. I.)の走査モデル(search model；Forster, 1976)，活性化モデルとしてはロゴジェンモデル(logogen model；Morton, 1979)が有名であるが，ここでは現在もっとも支持された活性化のモデルであるマクレランド(McClelland, J. L.)とラメルハート(Rumelhart, D. E.)の相互活性化モデル(interactive activation model；McClelland & Rumelhart, 1981)を紹介する。

このモデルでは，単語の正書法表象に相当する検出器(ユニット)の下に，そ

2-2 読みのメカニズム

れを構成する文字ユニット，さらにそれに含まれる視覚特徴のユニットを設け，それぞれが結びついた3層のネットワーク構造を仮定する（図2-6）。これらのユニットの結合には，あるユニットの活性化が別のユニットの活性度を高める促進的な結合と，逆に活性度を低くする抑制的な結合の二種類がある。具体的には，文字と単語のような層の異なるユニット間には促進的結合と抑制的結合の2つが存在し，一方，TRAPとABLEのような同じ層のユニット間には抑制的結合のみが仮定されている。また，これらの結合は双方向的で，例えば文字ユニットTは，それを含むTRAPのユニットの活性度を高めるが，それを受けてTRAPユニットはTユニットをトップダウン的に活性化させる。

このモデルにおいて語彙アクセスは次のように進行する。例えばT, R, I, Pという文字列が入力されると，まず文字を構成する視覚特徴の処理が行われる。すなわち，文字Tでいうならば，垂直線分と水平線分のユニットが活性化し，それと結びついたTユニットに促進性の信号を送り，一方，それを含まない文字ユニット（N, Sなど）には抑制性の信号を送る。活性化したTユニットは，語頭にTを持つすべての単語のユニット（TRAP, TRIP, TAKEなど）に促進性信号を送り，それ以外の単語ユニット（ABLEなど）には抑制性信号を送る。また，競合する他の文字ユニットの活性化を抑制する。こうしたことが他の文字についても行われた結果，T, R, I, Pを構成文字として含むすべて

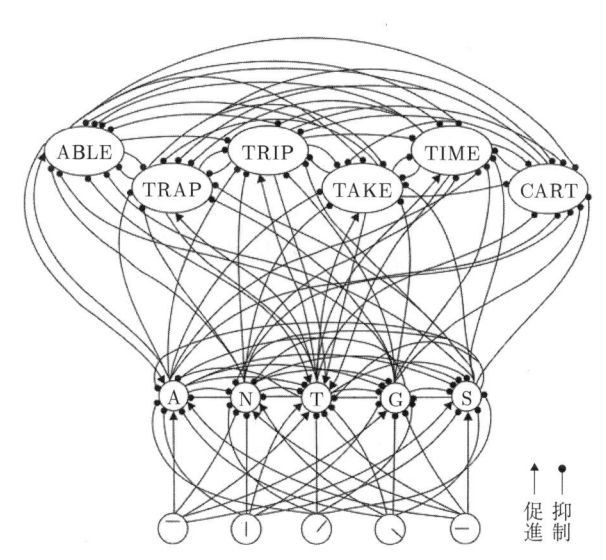

図2-6 相互活性化モデル（McClelland & Rumelhart, 1981）

の単語のユニットが同時並列的に活性化する．そして次第にT, R, I, Pのすべてを含むTRIPのユニットの活性度が高くなり，それが他の単語ユニットを抑制した結果，入力された文字列が「TRIP」であると認知されるのである．すなわち，このモデルでは語彙アクセスを「刺激語の候補として活性化した複数の語彙表象(ユニット)が，それぞれの活性度を変化させながら，単一の候補に絞り込まれていく過程」であると考える．

c. 相互活性化モデルを支持する知見

　相互活性化モデルは，コンピュータ上に作られたシミュレーションモデルであり，実際に文字列を入力することで，それがどこまで人間と同じように振舞うかを検証することができる．このモデルが説明可能な単語認知の現象に，隣接語数効果(neighborhood size effect ; Andrews, 1989)がある．隣接語(neighbor)とは，ある単語と1文字のみ異なる単語のことであり，単語の中にはhandのように多くの隣接語(例：sand, hind, hard, hang など)をもつ単語があれば，huge のように少数の隣接語(hugs)しか持たない単語もある．このうちどちらの方がより早く認識されるかというと，単純には，隣接語の多い単語の方が似た単語が多い分，認識に時間がかかるように思えるが，実際に単語認知の時間を語彙性判断課題(lexical decision task ; 刺激語の単語・非単語判断)などで調べた実験では，刺激語が低頻度語である場合に，隣接語の多い単語の方が少ない単語よりも"早く"認識されることがわかっている(図2-7)．この現象は，相互活性化モデルの上で次のように説明される．まず刺激語(例：HAND)が入力されると，心内辞書においてその隣接語のユニット(例：SAND, HIND, HARD, HANG…)が複数同時に活性化し，それらがさらに自分たちを構成する文字のユニット(H, S, A, I, N, R, D, G…)をトップダウン的に活性化する．こ

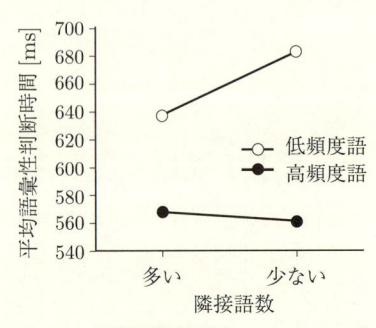

図2-7　隣接語数効果(Andrews, 1989)

のとき，隣接語に最も多く含まれる文字は，刺激語の構成文字（H, A, N, D）であるため，活性化される隣接語ユニットが多ければ多いほど，刺激語の構成文字のユニットが強く活性化することになる。そして，それに応じて，それらをすべて含む刺激語の単語ユニットも高い活性度を得るため，隣接語の多い単語は，少ない単語に比べ早く認識されるのである。

この隣接語数効果について，系列走査のモデルは，隣接語が多くなるほど検索対象の単語が増えるため単語の認識に時間がかかると予想する。このため，実際の結果をうまく説明することができない。相互活性化モデルは，このように実際の単語認知のさまざまな特徴を説明可能であるという点で，有力なモデルである。また，これ以降も multiple read-out model（Grainger & Jacobs, 1996）などさまざまな語彙アクセスのモデルが提案されているが，それらはいずれも相互活性化モデルをベースに，その不十分なところを補う形で作られている。

（2） 音韻的符号化とそのモデル

単語の読みで重要なことは，上に述べた単語の同定の後，そこから音韻や意味の情報を引き出すことである。このうち音読や黙読のために文字列を音韻情報へと変換することを音韻的符号化（phonological recoding）といい，その過程についても，具体的な処理のモデルが提案されている。

a. 音読の二重ルートモデル

音韻的符号化に関する代表的なモデルは，コルトハート（Coltheart, M.）の二重ルートモデル（dual-route model；Coltheart, 1978；Coltheart et al., 2001）である（図2-8(a)）。このモデルでは，単語の発音を生成する仕組みに2つの独立した処理ルートを仮定する。一つは，入力された文字列の正書法表象を同定し，それと結びついた音韻表象（単語の読み方の知識）を呼び出すことで発音を生成するルートであり，心内辞書を経由するため語彙ルート（lexical route）とよばれる。一方もう一つは，個々の文字（文字群）の発音に関する書記素－音素対応ルール（grapheme-phoneme corresponding rules；GPGルール）をもとに文字列を順次音韻へと変換するルートであり，心内辞書と無関係であるため非語彙ルート（non-lexical route）とよばれる。

二重ルートモデルは，英単語の音読のモデルとして発展してきた。英語には，GPCルール通りの発音の単語（規則語）がある一方で，それに合わない例外的な発音の単語（例外語）が存在する。例えば，cave, save, wave はいずれも

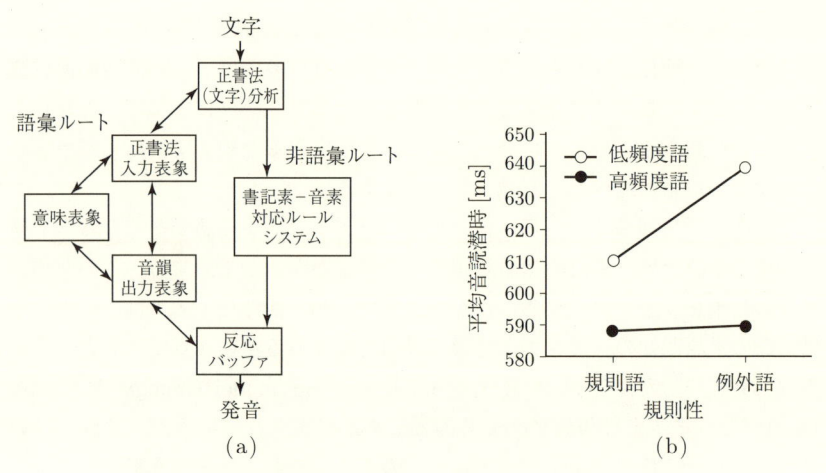

図 2-8 （a）二重ルートモデル（Coltheart et al., 2001 を改変）
（b）規則性と使用頻度の交互作用（Seidenberg et al., 1994）

ケイブ，セイブ，ウェイブと発音されるが，have だけはヘイブではなくハブと発音される。こうした例外語の音韻は，GPC ルールに基づく非語彙ルートではなく，心内辞書を参照する語彙ルートの処理で生成されると考えられる。これに対し，初めて見る単語や擬似単語（発音可能な非単語，例：mave）の場合，対応する語彙表象が心内辞書に存在しないため，非語彙ルートで音韻化される。このように二重ルートモデルは，私たちが例外語と擬似単語の両方を発音できるという事実を音韻的符号化の方法が異なる2つのルートを考えることで説明する。その際，これらのルートは刺激語の種類により使い分けられるのではなく，同じ刺激語に対し両方のルートで並列的に処理が行われると考えられている。

単語の音読に関する研究では，規則性と使用頻度の交互作用とよばれる現象が見いだされている（Seidenberg et al., 1984；図 2-8（b））。これは，刺激語呈示から音読開始までの音読潜時（naming latency）を測る実験で見られるもので，刺激語が高頻度語である場合，単語の規則性は音読潜時に影響しないが，刺激語が低頻度語の場合，例外語の方が規則語よりも音読開始に時間がかかるというものである。この現象は，二重ルートモデルで次のように説明される。高頻度語は心内辞書の語彙アクセスが早く完了するため，発音には語彙ルートで生成した音韻のみが使われる。このため刺激語の規則性は音読潜時に影響しない。一方，低頻度語の場合，語彙アクセスが遅いため，非語彙ルートの音韻

と語彙ルートの音韻がともに発音に使われる。このとき，例外語では，両ルートで異なる音韻が生成されるため，矛盾の解消の分だけ規則語よりも音読潜時が長くなるのである。このように二重ルートモデルは，音読に関わるさまざまな現象を説明可能であることから，音韻的符号化の有力なモデルと考えられている。

b. トライアングル・モデル

一方，それと対立するモデルとして，音韻的符号化に2つのルートを仮定しない単一ルートモデル(single-route model)も提唱されている(Seidenberg & McClelland, 1989；Plaut et al., 1996)。単一ルートモデル(図2-9)は，個々の単語に対応した語彙表象を仮定せず，語の綴りや発音を複数のユニットの組み合わせとして分散的に表現する。例えば，MAKE の綴りは，単一の MAKE ユニットとして表現されるのではなく，「_MA」「MAK」「AKE」「KE_」という4つのユニットの組み合わせとして表現される(擬似単語も同様に表現する)。また，このモデルでは，明示的な GPC ルールを仮定するのではなく，入力層の文字ユニットから出力層の音韻ユニットに向けて一対多の結合を作り，特定の文字ユニット群がその綴りのパタンに応じて適切な音韻ユニット群を活性化させることで音読が行われると考える(ユニット間の結合パタンは，モデルの出力に対するフィードバックを通じてモデル自身が学習する)。単一ルートモデルは，コネクショニスト・モデル(connectionist model；神経細胞を模した多数のユニットの組み合わせで作られた人工神経回路網)としてコンピュータ上に実現され，さまざまなシミュレーションが行われている。そしてこれまで

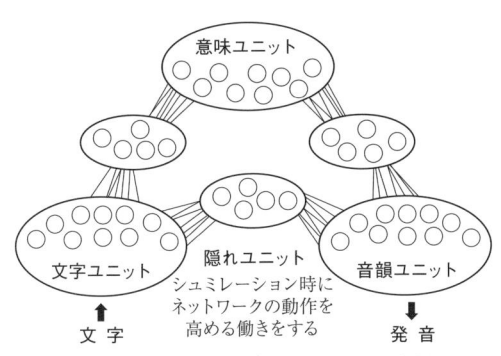

図 2-9 トライアングル・モデル(文字ユニットから音韻ユニットの部分が単一ルートモデル；Plaut, 1997 を改変)

に，このモデルが2つのルートを仮定せずとも，例外語，規則語，擬似単語のすべての読みを比較的正確に行うことができ，かつ規則性と使用頻度の交互作用などの現象も再現可能なことが示されている．また，このモデルは，文字→音韻の信号の流れとしては単一ルートモデルであるが，全体像としては，文字，音韻，意味の3つのユニット群の双方向的な繋がりの中で単語の処理が行われると考えている．具体的には，文字ユニットから音韻ユニットへの活性化は文字→音韻だけではなく，文字→意味→音韻，文字→音韻→意味→音韻という流れでも広がることになる．この意味ユニットまでを組み込んだ，単語の処理のモデルをトライアングル・モデル(triangle model)という(図2-9)．

音韻的符号化の研究においては，この二重ルートモデルとトライアングル・モデルを代表的なモデルとして，それぞれの妥当性についての検討が行われている．これら2つのモデルは，健康な人の音読の特徴を説明可能なだけでなく，脳損傷等に伴う読みの障害についてもその機序を説明することができる．そこで次に，脳損傷による単語の読みの障害について詳しく説明する．

(3) 単語の読みの障害

脳梗塞や脳出血，事故などによる脳損傷を原因として読みの能力が損なわれることを失読症(alexia)または後天性難読症(acquired dyslexia)と言う．失読症は，失語症(aphasia)や書字障害(失書；agraphia)とともに現れる場合もあれば，純粋に読みの障害として現れる場合もある．そして，その具体的な症状から表層失読(surface alexia)，音韻性失読(phonological alexia)，深層失読(deep alexia)，純粋失読(pure alexia)などに分類される．

a. 表層失読と音韻性失読

このうち音読のモデルに深く関わるのは，表層失読と音韻性失読である．表層失読の患者は，規則にあった発音の単語や擬似単語は正しく読むことができるが，haveのような例外語をヘイブと規則通りに読む誤りをおかす(Marshall & Newcombe, 1973)．一方，音韻性失読の患者は，対照的に，例外語を正しく読むことはできるが，擬似単語の音読に困難を示す(Beauvois & Dérouesné, 1979)．これら2つの失読症は，当初，英語話者において見いだされたが，その後，日本語話者でもこれらに対応する障害が報告されており，言語に普遍的な読みの障害である(Patterson et al., 1995, 1996)．

表層失読と音韻性失読は，二重ルートモデルの枠組みでクリアに説明することができる．すなわち，表層失読では，語彙ルートに障害が生じており，非語

彙ルートのみで音韻的符号化が行われるため，例外語の読みに誤りが生じると考えられ，音韻性失読は，非語彙ルートのみが障害されているため，単語は読めるが擬似単語は読めないと説明される。一方，トライアングル・モデルについても，文字・意味・音韻の双方向的結合を学習したモデルに後から「損傷」を加えることで，表層失読や音韻性失読の症状が再現されるかが検討されている。その結果，意味ユニットから音韻ユニットへの結合を取り除き，文字→音韻の繋がりだけで発音を生成させた場合，例外語の処理で発音の誤りが増えるという表層失読の症状が生じることが見いだされている(Plaut et al., 1996)。また，音韻ユニットそれ自体に対し損傷を加えた場合，文字→音韻と文字→意味→音韻の2つの流れで発音が生成される実在単語の処理では正常な読みが行われたが，文字→音韻の流れしかない(意味をもたない)擬似単語の処理では，音韻性失読と同様，その読みに誤りが増えることが見いだされている(Harm & Seidenberg, 2001)。このように表層失読と音韻性失読は，ともに二重ルートモデル，トライアングル・モデルの枠組みで説明することが可能である。

b. 深層失読

一方，より複雑な失読症である深層失読についても，これら2つのモデルから説明が行われている。深層失読は，意味的誤り(例：wood→tree)，視覚的誤り(例：life→wife)，派生語的誤り(例：child→children)，抽象語の読みの困難，機能語(前置詞や助動詞)の読みの困難，擬似単語の発音の著しい困難といった6つの症状が同時に起こる失読症である(Marshall & Newcombe, 1973)。このような症状を二重ルートモデルで説明するためには，モデル内の最低4か所が常に同時に損傷すると考えるしかない(Morton & Patterson, 1980)。一方，トライアングル・モデルでは，文字→音韻経路が存在しない状態を仮定し，その上で文字→意味→音韻経路の一部に損傷を加えることで，意味的誤りや視覚的誤り，抽象語の読みの困難，擬似単語の読みの困難といった症状を再現できることが報告されている(Plaut & Shallice, 1993)。このように深層失読についても，二重ルートモデル，トライアングル・モデルの両方でその障害機序を説明可能であるが，トライアングル・モデルの方がよりシンプルにそれを説明することができる。

(4) 漢字と仮名の読み

ここまでは，英語話者を対象に行われた読みのメカニズム，障害の研究を紹介してきた。一方で，こうした英語話者で得られた知見や理論が，英語と異な

る特徴をもつ日本語の話者にも当てはまるかも検討されている。読みに関する日本語の最大の特徴は，漢字と仮名という性質の異なる2つの表記法を併用している点にある。仮名は，文字と音の対応が非常に明確な表記法であり，一方，漢字は，「生」という字が単語により「生物」「生涯」「生意気」「生糸」と異なる読まれ方をするように，文字と音の対応が極めて曖昧な表記法である。こうした性質の違いから，漢字と仮名は，前者が二重ルートモデルの語彙ルート，後者が非語彙ルートと，異なるメカニズムで読まれるという考えがある。

しかしながら，漢字と仮名の読みに関する研究は，そうした単純な考えに否定的である。例えば，仮名表記語がすべて非語彙ルートで音読されるならば，カタカナで書かれることの多い単語（例：オペラ）と漢字で書かれることの多い単語（例：親子）をともにカタカナで書き，それを音読した場合，どちらも一文字ずつ音韻変換されるため，両者の音読潜時は変わらないと予想される。しかしながら，実際には，カタカナ表記頻度の高い語（オペラ）＜漢字表記頻度の高い語（オヤコ）＜擬似単語（オロソ）の順に音読潜時は長くなる（Besner & Hildebrandt, 1987）。また，仮名表記頻度の高い単語では，その音読潜時に単語の使用頻度が影響することも示されている（Hino & Lupker, 1998）。これらの結果は，仮名表記語の読みに語彙ルートの処理が関与することを意味している。

一方，漢字表記語についていうと，伏見ら（Fushimi et al, 1999）は，個々の漢字の読みの一貫性（consistency）および典型性（typicality）がその音読潜時に影響することを報告している。漢字の中には，複数の読みを持ちながらも，位置によって常に同じ読まれ方をするものがある。例えば「動」という漢字は「ドウ」「ウゴく」の2つの読みを持つが，語頭では一貫して「ドウ」と読まれる。彼らは，こうした構成漢字の読みの一貫性が漢字表記語の音読潜時に影響するかを調べた。その結果，読みが一貫した漢字からなる単語（例：動脈）の音読潜時は，刺激語が低頻度語の場合で，非一貫語のそれよりも短くなった。また，非一貫語の中でも構成漢字の読みが典型的である単語（例：地形）は，非典型的な読みの単語（例：出前）よりも早く音読された。もし漢字表記語の音読が，単語の読み方の知識を参照することでのみ行われるのならば，個々の漢字の読みの一貫性や典型性は音読潜時に影響しないだろう。したがって，この結果は，漢字表記語を音読する際に，語彙ルートの処理と並行して，個々の漢字の典型的な読みを組み合わせて音韻を生成する非語彙ルートの処理（例：ドウ＋ミャク→ドウミャク）が行われていることを示している。

これらの結果は，漢字，仮名ともにその音韻的符号化に質的な違いはなく，

どちらも二重ルートモデルの枠組みで考えることができることを意味している。ただし，2つのルートの処理のどちらが重要であるかは表記により異なり，漢字は仮名に比べ語彙ルートの重要性が高いと考えられる。同じ事は，他の言語についても言うことができ，フロスト(Frost et al., 1987)は，ヘブライ語など文字と音の対応が曖昧な言語は，セルボ・クロアチア語など明確な言語に比べ，その音読における語彙ルートの重要性が高いと主張している。

(5) 意味へのアクセス

単語の読みの最終的なゴールは，それが表す意味情報が検索されることである。この意味情報へのアクセスの方法には，2つの可能性が考えられている。第一の直接アクセス仮説(direct access hypothesis)では，視覚呈示された単語は，正書法表象の同定を通じそれと結びついた意味表象が呼び出されることで意味理解に至ると考える。この考えは，相互活性化モデルなど，多くの単語認知モデルが仮定している考え方である。一方，もう一つの音韻媒介仮説(phonological mediation hypothesis)では，視覚呈示された単語はまず音韻情報に変換され，それを通じて意味表象がアクセスされると考える。より具体的には，二重ルートモデルならば，刺激語が非語彙ルートで音韻化され，それを通じた聴覚的な語彙アクセスで意味表象が活性化する，ないしは語彙ルート内において正書法表象→音韻表象→意味表象という流れで処理が進行するということであり，トライアングル・モデルならば，文字ユニット→音韻ユニット→意味ユニットへと活性化が広がるということである。

このうちどちらが正しいかについては，読みに熟達した成人では，直接アクセスが基本であり，音韻媒介アクセスは，極端な低頻度語を読む場合や読みに熟達していない子どもの場合でのみ使われると考えられることが多い。一方で，ヴァン・オーデン(Van Orden, 1987)は，成人であっても意味への音韻媒介アクセスが行われていることを示している。この研究では，ターゲットの単語が，あるカテゴリー(例：A FLOWER)の事例であるかを判断する課題において，正事例(例：ROSE，バラ)の同音語(例：ROWS，複数の列)をターゲットとした場合に，どのくらい「事例」という誤判断が生じるのかを調べた。もし意味へのアクセスが正書法表象を通じてのみ行われるならば，「ROWS」はあくまで「複数の列」の意味しか活性化しないため，「A FLOWER」の事例と誤判断されることはないはずである。しかしながら，実験の結果，正事例の同音語は，綴りの似た非同音語(例：ROBS)に比べ，高い確率で「事例」と誤判

断された。この結果は,「ROWS」がその音韻「ローズ」へと変換され,それを通じて「バラ(ROSE)」「複数の列(ROWS)」の意味がともに活性化したことを意味している。すなわち,成人の読みでも,直接アクセスに加え,音韻を介した意味アクセスが行われていることを示す結果である。

同様の結果は,佐久間ら(Sakuma et al., 1998)の漢字表記語を用いた研究でも得られており(例:「建物などが焼けること→家事」を正しいと誤判断する),こうした音韻媒介アクセスが言語普遍的な特徴であることを示唆している。ただし,彼女らの研究では,同音ターゲット(例:取材する人→汽車)が正事例(例:記者)と2文字とも異なっている場合には,音韻媒介アクセスを示す結果が得られなかった。この結果は,漢字表記語の意味アクセスでは,英単語の処理に比べ,直接アクセスの重要度が高いことを意味している。

(6) 読みの脳内機構

ここまで単語の読みについて,その同定および音韻,意味の呼び出しのメカニズムを説明してきた。次にこれらの処理が脳のいずれの領域の活動により行われているのかに関する,近年の脳機能画像(functional brain imaging)を用いた研究を紹介する。

a. 正書法処理の中枢

脳機能画像を用いた研究では,左半球の側頭葉後下部(posterior-inferior temporal cortex)や紡錘状回(fusiform gyrus)の一部が,非言語的な視覚刺激よりも文字や単語で強く活動することが見いだされている(刺激呈示から150〜200 ms後)。そして,この領域,特に紡錘状回中央部の活動は,発音不能な子音文字列(例:NLPFZ)に比べ,単語や擬似単語でより強いことなどから視覚性

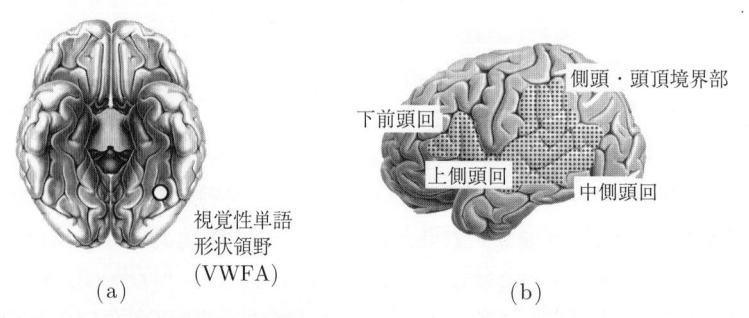

図2-10 (a) 視覚性単語形状領野(白丸部;McCandliss et al., 2003をもとに作成)
(b) 音韻的符号化に関わる脳領域(ドット部;Jobard et al., 2003をもとに作成)

単語形状領野(visual word form area；VWFA)と呼ばれ，単語の正書法処理の中枢であると考えられている(McCandliss et al., 2003；図2-10(a))。ただし，この領域の活動は単語を聴覚呈示した場合などにも見られることから，はたして正書法処理に特異的かという議論もある(Price & Devlin, 2003)。

b. 音韻的符号化の脳内機構

音韻的符号化に関わる脳内機構としては，左半球の上側頭回(superior-temporal gyrus)，側頭・頭頂境界部(temporo-parietal junction)，中側頭回(middle-temporal gyrus)，そして下前頭回(inferior-frontal gyrus)の関与を示す研究が多い(Jobard et al., 2003；図2-10(b))。そして，これらの研究では，二重ルートモデルの2つのルートの区別が妥当か，またそれぞれのルートは上述の脳領域のいずれに対応するのかという問題も検討されている。ここではその一つとしてサイモスら(Simos et al., 2002)の研究を紹介したい。

サイモスらは，例外語，擬似同音語(実在単語と同じ発音の擬似単語)，擬似単語の3種類の刺激を音読する際の脳活動を脳磁図(MEG)で記録している。その結果，これら3つの刺激で共通して，刺激提示から300ミリ秒以降に左・上側頭回後部の活動が認められた。また，例外語と擬似同音語に対しては，中側頭回後部の活動も見られた。擬似単語(上側頭回のみ)と例外語(上側頭回および中側頭回)とで異なる脳活動が見られたという結果は，上側頭回を二重ルートモデルの非語彙ルート(擬似単語の読みに重要)，中側頭回を語彙ルート(例外語の読みに重要)の一部と考えると，うまく説明がつく。さらにこの研究では，上側頭回，中側頭回の活動潜時はそれぞれ擬似単語，例外語の音読潜時と正の相関を示していた。これらの結果は，やはり上側頭回の活動が非語彙ルートの処理を反映し，一方で中側頭回の活動が語彙ルートの処理に関わることを示唆している。さらにこの結果は，読みに熟達していない低学年の子どもの読みで上側頭回後部のみが活動するのに対し，成人ではそれに加えて中側頭回および下前頭回が活動するという知見(Turkeltaub et al., 2003)や，文字と音の対応が明確なイタリア語の話者では，英語話者と比べて，読みに伴う上側頭回後部の活動が強いという知見(Paulesu et al., 2000)とも整合的である。

一方，これらの結果については，例外語の音読には意味ユニットの関与が重要であり，中側頭回の活動が意味の活性化を反映すると考えるならば，トライアングル・モデルでも説明が可能である。結局のところ，現時点では脳機能画像をもってしても二重ルートモデルとトラインアングル・モデルのどちらが正しいかを明確に結論づけることはできない。しかし，いずれにしろ左半球の側

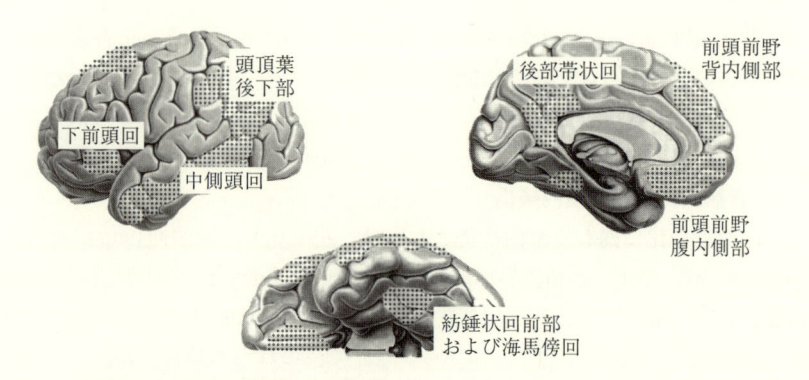

図 2-11　言葉の意味処理に関連した脳領域（ドット部；Binder et al., 2009 をもとに作成）

頭葉（および前頭葉）に音韻的符号化に関する 2 つのメカニズムが存在すると考えてよさそうである。

c. 単語の意味処理に関わる脳領域

ビンダーら（Binder et al., 2009）は，単語の意味処理に関わる脳活動を調べた PET, fMRI 研究をメタ分析し，左半球の広範な領域が単語の意味処理に何らかの形で関与することを示している（図 2-11）。その領域とは，頭頂葉後下部（posterior-inferior parietal lobe），中側頭回，紡錘状回前部および海馬傍回（anterior fusiform and parahippocampal gyri），前頭前野の背内側部（dorso-medial prefrontal cortex），下前頭回，前頭前野の腹内側部（ventro-medial prefrontal cortex），後部帯状回（posterior cingulate gyrus）の 7 つである。ただし，これらの領域は，単一の「意味処理」を担っているわけではなく，それぞれが意味情報の貯蔵，検索，統合などの異なる機能，および意味カテゴリーに対する特異性を持ち，それらがネットワークとして働くことで単語の意味処理が行われると考えられる。

（7）　発達性の読み障害

最後に，読みに関わる重要な問題として，発達性の読み障害であるディスレクシア（developmental dyslexia；発達性難読症）について説明したい。ディスレクシアとは，脳損傷などの理由がなく，十分な知的能力と教育を受けているにも関わらず，読み（または読み書き）の困難を示す発達性の障害である。この障害は，いわゆる学習障害（learning disabilities, LD）の典型的臨床例であり，読みの遅さ，および読み誤りの多さを特徴とする。ディスレクシアは，特に英

語圏でその割合が高いことが知られており，米国では5〜17%の就学児童がディスレクシアであると言われている(Shaywitz, 1998)。一方，日本では従来，ディスレクシアの出現率は低いと言われてきたが，2002年の文部科学省調査により，学習障害(ディスレクシアを多く含む)を疑われる児童が通常学級に4.5%いることが報告され，その特徴や教育に対する関心が広がっている。

　ディスレクシアの原因として，欧米では音韻処理の問題による説明が有力である(Ramus et al., 2003)。この説では，音声言語の個々の音素を把握する能力の弱さが，文字と音素の対応関係を学習することの困難に繋がり，それがさらに読みの困難に繋がると説明する。この説明は，日本人のディスレクシアにも当てはまり，実際，わが国でも音韻能力の問題をもつディスレクシア児・者の例が多く報告されている(大石・齋藤, 1999)。一方で，日本人のディスレクシアでは音韻処理の問題を持たないケースも多く，特に漢字の読み書きの困難については，視覚処理の問題や協調運動の問題など音韻処理以外の問題を考慮する必要があると指摘されている(宇野ら, 2007)。

　こうした言語によるディスレクシアの出現率の違い，特に音韻性ディスレクシアの率の違いについて，ワイデル(Wydell & Butterworth, 1999)は，各言語の粒性と透明性の違いがそれに影響するという「粒性と透明性の仮説(hypothesis of granularity and transparency)」を主張している。粒性とは，文字－音変換の単位の大きさを表す概念であり，例えば英語は音素単位であるため粒が細かく，仮名と漢字はそれぞれ音節単位，単語単位で音韻に変換されるため粒が粗い。一方，透明性とは，文字と音の対応の明確さを表す概念で，例えば仮名は透明性が高く，英語は例外語があるため中程度の透明性，そして漢字は同じ文字がさまざまな読まれ方をするため透明性が低いと言える。ワイデルによれば，ディスレクシアは，粒性が細かく，透明性が低い言語で多く出現すると言う。すなわち，各言語における表記法それ自体の特徴の違いが，素因としてのディスレクシアが実際の読みの困難として発現するかに影響するのである。このことは，やはり読みのメカニズムそれ自体が，それぞれの言語話者間で根本的に異なるわけではないことを示している。

2-3 言語と脳

　動物と人間のコミュニケーションにおいて最も異なるのは，人間が言語を用いることである。言語は高度に発達した記号体系であり，短い時間で多くの情

報を伝えることができる．人間の脳にはこれらの記号を高速に産出し，処理する能力が備わっている．本節では，人間の言語の特性と脳の関係について概観する．

（1） 人間の言語の特徴

人間の言語は，動物が行うコミュニケーション体系の中で最も発達したものであると言える．コミュニケーションとは，発信者(sender)から受信者(receiver)へ情報伝達を意味する．ミツバチが蜜のありかについて示すダンスや，犬のマーキング，または鳥類や類人猿のさまざまな鳴き声やジェスチャーによる情報伝達などと比べてみても，人間の言語ははるかに複雑で多様な情報を迅速に伝えることができるものであることに気がつくであろう．

人間の言語は主に音声によって産出されているが，音声言語は1秒間に6音節から速い発話では10音節以上も産出することができ，非常に速度の速いコミュニケーション手段である．素早く一つ一つ音を間違えなく並べて音声を生成するには，舌や顎や関係する筋肉を動かし微妙に調整する必要があるが，それらの運動の指令は脳から出されるものである．また，生成された音声を即時に理解していくとき，脳内にある言語知識との照合が高速で行われている．

人間の言語は，世界に数千あると言われている．言語は他の言語との接触やその生産性の高さから大変変化しやすく，一つの言語を1言語と数えるか，ある言語の1変種(方言)と数えるか判然としない場合も多いため，世界の言語数の定義は数え方によって大きく異なる．このように膨大な変種を有する言語ではあるが，いずれにも共通した特徴がある．以下に人間言語の特徴とされている項目を挙げていく．

a. 恣意性(arbitrariness)

近代言語学の祖とするソシュール(de Saussure, F., 1857-1913)は人間の言語は記号(sign, 仏 signe)の体系であるとし，それは記号表現(表わすもの：シニフィアン signifiant)と記号内容(表わされるもの：シニフィエ signifié)から成るとした(ド・ソシュール，1972)．このシニフィアンとシニフィエの関係は恣意的(必然的の反対語)である．例えば［inu］という音の連鎖が，表わす内容が必ず犬という動物である必然性はない．このため，同じ意味内容を持つ音の連鎖は［dog］でも［hunt］でもよいということになり，言語にはさまざまな変種が存在することが可能となる．動物のコミュニケーションにおいては，例えば，恐怖を表わす時には高くなるなど，音声を用いている場合でも高さや

PSYCHOLOGY & Human Science

培風館

新刊書

こころを見つめるワークブック
=カウンセリングを知り，コミュニケーション力を磨く

吉武光世 編著／鈴木義也・塩谷隼平 共著　B5・144頁・1890円

カウンセリングや臨床心理学について，理論→実践→確認というサイクルに従って体験や書き込みをしながら，実践的に学習できるワークブック。心理職を目指す学生や自己理解を深めたい読書に好適。

心理学の世界　専門編12.

法と倫理の心理学=心理学の知識を裁判に活かす
――目撃証言, 記憶の回復, 子どもの証言

仲　真紀子 著　B6・240頁・2625円

司法場面をフィールドに心理学の研究を行ってきた著者が，現実の事例をもとに専門家と非専門家の見方を考察しつつ，法や裁判に関する基本的な知識について，わかりやすく解説する。法と倫理を守り，誤判を生み出さないために，関連領域の学生はもとより，裁判官，検察官，弁護士，そして裁判員となるすべての人に一読をお勧めする。

新刊書(続き)

心理学実習 応用編1. 知能・発達検査実習
=新版K式を中心に
高石浩一・大島 剛・川畑 隆 共編　B5・108頁・2520円
新版K式発達検査を中心に，WISC, 田中ビネー, K-ABC, 聞き取り検査等，現場で使われる頻度の多い検査について，長年の経験から得たノウハウや知恵のエッセンスを事例とともに解説した実習テキスト。

人を助ける心理学入門
田辺毅彦 著　四六・168頁・1680円
「自分探し」「性格診断」「上手なコミュニケーション術」といった巷に流布するイメージを越えて心理学の全体像をわかりやすく描き出す。

脳イメージング
=ワーキングメモリと視覚的注意からみた脳
苧阪直行 編　B5・216頁・4830円
心の働きと脳内表現の関係に関する丁寧な解説をふまえ，脳イメージングやその関連領域の研究手法を，実際の実験を通して理解する。

パーソナリティ心理学
=全体としての人間の理解
W.ミシェル・Y.ショウダ・O.アイダック 著／黒沢 香・原島雅之 監訳
A5・704頁・7980円
多様かつ豊かな知見を6つの分析レベルに分けて系統的にまとめた総合的入門書。初学者から専門家まで，多様な興味や関心に応える。

心理テスト =理論と実践の架け橋
T.P.ホーガン 著／繁桝算男・椎名久美子・石垣琢麿 訳
B5・542頁・5985円
各種テストの理論的考察やテスト得点の統計的な取扱いに関する解説に加え，テストの詳細を実践的に吟味した心理テストの本格的な入門書。初学者から実務家まで，必携・必読の一冊である。

心理学の世界（全35巻）

森正義彦・松原達哉・織田正美・繁桝算男 監修　B6判

[教養編]（2色刷）

1	心理学の切り口	森正義彦 編著	352頁・1890円
2	認知と学習の心理学	海保博之 著	244頁・1680円
3	発達と教育の心理学	麻生　武 著	312頁・1890円
4	人間関係の心理学	齊藤　勇 著	288頁・2100円
5	パーソナリティと臨床の心理学	杉浦義典他 著	288頁・2205円

[基礎編]

1	心理学研究法	森正義彦他 著	312頁・2100円
3	認知心理学	太田信夫他 著	288頁・1995円
6	教育心理学	新井邦二郎他 著	296頁・2100円
8	臨床心理学	鑪幹八郎他 著	264頁・1995円
12	生理心理学	堀　忠雄 著	280頁・2310円

[専門編]

3	カウンセリング心理学	松原達哉他 著	256頁・2625円
4	犯罪心理学	大渕憲一 著	320頁・2730円
5	ジェンダーの心理学	鈴木淳子他 著	270頁・2415円
6	産業心理学	宮城まり子 著	272頁・2625円
8	スポーツ心理学	中込四郎他 著	320頁・2520円
9-1	文化心理学(上)	増田貴彦 著	244頁・2783円
9-2	文化心理学(下)	山岸俊男他 著	208頁・2678円
12	法と倫理の心理学	仲　真紀子 著	240頁・2625円
14	計量心理学	岡本安晴 著	304頁・2625円
15	心理統計学	繁桝算男他 著	272頁・2520円
16	数理心理学	吉野諒三他 著	296頁・2625円

好評の既刊書

心のケアのためのカウンセリング大事典

松原達哉・楡木満生・澤田富雄・宮城まり子 共編

A 5 ・854 頁・9975 円

カウンセリング・心理療法の理論や技法，心理アセスメント等を 180 余の大・中項目として具体的に解説。学校・産業・地域など幅広い領域で心のケアに携わる人達が，実践の場で役立つように配慮した。

心理臨床大事典 改訂版

氏原　寛・亀口憲治・成田善弘・東山紘久・山中康裕 共編

B 5 ・1504 頁・29900 円

心のケアに携わる臨床心理士やその資格取得を目ざす人たちに，広く利用されている事典の待望の改訂版。PTSD，トラウマ，精神鑑定など時代の要請に応えて新たに 59 項目を追加し，DSM の改訂や学術用語の変更を含め全体の解説を見直し，内容のアップデートを図った。心理臨床（臨床心理学，精神医学，障害・教育等）の分野に関係する広い知識を集め，大・中項目を主体とする 670 項目を収載。本文は，第 1 部「臨床心理学総論」，第 2 部「臨床心理学基礎論」，第 3 部「心理療法」，第 4 部「心理アセスメント」，第 5 部「精神医学」，第 6 部「精神分析」，第 7 部「臨床心理的地域援助」，第 8 部「人間，文化，諸外国の事情」から構成されている。巻末には主な心理臨床家の紹介，関連協会・学会・団体の一覧，臨床心理士の資格認定資料等が掲載されている。

★表示価格は税（5%）込みです。

培風館

東京都千代田区九段南 4-3-12（郵便番号 102-8260）
振替 00140-7-44725　電話 03(3262)5256

〈H 1109〉

大きさ，音の質などがコミュニケーション内容と結びついている場合が多い。

　b. 二重分節性(double articulation)

　言語は単なる音の羅列ではなく，先ず語の最小単位である形態素(morpheme)に分ける(分節する)ことができ，さらにそれを音の最小単位である音素(phoneme)と，二段階に分節することができる。「私は犬を見る」という文があれば，私／は／犬／を／見る，という5つの形態素に分けることができ，さらにそれぞれの単語を［w/a/t/a/s/i/w/a/i/n/u/o/m/i/r/u］という子音，母音のレベルで分けることができる。それぞれに分けられた形態素や音素は，順序を並べ替えたり，他のものと入れ替えたりすることが可能であり，この結果わずかな操作によって，非常に多くの異なった単語や文をつくることができる。先ほどの文は，例えば「私」と「は」という単語の位置を動かして「犬を私は見る」という文にすることもできるし，「犬」を「猫」という単語と入れ替えることにより，「私は猫を見る」という全く別の文を生み出すことができる。また最初の［u］の代わりに［e］という母音に置きかえるだけで，「私は稲を見る」という文や，さらに子音［m］を［k］に入れ替えれば「私は稲を切る」と簡単に次々と別の文を生み出す。このような特徴は，記号の使用において記憶の負担を減らすことにも大いに貢献している。例えば，信号機のように，青＝進む，赤＝停まる，黄色＝注意する，というように，色だけを用いて100の意味を表わそうとすると，100の色を識別する必要が生じる。識別することも難しいが，意味と色の結びつきを覚える作業も容易ではなかろう。また「オー」，「ウー」などの鳴き声を声の質の違いだけで何十種類も区別することも難しかろう。これに比べ，人間の言語においては，一つの言語では数十の音素を並べ，形態素を作り，それぞれのレベルで並び替え，入れ替えという簡単な作業によってさまざまなメッセージをつくりだすことができるのである。

　c. 生産性(創造性：productivity)

　上にあげた恣意性や二重分節性のため，言語は大変に生産性が高く，各種の音や単語の列を用いて，さまざまな変種を生み出していくことができる。2つ以上の単語をつなげあわせたり，一部の音を変えたりすればすぐに別の単語ができ，それらを並べて文をつくることで，次々に新しい組み合わせをほぼ無限に作っていくことが可能である。このように今までに全く聞いたことのないような新しい語や表現，文をつくっていくことができる。流行語などを観察すると，新しく作られたある単語や言い回しがあっという間に広がり，廃れていくかについて容易に思いをめぐらせることが可能であろう。

d. 転移性(displacement)

動物のコミュニケーションの多くが，今現在，ここ(目の前)で行われていることのみを伝えるのに対し，人間の言語を用いたコミュニケーションで伝えられる情報には，時間と場所に制限がない。過去に起こったことも，これから未来に起こることも伝えることができるし，自分がいない場所で起こった出来事についても伝えることができる。さらに，実際に起こらなかったことや，起こり得ないことを伝えることも可能である。動物のコミュニケーションにおいて，嘘をついたり予言をしたりすることが容易にできるかどうかを考え，比較してみるとよいであろう。

e. 互換性(interchangeability)

情報伝達には，送り手と受け手が必要であると上で述べたが，音声言語においては，それぞれ話し手と聞き手ということになる。動物などのコミュニケーションにおいては，例えばハゼの求愛行動など，限られた伝達内容について送り手または受け手のみを担当することしかできない場合があるが，言語コミュニケーションにおいてはそのような制限はなく，話し手と聞き手は随時その役割を交換することが可能である。

f. 文化的伝達(cultural transmission)

人間の言語は，生得的にプログラムされた部分のみによって成り立つのではなく，生後の教育と学習によって完成されていく。また，言語を用いて表わされる情報は，親から子へ，またはそれ以外の人々へさまざまな情報が世代を超えて伝達されていく。このことにより，過去の，別の人間が後天的に学習したことや体験したことについても，時間を隔てた後からでも知り，知識を蓄積していくことが可能となる。

その他にも人間の言語の特徴として挙げられるものに，特殊化(余剰性・交換的機能)がある(唐須, 1988)。これは，人間の言語が伝える内容が，コミュニケーションのためにのみ使われることがあることを指す。そのため，伝達されるべき情報が必ずしも明確でない場合にもコミュニケーションをとったり(例えば「どちらへ？」―「ちょっとそこまで」などの伝達内容に乏しい表現や紋切り型の挨拶など)，余分な情報をわざと付け加えたり(「真っ白な白馬に乗る」などの表現)することもできる。また，線条性(linearity)を音声言語の特徴の一つとして挙げることもある。音声言語は時間軸に音素が並んでつくられるため，一つの情報を伝え終わるまでにある一定の時間を必要とする。この情

2-3 言語と脳

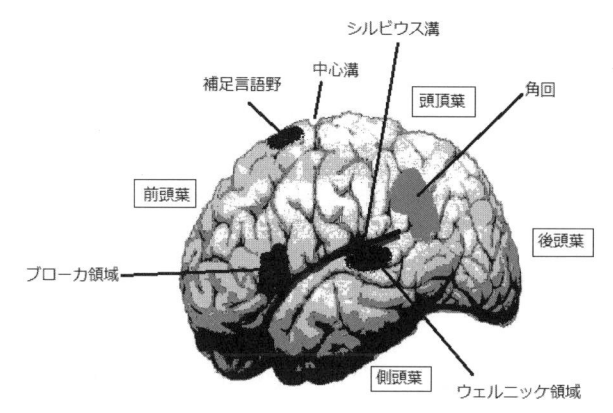

図2-12 大脳皮質における言語野

報は元に戻ったり，飛ばして進んだりすることができない。駅までの道順を説明するときに，地図など一目でわかるように示す場合と，口頭で説明する場合を比べて考えてみるとよい。

(2) 大脳と言語野

　複雑かつ迅速に行われる言語によるコミュニケーションは，人間の大脳から指令が発され，処理されている。言語を生成し理解するためには大脳のさまざまな部分が関わっているが，最も中心となる部分は，言語野と言われる部分である。人間の大脳の表面はたくさんのしわがあるが，このしわの部分を脳回，しわとしわの間の中に入り込んでいる部分を脳溝という。大脳の表面は，1.5 mmから5 mmほどの層となっており，大脳皮質とよばれている。言語などの高次機能は，主にこの大脳皮質上に局在している。大脳は同じような形態の左右半球からなり，脳梁によって連結されている。左右半球のそれぞれに，頭頂部から中心溝がはしり，前頭部から側頭部を通って後頭部へとはしるシルビウス溝がある。言語の生成や理解に主に関係しているのは，左半球のシルビウス溝の周辺部分（環シルビウス領域）である（図2-12）。

　中心溝の前の部分にあたる前頭葉の下部には，言語の生成に関係すると言われるブローカ野（領域）があり，側頭葉の後部上部（上側頭回）には言語の理解に関係すると言われるウェルニッケ野（領域）がある。シルビウス溝の最も後部を囲むように位置する角回，およびその前部の縁上回なども言語の意味理解処理に関わっているとされ，ウェルニッケ野とあわせて後部言語野ともよばれる。

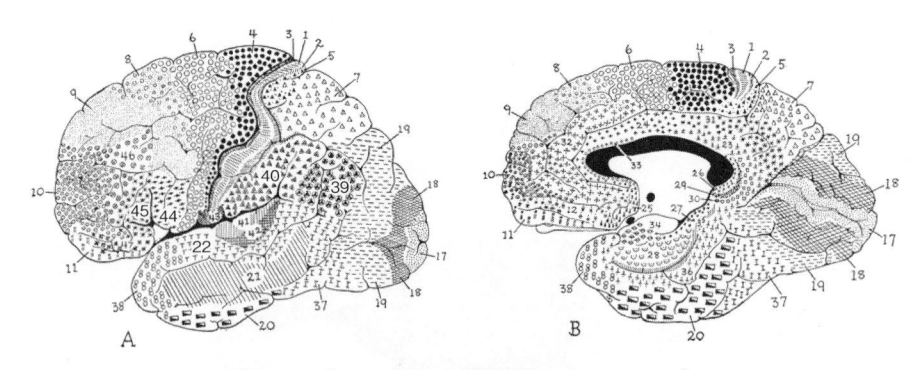

図2-13　ブロードマンの脳地図(Brodmann, 1909)

その他，前頭葉の上部にある補足運動野とよばれる部分も言語の生成に関係しているとされ，補足言語野とも言われるが，言語以外の運動にも関連しているため，狭義の言語野には通常含まれない。

　大脳皮質の場所を表すには，その組織の違いをもとに，ドイツのブロードマン(Brodmann, K., 1868-1918)によって区分され，番号が付されたブロードマンの脳地図がよく使われている(図2-13)。ブロードマンの脳地図によれば，ブローカ野は前頭葉の44野，45野，ウェルニッケ野は側頭葉の22野，角回は39野，縁上回は40野にあたる。

(3)　失語症の発見と大脳局在論

　現在では，私たちの行動は脳によって支配されているということがすでに常識ともなっているが，このことが科学的に明らかになってきたのは，18世紀後半になってからのことであった。古代エジプトにおいては，人間の器官の中で脳よりも心臓が重要視されていた。心臓は死後の世界になくてはならないものであり，ミイラをつくるときにも心臓だけを身体のもとの場所に戻しておかれた。死後の世界での法廷で，心臓は天秤にかけられ，真実の羽根と重さを比べられるとされていたという。古代の中国でも同様に，心臓(心の臓)という言葉から察することができるように，人間の精神の中心として心臓が重視されていた。

　紀元前4世紀ごろ，ギリシャの医聖，ヒポクラテス(Hippocrates, 前460-前377)によって人間の精神は脳にあるという記述が登場するが，その後も中世時代までさらに人間の精神を司どるのは脳であるのか心臓であるのかという議論が続いていった。

2-3 言語と脳

「われ思うゆえにわれあり（ラテン語：コギト・エルゴ・スム Cogito ergo sum）」と，人間の存在と思考についての命題（コギト命題）を残したフランスの哲学者デカルト（Decartes, R., 1596-1650）は，身体と精神は切り離せない関係にあり，脳の奥にある松果体がその結び目であると考えた。

脳が精神を支配するという考えがギリシャ時代からあらわれてきたものの，言語が脳のある部分によって生み出されるのか，それとも脳全体が言語の活動を支えているのかということに関しては，一向に判然とはしなかった。言語と脳の関係について大きな発展があったのは，18世紀後半になってからのことであった。

ドイツのガル（Gall, F. J., 1758-1828）は，ある特定の能力は脳の特定の場所にあると考えた。これが今でいう大脳局在論のはじまりである。ガルはある能力が発達すればその部分の頭蓋骨が隆起すると考えたため，頭蓋骨をさわって凹凸を観察すればその人の能力についてわかるという「骨相学」が，19世紀前半に流行するに至った。その後，骨相学に対する反論がしばし続いたものの，パリ大学医学部ブイヨー（Bouillaud, J. B., 1796-1881）は，ガルの考え—大脳局在論—を支持し，前頭葉全体が言語の生成に関わると述べた。

1861年，パリのビセトル病院の外科医であったブローカ（Broca, P., 1824-1880）のもとに，何を質問しても「タン」としか答えられず，そのため「タンさん」と呼ばれていた患者がやってきた。この患者はこちらの言うことは理解できるものの，言語を産出することができない，いわゆる失語症の患者であった。死後解剖により彼の脳が，左半球の前頭部分に大きな損傷があることがわかり，さらにその後の何名かの失語症の患者の症例を研究した結果，ブローカはすべての患者の左脳に損傷があることを見いだした。彼はこのことにより，言語は前頭葉という広い範囲ではなく，左半球の一部の脳回の部分（前頭回後部）の損傷によって喪失されるという結論を得るに至った。いわゆる言語機能の左半球優位性である。彼の考えは，「我々は左半球でしゃべっている（Nous parlons avec l'hémisphère gauche.）」という彼の言葉に残されている（岩田，1996）。

ほぼ同じころ，ドイツのウェルニッケ（Wernicke, C., 1848-1904）は，乳幼児は母親の声を聞き，それを模倣することによって言語を獲得していくことから，音声の聴覚記憶が発話運動と結びついていくのであろうと考えていた。彼は，ズザンネ・アダムという，無意味な発話のみを繰り返すため，錯乱状態であるとされて入院していた患者を詳しく診察したところ，この患者は精神障害

があるのではなく，言語を理解することが害されている失語症であると考えたのであった。彼女は，質問の意味を理解せず，言い誤りが多く，理解不能な語を混入して発話を行ってはいたものの，態度は礼儀正しく，状況の判断が保たれていたという。彼女と同様の症状を示した別の患者の死後解剖により，左大脳半球の上側頭回後部が損傷が見つかったため，ウェルニッケはこの部分が語音の聴覚記憶を司どると考えた。

このように，言語機能が脳内のどこで生成され，理解されているのかということに関しては，患者の観察による失語症の発見と死後の解剖によって徐々に明らかになっていったのであった。

（4） 失語症の種類と脳の関係

いったん獲得された言語知識が，言語機能を担う病変によって後天的に障害された状態を「失語」（aphasia）という。（3）に示したとおり，失語症は古典的には，聞いて理解することはできるが発語のできない運動性失語（ブローカ失語）と，聞いて理解することができないが発話はできる，ただし意味不明の語を多発する感覚性失語（ウェルニッケ失語）に大別することができる。それぞれの症状の責任病床となっている脳の部分が（2）に示したブローカ野（または領域），ウェルニッケ野（領域）である。それぞれの失語症の症状について以下に再度まとめる。

ブローカ失語（運動性失語）は，構音（音声を調音すること）の運動指令編成の障害（発話失行）であり，発話が非流暢になる。したがって，発話量が低下し，特に語頭の音を発声する時に努力が必要となる。また，言語のリズムやアクセント，イントネーションなどのプロソディー（韻律）も障害され，発話が途中で

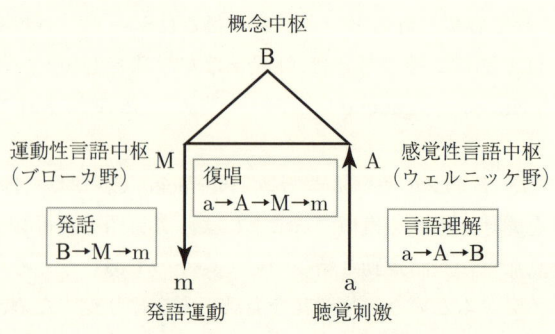

図2-14　ウェルニッケ-リヒトハイムの図式（岩田，1996）

とまってしまったり，発音の明瞭さが失われたりする。また，発話間の休止時間が長くなる。

　ウェルニッケ失語(感覚性失語)は，語音を弁別したり，語を意味理解したりすることが障害される聴覚的理解障害である。発話は明瞭かつ流暢ではあるものの，錯語(例：モチをマチと言い間違えるなど)や新造語(音が置換され元の形が推定困難になること，例：滑り台→しばいだい)，ジャーゴン(意味不明な語)が多く発される。また，復唱や読み書きにも障害をきたす。

　上記2つの症状以外にも，さまざまな失語症がある。脳内の言語処理と失語症の症状の関係を簡便に表わした図式を図2-14に示す。これは，リヒトハイム(Lichtheim, L., 1845 – 1928)がウェルニッケの考えに基づいて作成したことから，ウェルニッケ-リヒトハイムの図式(図2-14)とよばれている。聴覚による音声の入力は図中のa→Aであり，Aのウェルニッケ野において処理され，Bの概念中枢において理解される。また，言語を生み出すときには，図中Mのブローカ野からmという経路で発話が行われる。さまざまな失語の症状を考えるときには，図中の一部または複数の経路が阻害されていると考えればよい。図中のAの部分が阻害されると言語の理解と復唱に障害が起こり，図中のMの部分が阻害されると言語理解は保たれるが，自由発話および復唱に障害が起こる。さらに，AとMの間が阻害されれば，言語理解も発話も保たれているが復唱だけが困難になるタイプの失語が起こり，伝導失語とよばれている。AとBの間が阻害されていれば超皮質性感覚失語，MとBの間が阻害されれば超皮質性運動失語が起こり，これらはそれぞれ言語理解と自発発話が困難となるが，いずれも復唱は保たれるというタイプの失語である。

(5) 言語知識とことばの鎖

　ソシュールは，言語は記号の体系であり，私たちの脳内にある記号体系そのもののことをラング(仏語：langue)，実際に話されていることばをパロール(仏語：parole)として区別した。後にチョムスキー(Chomsky, N., 1928 –)が人間の脳内にある言語知識全てを言語能力(linguistic competence)とし，実際に発話や文字となってあらわれてくる形式を言語運用(linguistic performance)と区別したが，これはソシュールのラングとパロールにおおよそ対応すると考えられる。

　私たちの脳内にある言語知識とは何なのであろうか。日本語を母語とする話者であれば，「あっいめだ！」という発話を聞いたときに，これが即座に間違

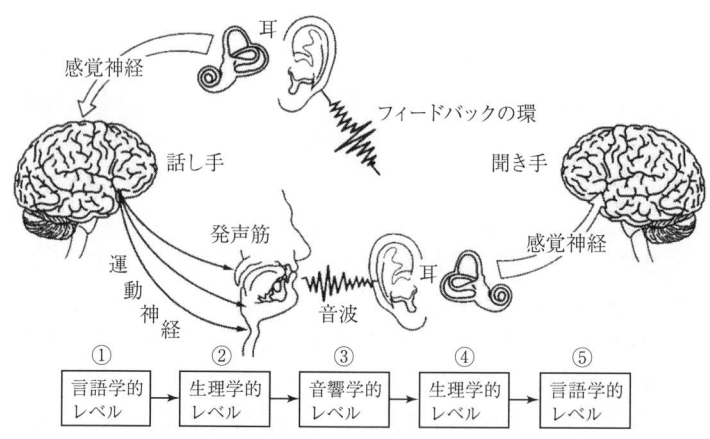

図 2-15　ことばの鎖（スピーチ・チェイン）（Denis & Pinson, 1998）

（図中ラベル：感覚神経、耳、フィードバックの環、話し手、聞き手、感覚神経、運動神経、発声筋、耳、音波、①言語学的レベル、②生理学的レベル、③音響学的レベル、④生理学的レベル、⑤言語学的レベル）

いを含んでいることに気がつく。「いめ」という単語は日本語においては意味を持たず，書いてある文字を読んでいる場合には，おそらく「ぬ」を「め」と読み間違えたのであろうという想像もつく。私たちの頭の中には，その言語における単語が辞書のように蓄えられており，音声や文字による刺激が送られてきたときに，即座にその辞書にアクセスして意味を取りだすことができるのである。この頭の中の言語知識の蓄積にあたるものは心内辞書（mental lexicon）とよばれている。心内辞書には単語とその意味だけではなく，文法や音韻に関する知識も含まれている。「昨日犬を散歩した。犬の名前はンポタだ。」という発話や文字を見たときに，母語話者であれば「を」という助詞が誤って使われていることや，「ポンタ」ならあり得るが「ンポタ」という名前は日本語ではありえない，つまりnという子音は次に別の子音が続くとき語頭に立ちえないということを簡単に指摘できることであろう。それに比べ，外国語例えば英語などで前置詞や音の並び方の間違いを即座に指摘することは難しい。前にとりあげたさまざまな失語症は主に言語知識がうまく働かなくなった場合をさし，その症状は音韻，意味，文法の誤りまたはその複数に渡る誤りとして表面化するものである。

　言語処理とその障害を考える上でよく引き合いに出されるのが，図 2-15 に示したスピーチ・チェイン（speech chain ことばの鎖）である。スピーチとは言語の中で話しことばによるものを指す。図 2-15 に示すように，私たちの言語はまず，①頭の中にある言語知識を用いて，どのようなことばを産出するか

企画を行う(言語学的レベル)。次に，② 産出しようとする内容が発音されるように運動神経に指令が送られ，実際に発声器官(音声を生成するのに必要となる身体の部位，肺，声帯や唇，鼻など)を適切な順序と速さで動かす(生理学的レベル)。③ このように生成された音声は空気中を音波として伝わる(音響学的レベル)。④ 音波は聞き手の耳に届き，鼓膜を振動させ，内耳を経て感覚神経(聴神経)へと音の情報が伝えられる(生理学的レベル)。最後に，⑤ 送られてきた音の情報を聞き手の言語知識に照らし合わせ，意味の理解が行われる(言語学的レベル)。言語情報の伝達には，話し手と聞き手が必ず必要であり，話し手は聞き手にもなりえるし，聞き手は話し手にもなりえることはすでに述べたが，話し手の産出する音声は聞き手の耳のみではなく，話し手自身の耳へも伝わる。話し手の産出する音声を，自分自身に返してフィードバックを行うことで，話し手は，自己の音声を言語知識に照合しつつ，音声の強さや速さなどの微妙な調節を常に行っているのである。

　これらの①〜⑤ およびフィードバックの環の1か所でも途切れると話し手から聞き手への円滑な情報伝達(コミュニケーション)は行うことができなくなり，途切れた場所が異なれば，異なったタイプの言語障害が生ずる。① のレベルに障害が生じれば言語生成の企画や運動神経への適切な指令を出すことができなくなり，運動性失語(ブローカ失語)が生じる。② のレベルに障害が生じれば，言語生成の企画ができていても，発声器官を適切に運動させ，正しい発声や発音をすることができなくなる音声障害や構音障害が生じる。音声障害とは正しい発声ができずに，かすれたり，ひずんだ声質の音声が生じてしまうこと，構音障害とは発語の一部または全体で正しく音が調音(構音)できず，発音の明瞭さを書いたり，誤った発音を起こすことを指す。④ のレベルに障害が生じれば，音波を適切に受け取ることができなくなり，聴覚障害が生じる。⑤ のレベルに障害が生じれば，受け取った音声の情報を言語知識に照らし合わせることができなくなり，言語理解の障害，つまり感覚性失語症(ウェルニッケ失語)が生じる。最後に，フィードバックの環に障害が生じれば，自分自身の発する音声の大きさやリズムやタイミングが不適切になり，吃音などの症状が生じることになる。

　このように言語の生成と理解は，脳からの指令とその受信という循環から成り立ち，聞き手と話し手が入れ替わったりしながら即時に処理が行なわれていくのである。

(6) 言語の獲得と学習

　チョムスキーは，母語(mother tongue)は，後天的に学習されるだけではなく，脳内に先天的に備えられた「言語獲得装置(LAD：Language Acquisition Device)」によって獲得されると主張した(Chomsky, 1965)。子どもが生まれ，外界で話されている言語に接するとこの装置が働き，世界中のどんな言語でもわずかの期間に完全に身につけてしまう。(5)でも考えてみたとおり，母語と外国語(第一言語以外の言語)の能力には大きな違いがあり，母語の獲得(acquisition)は幼少のころほとんど苦労なく行われるのに対し，後から学習(learning)する外国語は，音素，意味，文法などを一つ一つ意識して覚えなければならないばかりか，母語による干渉を避ける努力も必要となり，習得は容易ではない。特に，母語にない音素や音連続を発音することは難しく，一通りの文法はある程度学習できるものの，自分や他人の言い間違いを認識するというところまではなかなか辿りつかない。なお，居住する国に複数の言語があったり，居住する国の公用語でない語を話して育っている場合などがあったりするため，言語学においては「母国語」という語を用いず，乳幼児期から最初に身につけた言語，つまり第一言語を「母語」とよぶ。

　身につける言語の種類を問わず，乳児は生まれると同時に音声を発する(叫喚)。最初は口をあけて長い発声をするだけであったのが，その後2，3か月でアムアムアム，バブバブなど，喃語(バブリング)と言われる音声を発しはじめる。そこでは長い1つの音声が，分節され，音節を形成していくとともに，母語で使われないさまざまな音をも混ぜ込んで発声が行われる。10か月ごろになると大人の音声の模倣を始め，1歳になるころにはママ，ブーブなどの簡単な単語が現われる(初語)。その後2歳にかけ，単語を2つ並べて文をつくりはじめ，2歳を過ぎるころには，3つ以上の単語を用いた多語文を生み出すことができるようになり，その後は爆発的に語彙を獲得し，文の生成能力が高まっていく。5～6歳ごろには，母語におけるすべての子音と母音の発音が，難しいものを残してほぼ完成する。日本語においては，舌を歯茎に打ちつけるラ行子音(はじき音)や，歯と歯の間をわずかに開け，そこから空気流を出して摩擦させるサ行子音(摩擦音)などが発音の難しい子音にあたる。

　聴覚障害などによって言語の獲得が遅れた場合，ある一定の年齢を超えてしまうとその後の言語の学習がうまく進まなくなってしまうことや，幼児期には外国語に対しても高い習得能力を示すことなどから，母語の獲得または第二言語の学習には，獲得・学習が効率よく進む時期，臨界期(critical period)がある

と考えられている。レネバーグ(Lenneberg, E.H., 1921-1975)は、小児失語症の研究から12歳までを言語獲得の臨界期と考えた(レネバーク, 1974)。ある入力を受けたときに、脳やシナプスに変化が生じることを可塑性(plasticity)と言うが、臨界期を過ぎると可塑性が少なくなるとされている。臨界期が何歳ぐらいまでで、言語の獲得・学習によってどのように脳が変化していくのか、なぜ臨界期以降の言語の学習が困難になるのか、また、失語などの言語障害がどのように回復していくのかなど、言語の獲得や学習と脳の関係についてはまだまだ明らかになっていない点が多くある。

(7) 言語処理に関する脳機能測定

最後に言語の産出や認知の脳機能を測定するための方法について触れる。脳と言語機能の関係については、はじめは失語症患者の死後解剖によってその局在が調べられてきたことについては、(2)でふれたが、現在では数種の脳機能計測方法によって、言語を聞く、話す、読む、書くの、いずれのモダリティーについても、課題遂行時の脳活動が調べられるようになった。言語の産出や認知は、① 言語刺激を得てからどの時点でどんな反応があるか、② 脳内のどの部位が活動するのか、という2つの要素が研究の対象となる。言語機能に関する脳機能計測でよく用いられるものには、脳波(EEG: Electroencephalogramm)、脳磁図(MEG: Magnetencephalography)、ポジトロン断層撮影法(PET: Positron Emission Tomography)、fMRI(Functional Magnet Resonance Imaging)、光トポグラフィ(近赤外分光法, NIRS: Near-infrared spectroscopy)などがある。このうちEEGとMEGは時間分解脳に優れ、上記①の点を調べたいときに特に有効である。また、②の点について調べたいときには、

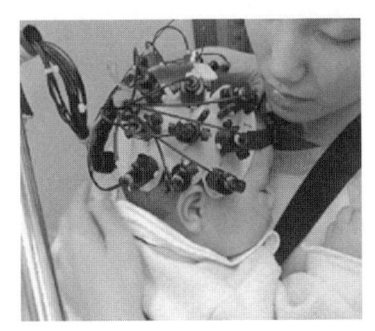

図2-16 乳児を対象とした光トポグラフィ測定例

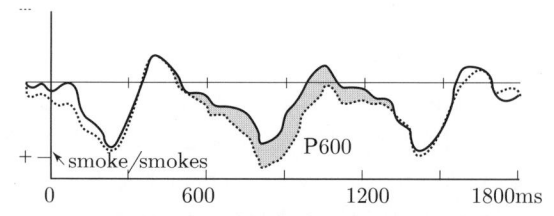

図 2-17 文法的逸脱に伴う P 600 成分の例(Hagoort & Brown, 1999)

The boiled watering-can smokes /*smoke the telephone.という意味的に奇妙な文において，文法的な誤りを含む文(smokesの代わりにsmoke)を提示した場合(点線)に，その語の提示後潜時約600ミリ秒に陽性に逸脱した成分が観察される。

空間分解能に優れた PET，fMRI，NIRS などが有効と，それぞれの脳機能測定装置の長所を生かした測定方法を採用することが必要となる。時間・空間分解能の他に，音声言語の認知過程について研究するときには，機械音のノイズも問題になる。例えば fMRI は撮像中の機械音が大きいため，このノイズを避けたり，相殺したりする実験の工夫が必要である。また，実験中に身体が動くとアーチファクトが入り，うまく計測できないため，多くの脳機能測定では測定中に主に頭が動かないよう固定することが必要になるが，乳幼児など長時間の拘束が不向きな場合には，比較的拘束の緩い EEG や NIRS などが測定に適する(図 2-16)。

言語処理の研究においては，EEG を用い，聴覚や視覚の刺激によって誘発される電位(Evoked potential)を調べることがよく行われてきた。一次的な聴覚や視覚誘発電位は刺激提示後約 100 ミリ秒前後に観察されるが，言語の語彙や文法の処理などには被験者の認知的反応までにさらに時間を要するものは，誘発電位の中でも事象関連電位(ERP: Event Related Potential)とよばれている。ある誘発電位が現れるまでの時間を潜時(latency)とよぶ。例えば，刺激提示後，潜時約 100〜250 ミリ秒に現れるミスマッチ陰性電位(MMN: mismatch negativity)を用いて，聴覚刺激の音響的差を脳反応から検討することが可能であり，音韻の認知研究などに利用されている。音声または視覚によって提示された単語の意味が文脈に不適切である場合に現れるとされる N 400 成分(潜時約 400 ミリ秒の陰性成分)や，文法が不適切であると判断される場合に現れるとされる P 600 成分(潜時約 600 ミリ秒の陽性成分)に関しても，さまざま

な言語課題を用いて語彙や文法の認知特性について研究することが可能である（図2-17）。

　各種の脳機能測定方法を用いて，今日では母語（第一言語）だけではなく，外国語（第二言語）の脳内処理についても研究することが可能となってきた。ある外国語を聞いたり読んだり話したり書いたりしているときの脳の活動を母語のそれと比べたり，学習の前後，例えば母語にない音素や，文字列の学習の前後の脳活動を比較して学習にともない脳内のどの部分の活動が変化していくのかを調べたり，さらにさまざまな課題について上級者と初心者での違いを調べたりすることが可能である。また，母語と外国語の処理過程を比較し，その脳活動を調べることで，言語獲得・学習のメカニズムについての幅広い知見を得ることが可能である。今後も言語処理に関しては，心理学，言語学，医学，工学などさまざまな分野からの知見と技術を合わせていくことで，次々と新しい発見がなされていくことが期待される。

3. 育つ・老いる
―変わりゆく脳とこころ―

　近年，さまざまな脳科学の成果がマスコミ等で取り上げられる中で，脳を鍛える，脳を育てるというような言葉がよく聞かれるようになった。少子高齢化社会を迎えて，少ない子どもを大切に育てたい，長い老後をできるだけ健やかに過ごしたい，というニーズの高まりを反映してのことだと考えられる。
　心理学や神経科学では，長い間，多くのさまざまな年齢層に属する人たちを対象とした研究を通じて，年齢段階に特徴的な認知の仕組みや変化を調べてきており，脳内の神経がどのように育ち，それがこころの発達とどのように結びつくのかについて多くのデータが蓄積されてきている。また，加齢的変化についても一様に機能が低下するのではなく，加齢によって苦手になるものと，比較的保たれ続ける機能があることも明らかになってきている。
　脳とこころの発達と加齢による変化を知ることは，幼児にとってよい環境とはどのようなものか，高齢者の自動車や自転車の運転はどのくらい本人にとっても危険なのだろうかなどの社会にある身近な問題を考える上で非常に役立つと考えられる。

3-1 脳と心の発達

　学習や記憶，知覚などの認知プロセスは，受胎から死までの発達に伴って変化を遂げる。長い間，認知発達の研究の多くは，行動観察データからの理論化に頼ってきた。一方で，近年の研究の進歩により，脳・神経科学分野からも認知発達に関する知見が蓄積されてきた。今後，それらを統合していくことで，認知発達の理解の進展が期待される。本節では，生涯にわたる発達の中で，特に，誕生から成人に至るまでの期間に注目し，認知発達の理論を簡単に紹介した後，心的機能の発達のベースとしての脳の発達について，構造(解剖)と機能(生理)の両面から概説する。

(1) 認知発達の理論
a. 発達段階説

　心理学の多くの分野がそうであるように，認知機能の発達においても，脳は長い間ブラックボックスであり，行動観察に基づく研究が圧倒的多数を占めてきた。なかでも，発達心理学の分野では，反応速度や記憶スパンなどの量的な変化ではなく，「ことばを話す」「論理的思考ができる」など質的な変化に着目して，多くの研究が進められてきた。この立場では，発達を非連続的変化としてとらえ，ある時期に特有の質的特徴に基づいて段階設定をするため，総称して「発達段階説」(developmental stage theory)とよばれる。

　発達段階説の中でも影響力の大きいものの一つに，スイスの心理学者ジャン・ピアジェ(Piaget, J.)の説がある。ピアジェは，可能な操作の水準，つまり，心の中で操ることができる情報の質と程度に基づいて，発達段階を次の4期に分けた(Piaget & Inhelder, 1966)。

- ・感覚−運動期(sensorimotor period)：　　　0〜2歳
- ・前操作期(preoperational period)：　　　2〜7歳
- ・具体的操作期(concrete operational period)：7, 8〜11歳
- ・形式的操作期(formal operational period)：　11, 12歳〜

　感覚−運動期には，新生児反射に代表されるように，刺激(感覚入力)と反応(出力)が直接結びついており，表象や言語を介した情報の操作ができない。前操作期になると，ある事物を別の事物で表す象徴機能が成立し，「ままごと」や「ごっこ遊び」などが現れる。この時期の特徴として，暗算などで要求され

る情報の内的操作ができない点や，他者の視点から物事をとらえることができず，自己中心性(egocentrism)を示す点などがある。次の具体的操作期になると，自己中心性から解放されて脱中心化(decentering)が起こり，情報の内的な操作もできるようになる。しかし，この段階での情報の操作は，実際の事物を用いた直接的な具体的課題に限られる。具体的事物から離れて，抽象化された高度な情報を操作できるようになるのは，次の形式的操作期の特徴である。この時期になると，抽象的な推論や論理的思考，仮説検証など，抽象的・形式的な思考が可能になる。

発達段階説には，ピアジェの理論以外にも，フロイト(Freud, S.)の性愛説(theory of sexuality)，コールバーグ(Kohlberg, L.)の道徳性発達理論(moral developmental theory)，エリクソン(Erikson, E. H.)の漸成説(epigenetic theory)などがある。個々の説によって内容はさまざまに異なるが，共通した仮定として，教育や経験，社会・文化・環境に関わらず発達段階の順序は一定であり(発達段階の普遍性)，得意分野や不得意分野に関わらず，どの領域(domain)でも同様に質的変化が起こる(領域一般性)という点などがある。

b. 段階説によらない理論

発達段階説に基づく知見は，心理学や教育学をはじめ広い範囲に多大なる影響を及ぼしてきた。特に，何がいつ(までに)発達するかという具体的な知見は，育児や教育，政策決定などにとって根拠を与えうるものであり，今後も重要な地位を占めると考えられる。しかし一方で，1970年代以降，ピアジェの理論に対する反論や批判が出され，発達段階説に懐疑的な考え方も登場してきた。そして，段階説とは異なる側面を強調する知見や理論も蓄積されてきた。例えば，方略を重視する理論では，発達の鍵として，一般的な能力の段階的向上よりも，状況や文脈に応じてさまざまな方略を使い分けられるようになる点に注目する。この考え方に基づいて，シーグラー(Siegler, R. S.)らは，複数の使用可能な方略のうち主たる方略が年齢とともに変化すると考え，用いられる方略を重なる波にたとえた「重なる波理論」(overlapping waves theory)を提唱した(Siegler & Chen, 2002)。この他，社会・文化的な文脈を重視する理論や，領域固有の「核となる知識」(core knowledge)または「初期知識」(initial knowledge)を重視する理論などが，段階説によらない理論として提唱されている。

c. 現象・事実と理論

これまでに概観してきた認知発達の「理論」は，発達における事実や現象そ

のものではない。また，それを抽象化したものでもない。むしろ，発達をどのような視点からとらえようとするか，つまり，考え方，理念であり，体系だった筋道に沿って，発達を統一的に説明しようとするものである。しかし，理論とは本来，個々の現象や事実あるいは定式化された法則や仮説から演繹的に体系づけられるものである。だとすれば，認知機能の背景にある脳の発達に関する知見は，心の発達の真実に迫る上で，極めて重要な情報を提供するものと考えられる。近年の研究の進展により，脳の発達に関する知見が徐々に蓄積されつつある(Tsujimoto, 2008)。そこで以下に，認知発達のベースとなる脳の発達について，脳の構造(structure)と機能(function)の両側面から概観する。

(2) 脳構造の発達
a. 心の発達と脳の発達の結びつき

これまでの章でも述べられてきたように，心的機能と脳が密接に結びついているという証拠は数多く存在する。一方，脳の発達と心的機能の発達を直接結びつける証拠はそれほど多くはない。そのなかで，米国立精神衛生研究所(NIMH)のフィリップ・ショー(Shaw, P.)らによって2006年に発表されたデータは有力なものの一つである(Shaw et al., 1996)。その一部を図3-1に示す。この図は，青少年の脳を磁気共鳴画像法(magnetic resonance imaging：MRI)によって撮像し，知能検査の結果をもとにIQが特に高い(IQ 121-149)グループ，高い(IQ 109-120)グループ，平均(IQ 83-108)のグループの3群に分け，年齢に伴う大脳皮質(この図では特に右前頭前野という特定の部位)の厚さの変化を示したものである。すべてのグループで，皮質の厚さはいったん増加

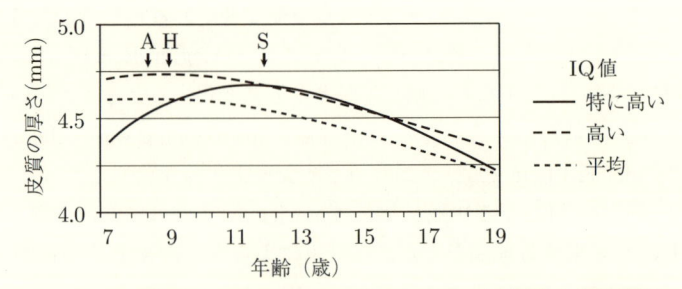

図3-1 IQに基づいた3つのグループにおける，皮質(右の前頭前野)の厚さの発達的変化(Shaw et al., 2006より)

矢印は，それぞれのグループのピークの時期を示す。A：平均，H：高い，S：特に高い。

したあと減少に転じるが，その曲線はグループによって異なっている．具体的には，IQ が特に高いグループでは初めのうち皮質が比較的薄く，そこからの増加の程度が他のグループより大きく，ピークに達する時期も遅い．また，ピークに達した後の減少の仕方も大きいようである．

このデータからもわかるように，脳の発達の過程と心的機能（ここでは知能）とは，やはり何らかの関係がありそうである．では，皮質の厚さが変化するというのは何を表わしているのであろうか？　そもそも，年齢とともに脳の何がどう発達し，どのように認知的変化をもたらすのであろうか？　これらの問いにアプローチするために，以下に，もう少し詳しく脳の発達的変化を説明する．

b. 脳の大きさの変化

身長や体重が変化するのと同様に，脳の大きさも生後に大きく変化する．出生直後の新生児の脳は，平均で約 400 g であるが，成人では男性で約 1,350 g，女性で約 1,250 g である．図 3-2 は，剖検（死後解剖の検査）に付されたさまざまな年齢の人の脳を取り出し，重さを計測することにより，脳の大きさの発達的変化を示したものである．この曲線から，人間の脳は，発達の初期に急激に大きさ（重さ）が増し，その後は目立った変化を示さないことがわかる．2 歳までに成人の約 80％，5 歳くらいで 90％ にも達する（津本, 1986）．

近年，MRI を用いて，乳幼児や青少年の脳の構造を，非侵襲的 (non-invasive) に（解剖することなく生きたまま）画像化した報告も増えてきている．これらによると，やはり生後 1-2 年の間に脳の大きさが急激に増加し，児童期

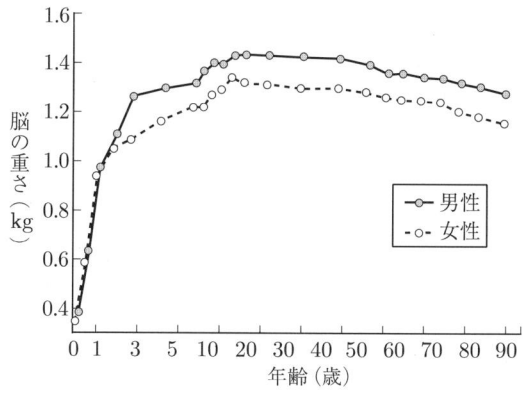

図 3-2　ヒトの生涯にわたる平均脳重の変化（Purves et al., 2008 より）

には大きさの変化の速度が鈍ることが確認されている(Giedd et al., 1999；Knickmeyer et al., 2008)。

このように脳の大きさ(重さ)は年齢とともに変化することから，脳重と認知能力との関係を見つけようとする試みが数多くなされてきた。例えば，さまざまな分野で傑出した人物の脳重量がこれまでに計測されてきた。それによると，夏目漱石の1,425 gや哲学者カント(Kant, I.)の1,600 gなど(金子, 1982)，平均より重い場合もあれば，世界的植物学者の南方熊楠の1,260 g(津本, 1986)，アインシュタイン(Einstein, A.)の1,230 g(Witelson et al., 1999)など平均以下の場合もあり，脳の重さと認知能力を結びつける説は妥当でないことが明らかとなった(Mann, 1984；津本, 1986)。そもそも，図3-2の曲線からも，脳の大きさが成人の80%に達するといっても，2歳までに認知能力が成人の80%まで発達するとは考え難い。脳は非常に複雑な器官であり，認知機能の変化の背景を探るためには，大きさや重さだけでなく，脳の中で何が起こっているのかを知ることが必要であろう。そこで，以下に脳の構造の発達についてより詳しく知見を述べる。

c. 脳を構成する細胞

脳を含めた神経系を構成する細胞は，ニューロン(neuron, 神経細胞)とグリア細胞(glial cell)という2種類に分けられる。脳全体ではニューロンは約1,000億，グリア細胞はその数倍から10倍程度存在すると考えられている。しかし，それらの数には諸説あり，コンセンサスは得られていない。

ニューロンは，電気的シグナルを介して入力情報を受容・統合し，演算結果を次なる標的へ伝達する。一般に神経系の基本的単位構造とされ，「心」や「行動」の発現を含めた神経系の機能は，ニューロンの有機的なネットワークによって発揮されると考えられている。一方のグリア細胞は，脳組織の構造を維持するとともに，脳内の代謝や神経伝達の調整などの役割を果たし，神経系の構造と機能に寄与している。

図3-3は，ヒトの大脳皮質に多く存在するニューロンの例として，錐体細胞(pyramidal cell)とよばれるニューロンを図解している。錐体細胞を含む多くのニューロンは，細胞体(cell body)と2種類の細胞質突起，すなわち複数の樹状突起(dendrite)と1本の軸索(axon)，で構成される。細胞体は数 μm から 100 μm ほどの大きさであるが，軸索はときには数十 cm から 1 m にもおよぶ。樹状突起と軸索のはたらきの大きな違いは，情報の流れる方向にあり，樹状突起は主に情報の受け手として，一方の軸索は出し手としての機能を持つ。多くの

3-1 脳と心の発達

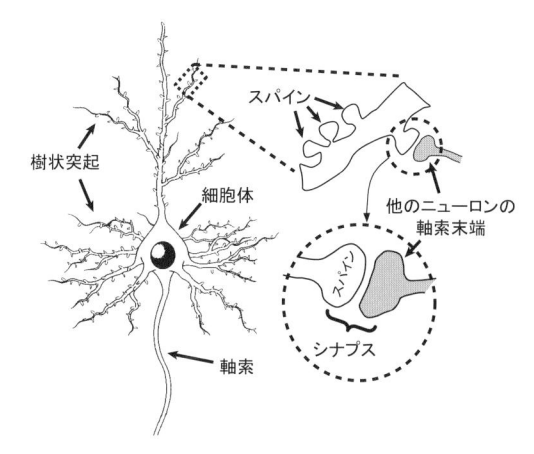

図 3-3 ニューロンの基本構造およびスパインとシナプス

ニューロンの樹状突起の表面にはスパイン(spine)という直径 1-2 μm 程度の棘状の微細な突起があり，他のニューロン(ときには自身)の軸索終末から入力を受けるためのシナプス(synapse)を形成している。シナプスには，数十 μm の隙間(シナプス間隙)があり，多くの場合，神経伝達物質(neurotransmitter)とよばれる化学物質によって情報の伝達が行われる。1つのニューロンが受けるシナプス結合の数は，数千から数万個におよぶ。

要約すると，脳内の神経回路は一千億にもおよぶニューロンで構成され，それぞれが数千から数万個のニューロンからの入力を受け，軸索上では電気的シグナル，シナプスでは主に化学物質によって情報が伝達されている。

d. ニューロンとシナプスの発達的変化

発達に伴ってニューロンとシナプスがどのような変化を示すのかを調べるために，ハッテンロッカー(Huttenlocher, P. R.)は，多数の剖検例において，顕微鏡下でニューロンとシナプスの密度を計測した(Huttenlocher, 1979)。図 3-4 は，その結果を示している。ニューロンの数は，胎児期に最大となり，その後は細胞死(アポトーシス：apoptosis)によって脱落していく。その変化の仕方は特徴的で，生誕時には 1 mm^3 の中に約 10 万ものニューロンが含まれるが，生誕直後に(厳密には生誕前から)激減し，約半年で 5 分の 1 ほどになる。その後も全体的な数は減り続ける。生後に新たなニューロンが生産されることは，一部の限定的な脳部位で確認されているが，脳全体で生じているかどうかは明らかになっていない。

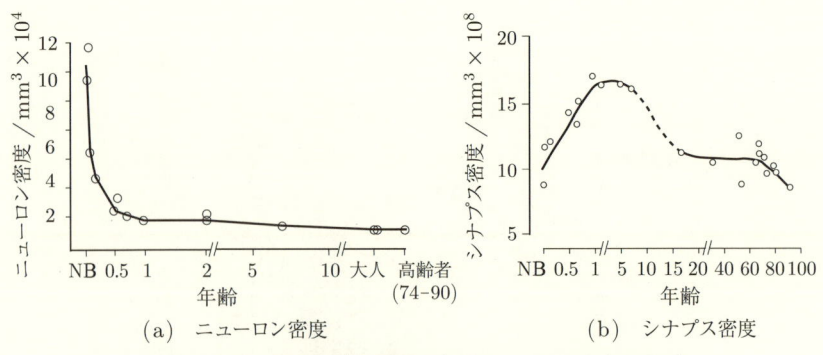

図 3-4 ヒト大脳皮質(前頭前野)のニューロン密度および
シナプス密度の発達的変化(Huttenlocher, 1979 より)

　一方シナプスは，乳児期に急速に数を増加させる。そして，生後5歳ころから減少に転じ，15歳ころには成人の密度に近づく。このシナプスの減少は，不要なシナプスを「刈り込み」(pruning)つつ，最適な神経回路を形成していく過程を反映していると考えられており，認知機能の発達の神経基盤(neural basis)として重要視されている。

e. 樹状突起の変化と髄鞘化

　脳の大きさの発達的変化(図 3-2)とニューロンあるいはシナプスの数(密度)の変化(図 3-4)を比較すると，その曲線の形は大きく異なっている。つまり，脳の大きさの変化は，ニューロンやシナプスの数の変化に由来するわけではないようである。脳の大きさの発達には，ニューロンやシナプスの数ではなく，樹状突起の長さと軸索の髄鞘化(myelination)が主に寄与している。図 3-5 は，誕生直後から成人までのニューロンの形態の変化を示している。この図のニューロンの突起の広がりからもわかるように，誕生前後の大規模な細胞死を生き残ったニューロンは，樹状突起を伸ばして，ネットワークを広げてゆく(Petanjek et al., 2008)。これによって，必要に応じて遠くのニューロンとも結合し，情報を受け取れるように発達していくと考えられている。この樹状突起の広がりに加えて，軸索の髄鞘化が起こる。つまり軸索が絶縁性の髄鞘(ミエリン鞘, myelin)で覆われることによって，電気信号が髄鞘の切れ目から次の切れ目へと跳躍電動するようになり，結果として，軸索における情報の伝達速度が速くなる。髄鞘化は，大脳では成人まで(部位によってはその後も)継続すると考えられている(Giedd et al., 1999)。

3-1 脳と心の発達

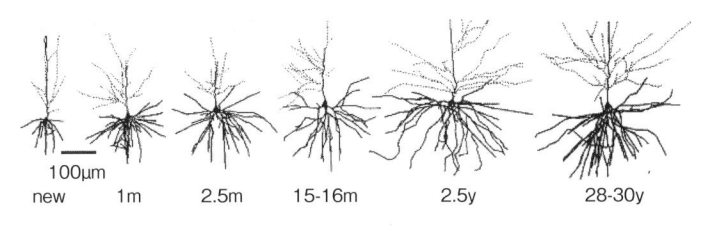

図 3-5　樹状突起の発達的変化(Petanjek et al., 2008)

誕生時(new)，1 か月(1 m)，2.5 か月(2.5 m)，15-16 か月(15-16 m)，2.5 歳(2.5 y)，28-30 歳(28-30 y)のニューロンの図を示している。

　以上のような変化が起こる理由は厳密には明らかにされていないが，もっとも有力な仮説は，環境への適応戦略の一つであるというものである。すなわち，生後の経験や環境を生まれる前から完全に予想することは不可能であるため，予めたくさんの神経回路を作っておいて，経験や環境に応じて不要なものを「刈り込み」，残った回路の伝達の効率(速度も含めて)を高めていくという戦略である。上述した IQ と大脳皮質の厚さの関係も，この点から説明されるかもしれない。すなわち，IQ が特に高いグループでは，神経回路の形成が他のグループよりも遅いため，高度な知的活動を経験しながら形成されることになり，それが高い知能に結びつくと推定される。ただし，この解釈には反論も多く，結論は今後の研究にゆだねられている。

　また，神経回路の形成には経験や環境の要因(environmental factor)だけでなく，遺伝的要因(genetic factor)の関与も大きい。むしろ，ニューロンやシナプスの数の増減のプロセスは遺伝的にプログラムされており，そこに環境要因による選択が起こる，という見方が自然である。実際これまでに，ニューロンの数やシナプス，樹状突起の形成に影響をおよぼす遺伝子がいくつか同定されている。つまり，ニューロンやシナプスの増減の規模やパターンは遺伝プランに沿うが，どのニューロン・シナプスが生き残り，効率化されるかは環境要因によるのである。

(3)　脳構造の発達から見た認知発達

　人間の行動や心的機能の規定要因が，遺伝的要因(生得的要因)によるのか，経験によって獲得された環境的要因(経験的要因)によるのかという，いわゆる「氏か育ちか」の論争は，哲学や心理学で繰り返し議論されてきた大きな問題

である。しかし，上述したように，神経回路の形成における遺伝要因と環境要因の関係に基づくと，これら2つの要因は互いに対立するものではなく，密接に結びついていることは明らかである。脳構造の変化から認知発達に関して得られる示唆の一例として，この「氏か育ちか」の論争について，UCLAのトーガ(Toga, A.W.)らのグループによる双生児を対象にした研究を紹介する(Thompson et al., 2001)。

彼らは，成人の双生児（一卵性と二卵性それぞれ10組ずつ計40名）を対象にMRIを用いて大脳皮質の厚さを測定した。すると，双子以外の兄弟と同様に50%の遺伝子を共有する二卵性双生児に比べて，遺伝子がすべて同一である一卵性双生児のペアの方が，大脳皮質の厚さの類似度が高い（相関が強い）ことがわかった。つまり，脳の構造には，やはり遺伝的影響が大きいようである。ただし，興味深いことに，脳全体が均一に似ているのではなく，思考や言語に関係する高次の脳部位で特に強い遺伝的影響が見られた。経験や学習など後天的影響を大きく受けると考えられる高次の脳部位で遺伝的影響が強いのは，一見矛盾するように思える。しかし，この事実は，それらの脳部位が遺伝子によって決定されているということを示しているのではない。そうではなく，神経回路の可塑性(plasticity)の能力，つまり「変わりやすさ」が遺伝すると考えられる。そのため，生まれてからの経験によって，神経回路が柔軟かつ頻繁に作り変えられる高次の脳領域で特に，遺伝の影響が強く表れたものと考えられ

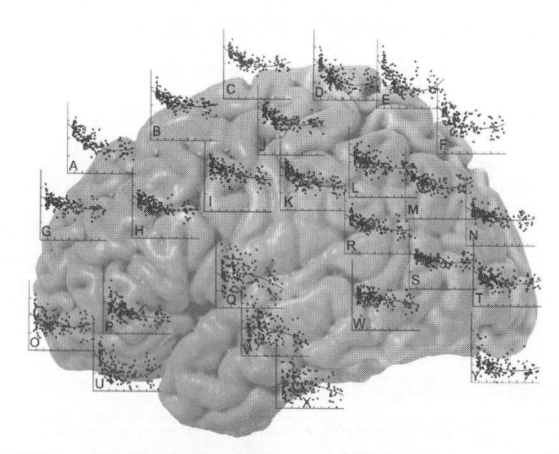

図3-6 灰白質の密度の年齢による変化(Sowell et al., 2003)
グラフは，それぞれの脳部位の変化を示しており，横軸は，0-90歳である。

る。つまり，経験的要因の影響度が遺伝的要因によって規定されているのであり，遺伝と経験の相互作用が認知発達に影響していることを示している。

　遺伝と環境の論争のほかに，認知発達における領域固有性の議論に対しても，脳の発達からの考察は有効である。先ほど述べたように，脳の発達における遺伝的影響は脳部位によって異なっており，それに伴って，経験による影響も部位によって異なる。また，脳部位によって，発達曲線が異なることも知られている(Gogtay et al., 2004)。図3-6は，7-87歳までの176人の脳をMRIによって撮像し，灰白質(細胞体が集まっている部分)の密度の年齢による変化を，いくつかの脳部位に分けて示したものである(Sowell et al., 2003)。フィッティングされた曲線の形が脳部位によって異なっており，発達による変化が脳内で一様ではないことがわかる。脳内では部位によって大まかに役割が異なっているため，各「領域」と対応した脳部位の発達曲線に応じて，認知機能も領域固有的に発達すると考える方が自然であろう。このことからも，発達段階説に基づく「理論」は，実際の現象とは異なっているといえるかもしれない。

(4) 脳機能の発達
a. 脳機能イメージングの発達研究への応用

　先ほど述べた例のように，脳構造の発達の理解は，認知機能の発達に関して重要な示唆を与えうる。ただし，現時点では，脳の構造的変化として得られる情報は限られており，その情報から個々の認知機能の発達の過程を詳細に探ることは容易ではない。このような脳構造の発達と認知・行動の発達の間のギャップを埋めるものとして，fMRIやPETなど「脳機能イメージング」(functional neuroimaging)による研究が注目されており，1995年にfMRIを子どもに用いた初めての研究(Casey et al., 1995)が報告されて以来，発達の研究にもそれらの手法が応用されてきている。ただし，fMRIの撮像では，大きな音が鳴り続ける狭い空間の中で，頭部を固定しなければならず，子どもへの応用は容易ではない。実際，これまでのところfMRIによる発達研究は，主に児童期から思春期以降に対象が絞られており，就学前の定型発達児を対象にしたfMRI研究は，ごく少数にとどまっている。　fMRIの使用が困難な乳幼児の脳活動計測には，これまでEEG(ERP)が多く用いられてきた。さらに近年には，より動きの制約が小さいNIRSを用いた研究が増加している。特に1歳から6歳くらいまでは，脳活動計測が最も難しい年代であるが，NIRSによって少しずつ成果が出てきた。一例として，NIRSを就学前児に応用した筆者らの研究を

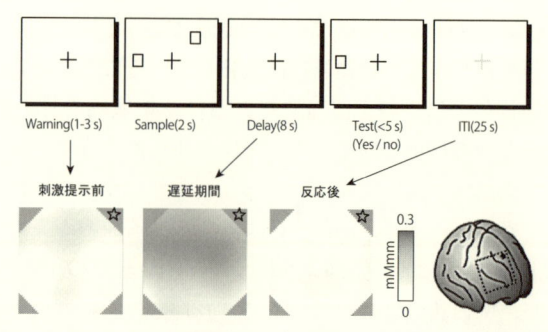

図 3-7 NIRS によって画像化された酸化ヘモグロビン濃度の変化

紹介する(Tsujimoto et al., 2004)。この実験では，画面に提示された視覚刺激の位置を数秒間覚えておいて，再び提示された刺激の位置が同じか否かを答えるという課題を5-6歳の幼稚園児が遂行した(図3-7)。この課題を遂行している間の5歳児の脳(特に前頭前野)の活動(正確には，酸化ヘモグロビン濃度の変化)をNIRSによって画像化したものが，図3-7の下段に示されている。図のように，視覚刺激が消えた後，その位置を記憶している期間(遅延期間)に，前頭前野の活動が増加し，答えた後にベースラインに戻るという変化が観察された。成人の参加者によるデータや，他の手法による先行研究などと比較・考察したところ，5歳児で観察された活動は，視空間情報のワーキングメモリに関連したものと考えられる(Tsujimoto, 2008)。

　森口と開(Moriguchi & Hiraki, 2009)は，こうした研究をさらに発展させ，子どもの前頭前野の活動と固執的行動(perseveration)の間の相関関係を見いだした。この研究の行動課題では，参加者は，あるルール(例えば，色)を使用した後に，別のルール(形)を使用するように求められた。3歳児と5歳児に課題を遂行してもらうと，5歳児はほぼ100％正答できるが，3歳児の多くは，最初のルールに固執し，2つ目のルールに移行することに失敗した。NIRSを用いて前頭前野の活動を調べると，同じ3歳児でも固執的な行動を示した参加者と課題に成功した参加者では活動パターンが異なっていた。課題に成功した3歳児の活動パターンは，5歳児のものと類似しており，前頭前野の外側部の活動が有意に増加した。一方，ルールの切り替えに失敗した3歳児では，課題中に前頭前野外側部の活動に有意な上昇が見られなかった。これらの結果は，前頭前野の活動と幼児の固執的行動との間に有意な相関関係があることを示しており，幼児の脳機能の発達を直接的に示した初めての研究である。

b. 発達研究における脳機能イメージングの問題点と展望

脳機能イメージングを用いた発達研究は，急速に発展を遂げている段階であり，問題も山積している。例えば，イメージング法全般に共通した問題として，信号の発生機序と意味が完全には理解されていないという点がある。また，イメージング法によるデータの多くは，行動と脳活動の相関関係であり，因果関係(causality)を明らかにすることは容易ではない。この問題は，発達研究において特に深刻であり，認知機能の変化と相関する変化が脳活動に見られたとしても，認知機能の発達が本当にその活動変化によって実現されているのかどうかは，細心の注意をもって解釈されなければならない。

さらに，発達研究への応用に特有の注意点も多い。動きを拘束しなければならない点に加えて，安全性や倫理面での配慮も成人以上に重要になってくる。脳や頭骨の厚さや構造が異なるため，成人を対象に確立されてきた解析技術などを流用する場合にも注意が必要である。さらには，脳活動に年齢差が観察されても，装置や実験環境などによる心理状態の変化など，意図した要因とは別の要因によるものの可能性さえも考慮しなければならない。

一方で，脳機能イメージングには，大きな利点も存在する。一つには，従来の発達研究では，行動の観察から内面で起こっていることを探ろうとしてきたが，脳機能イメージング法は，そこに，脳活動という新たな情報を付加することができる点がある。こうした利点を最大限に生かすため，脳機能イメージングを発達研究に応用する場合には，問題点を考慮しつつ慎重に研究を進めることが必須である。そして，そのうえで，いくつかの方法を相補的に組み合わせて，欠点を補うことで，認知機能の発達過程の理解に大きく寄与できるものと期待される。

(5) 今後の展望

認知機能の発達の研究は，変革の時期を迎えている。これまで1世紀以上にわたって支配的であった行動の観察に基づく研究手法は，もちろん現在も重要な地位を占めているし，今後も続くであろう。しかし，それと同時に，脳・神経科学的な観点からの研究の重要性も年々増しており，一つの研究分野として広がりつつある。この流れは，技術の進歩につれて，こらからも加速していく可能性が高い。さらに，ヒト以外の動物を対象にした研究や，計算論的手法などから脳機能の発達の仕組みを解明しようとする試みも，引き続き重要な知見を提供するものと考えられる。もとより心理学は学際色の強い学問であるが，

認知発達の研究では特に，幅広い分野にわたって統合的な理解を目指すことが大きな潮流になるだろう。

3-2 認知機能の加齢変化

(1) はじめに

　身体機能はもとより，感覚・知覚機能や注意・遂行機能をはじめとした認知機能が加齢に伴って変化することは周知の事実である。認知的加齢(cognitive aging)研究では「高齢者には何らかの機能低下がある」という仮定のもと，若年者を対象に用いられた実験パラダイムを高齢者に適用し，どのような課題で年齢差が認められるかが検討されてきた。反応時間や正答率などの行動指標を用いた研究では，高齢者におけるさまざまな認知機能の低下が報告されてきた。また認知機能には加齢に伴って低下する機能と比較的維持される機能があること，加齢の影響の現れ方には個人差があることなども明らかとなってきた(Craik & Bialystok, 2006；Kramer & Kray, 2006)。

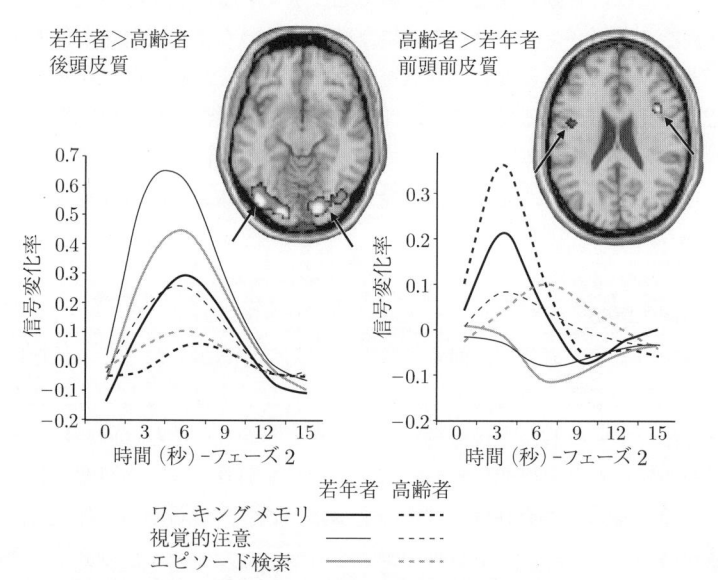

図3-8　課題間で共通して認められる脳活動の年齢差(Cabeza et al., 2004を改変)

　若年者に比べ，高齢者は後頭領域での活動が弱く，前頭領域での活動が大きい。

脳においても加齢に伴う構造的な変化や機能的な変化が生じている。構造的な変化の顕著な例である脳の委縮は脳全体に均一に生じるわけではない。脳体積の減少は，部位によって異なり，前頭葉で最も大きく，頭頂葉，側頭葉と続き，後頭葉で最も小さいことが知られている(Raz, 2000；Raz et al., 2005)。また，fMRI を用いた研究では，さまざまな認知課題遂行中の脳活動が計測され，課題特有の脳活動の違いに加えて，年齢に関連した2つの特徴的な活動パターンが明らかになっている(図3-8)。一つは，加齢に伴って，前頭領域での活動が増加し，後頭領域での活動が低下すること(PASA：posterior-anterior shift in aging)，もう一つは，高齢者では脳活動の半球非対称性が減少すること(HAROLD：hemispheric asymmetry reduction in older adults)である(Cabeza, 2002；Cabeza et al., 2004)。PASA に見られる前頭前野における活動の増加や HAROLD にみられる脳の両側半球への活動部位の広がりは，他の脳部位における加齢に伴う活動の低下を補う役割を果たしていると考えられている(Grandy et al., 1994)。

最近の認知的加齢研究では，加齢に伴って低下した認知機能の維持・改善を目指した研究への関心が高まっている(Greenwood & Parasuraman, 2010；石松・三浦，2008)。そこで本節では，注意・遂行機能に焦点を絞り，認知機能に生じる加齢変化について，機能低下と機能補償という観点から考えていくことにする。

(2) 注意機能に生じる加齢変化

"注意"にはさまざまな機能がある(詳しくは1章参照)。例えば，自動車を運転する場合，運転者は，安全な運行(目的)を実現するために，先行車をはじめとした他車の挙動や信号，歩行者など目的に関連した情報に対して選択的に，あるいは並行して"注意"を向けるとともに，その一方では目的に関連のない情報を無視することが必要となる。

以下では，選択的注意(selective attention)，分割的注意(divided attention)，抑制機能(inhibitory function)，トップダウン制御(top-down control)を取り上げ，特に視覚的注意機能に生じる加齢の影響について概観する。

a. 選択的注意

複数の情報の中から処理すべき特定の情報を選択する際に働く機能を選択的注意とよぶ。視空間情報に基づく注意の選択特性を検討する代表的な方法に，視覚探索(visual search)と空間手がかり(spatial cuing)課題がある。

視覚探索課題では，標的以外の複数の視覚刺激(妨害刺激)の中から事前に指定された標的の有無判断が求められ，探索画面の提示から実験参加者が反応するまでの時間(反応時間)を計測する。妨害刺激の個数を操作し，妨害刺激数に対する反応時間をプロットした探索関数は，一次関数となることが知られている。視覚刺激が入力されてから反応するまでの処理過程の中で，探索関数の傾きには妨害刺激からの標的の選択に関与する注意過程のみが反映される(熊田，2003)。例えば標的が見つかってから実際に反応するまでの時間などの注意以外の処理に生じる加齢の影響は傾きには反映されないため，注意機能の加齢変化を検討する上で有効な課題の一つと位置づけられている。妨害刺激の個数が増加しても反応時間がほとんど増加しない場合は効率的探索(efficient search)，妨害刺激の個数の増加に伴って反応時間も増加する場合には非効率的探索(inefficient search)とよばれている。

例えば緑色の丸を複数の緑色の四角形と赤色の丸の中から探すような，標的が色と形といった複数の特徴の組み合わせによって定義されている非効率的探索を用いた研究では，高齢者における探索効率(探索関数の傾き)の低下が指摘されている(Plude & Doussard-Roosevelt, 1989)。一方，効率的探索を用いた研究では，若年者に比べて高齢者の反応時間は増加するものの，探索効率には年齢差が認められていない(Plude & Doussard-Roosevelt, 1989；Whiting et al., 2005)。探索効率にみられる高齢者と若年者との差は，妨害刺激数の増加(Allen et al., 1994；Kotary & Hoyer, 1995)や標的と妨害刺激の類似性の増加(Farkas & Hoyer, 1980)などによって標的の顕著性が低下した場合に顕在化する。

しかしながら，標的が提示される空間位置や標的の特徴などに関する情報を事前に与え，標的の顕著性を高めることによって，高齢者の探索効率が向上するという結果も報告されている(Madden et al., 2004；Whiting et al., 2005)。

空間手がかり課題(1-1，1-2参照)では，標的の出現位置に手がかりを提示する周辺手がかり法と標的が提示される方向や位置を予告するシグナルを画面中央に提示する中心手がかり法で手がかりの効果が異なる。

高齢者に対して周辺手がかり法を用いた研究では，高齢者と若年者で同程度の促進効果が見られたとする報告(Hartley et al., 1990)や高齢者でより効果が小さくなるという報告(Madden, 1990)がある。中心手がかり法を用いた研究では，高齢者における反応時間の増加を指摘する報告(Greenwood et al., 1993)や，高齢者では手がかりの効果が小さくなるとする報告(Folk & Hoyer, 1992)などがある。このように，空間手がかり課題を用いた研究では一貫した

結果が得られていない。

研究間で結果が一貫していない原因の一つに，感覚処理など注意以外の要因に生じる加齢の影響が考えられる。例えば，感覚処理における年齢差を考慮し，標的の提示時間を実験参加者ごとに調整すると，周辺手がかりの効果が年齢間で等しくなったという報告もある(Gottlob & Madden, 1998 ; Madden, 2007)。

b. 分割的注意

2つ以上の対象や課題を並行して処理する際に働く機能を分割的注意とよぶ。複数の課題を効率的に遂行するためには，各課題の難易度に応じて容量限界のある注意資源を適切に配分することが必要となる。加齢に伴う分割的注意機能の低下は，主に，実験参加者に2つ以上の課題を同時に課す二重課題(dual task)を用いて検討されてきた(石松・三浦, 2003 ; Kramer & Larish, 1996 ; Verhaeghen et al., 2003)。

ソンバーグ(Somberg, B. L.)とソルトハウス(Salthouse, T. A.)は，二重課題で生じる高齢者と若年者との差について，単独課題での年齢差が考慮されていないこと，高齢者と若年者とでは課題遂行時に採用する方略が異なっている可能性があることを問題点として指摘し，これらの問題点を統制した上で，分割的注意に生じる加齢の影響を検討した(Somberg & Salthouse, 1982)。彼らは，4つの"＋"で構成された刺激配列と4つの"X"で構成された刺激配列を同時に画面上に提示し，その中に標的("＋"ないしは"X"から伸びた線分)が存在するか否かの判断を実験参加者に求めた。片方の刺激配列にのみ注意を向ける単独課題での正答率が80〜90%になるよう刺激配列の提示時間を参加者ごとに調整し，課題難易度を統制した。2つの刺激配列に注意を配分する二重課題では，各々の刺激配列に向けるべき注意の割合を5段階設定し，教示によって参加者が採るべき方略を操作した。結果，教示に応じて2つの課題間で注意を配分する機能には年齢差がみられなかった。しかしながら，同様の手続きではあるがより難易度の高い課題を用いた研究では，若年者に比べて高齢者で二重課題での成績低下がより顕著になった(McDowd & Craik, 1988)。これらの結果は，二重課題で生じる年齢差には課題難易度が関与していることを示唆している。その他，二重課題での年齢差を規定する要因として，課題への習熟度がある(Hawkins et al., 1992)。十分な訓練を積み，課題遂行に必要となる注意資源を低減させることによって，高齢者が保有する注意資源の容量でも二重課題を円滑に遂行することが可能となる(Kramer et al., 1995 ; Tsang &

Shaner, 1998)。

このように高齢者における分割的注意機能の低下は，加齢に伴う注意資源の減少を仮定することによって説明できる(Craik & Byrd, 1982)。

・**有効視野**　視野内のある注視点の周りで，情報処理が可能な範囲を有効視野(useful field of view)とよぶ。実験参加者には，画面中央に刺激が提示される中心視野課題と，周辺視野に刺激が提示される周辺視野課題とが課される。通常，周辺視野課題を単独で行う条件(単独課題)と中心視野課題と同時に行う条件(二重課題)とで反応時間や正答率が比較される。有効視野課題は中心視野と周辺視野での空間的な注意配分が求められるため，分割的注意の空間的特性を調べる課題として利用されている。有効視野は加齢に伴って縮小することが知られている(Sekuler & Ball, 1986 ; Sekuler et al., 2000)。

セクラー(Sekuler, A. B.)らは，15歳から84歳までの176名を対象に，アルファベット1文字の同定を求める中心視野課題と光点標的の定位を求める周辺視野課題を実験参加者に課し，加齢に伴う有効視野の縮小を報告した(Sekuler et al., 2000)。彼女らの結果で注目すべきは，中心視野課題と周辺視野課題とで加齢の影響が異なる点である。中心視での処理が求められる中心視野課題では，眼球の調整能力の低下と一致して40歳頃からパフォーマンスの低下が始まった。一方，周辺視野課題では20歳代からすでにパフォーマンスの低下が始まっていた。これらの結果は，有効視野の機能低下は比較的若い年齢から始まっていることを示唆している。

加齢に伴う有効視野の縮小は，高齢運転者の自動車事故の問題を最もよく説明することが知られている。ボール(Ball, K.)とオウスレイ(Owsley, C.)らは，高齢運転者294名について，過去5年間の交通事故歴と視力をはじめとした視機能や記憶などの認知機能，有効視野の大きさなどを指標とした相関分析を行い，高齢運転者の交通事故歴と最も高い相関を示す指標は有効視野であることを報告した(Ball et al., 1993)。有効視野課題は，自動車運転に関わるさまざまな注意機能を単一の課題で測定できること，また，加齢に伴う有効視野の変化は視力などの変化に比べて自覚しにくいことなどから，実際場面での問題点を予測，評価する上でも有効な課題の一つとして利用されている。

・**心理的不応期**　2つの刺激が連続して提示され，その双方の刺激に対してできるだけ早く反応することが求められた場合，2番目の刺激に対する反応が遅延する現象は心理的不応期(psychological refractory period)とよばれている(Telford, 1931 ; Welford, 1952)。心理的不応期パラダイムは，刺激の入力か

ら刺激に対する反応の出力に至る情報処理の流れの中で，二重課題干渉が生じる処理過程，すなわち，2つ以上の情報を同時に扱うことのできない処理過程を特定する上で有効な手法となっている。若年者を対象とした多数の研究から，刺激の同定にかかわる知覚処理，刺激に対する反応を決定する反応選択処理，決定した反応を実行する反応実行処理のうち，反応選択処理と反応実行処理において干渉が生じることが知られている(De Jong, 1993；Pashler, 1994)。また，知覚処理における干渉を示唆する結果も報告されている(Brisson & Jolicoeur, 2007)。

高齢者では若年者に比べて心理的不応期が長くなることが知られている。心理的不応期に生じる年齢差は高齢者における分割的注意機能の低下から説明されている。しかしながら，知覚処理(Hein & Schubert, 2005)，反応選択処理(Allen et al., 1998；Glass et al., 2000)，反応実行処理(Hartley, 2001；Hartley & Little, 1999)のいずれの処理過程でも年齢差を示唆する結果が報告されており，年齢差に起因する処理過程を特定するためには，今後更なる知見の蓄積が必要となる。

分割的注意の訓練効果に関する研究成果の報告も増えている(Bherer et al., 2008；Kramer et al., 1995)。リチャーズ(Richards, E.)らは，実験室内での有効視野課題を用いた1，2週間の訓練によって若年者，高齢者ともに有効視野が拡大すること，そして，その効果は少なくとも3か月は持続することを報告している(Richards et al., 2006)。また一方では，分割的注意は，高齢者が長期間にわたって訓練を積んできた日常的な課題の遂行にも影響を及ぼすことがあるとする興味深い知見も報告されている。スパロウ(Sparrow, W. A.)らは，歩行課題と同時に，視覚課題，聴覚課題，視聴覚課題を実験参加者に課し，歩行課題を課さない場合の課題成績と比較した(Sparrow et al., 2002)。彼らの結果で注目すべきことは，高齢者では視聴覚課題が歩行にも影響を与えた点である。この結果は，高齢者は，長期間にわたる訓練を通して自動処理のレベルにまで到達していると考えられている歩行行動に対しても，分割的注意による影響が生じてしまうことを示唆している。彼らの知見は，転倒をはじめとした高齢者の日常生活における危険性を理解する上でも非常に重要である。

c. 抑制機能

目的と関係のない情報の処理や不適切な行為を抑える機能は抑制機能とよばれている。ハッシャー(Hasher, L.)とザックス(Zacks, R. T.)は，高齢者におけるさまざまな認知課題での成績低下は，加齢に伴う抑制機能の低下によって説

明できるとした(Hasher & Zacks, 1988)。抑制機能を測定する課題として, ネガティブ・プライミング課題とストループ課題, および復帰抑制を取り上げる。

・ネガティブ・プライミング課題とストループ課題　　ネガティブ・プライミング(negative priming)とは, 先行の試行で妨害刺激として無視された刺激が, 次の試行で標的刺激として提示された場合, 標的刺激の処理が妨害される現象をさす(Tipper, 1985)。例えば, 標的となる文字を同定し, その他の妨害刺激となる文字は無視する課題が実験参加者に課せられたとする。直前の試行で妨害刺激として提示された文字が次の試行で標的として提示されると, 標的の同定は遅延する(ネガティブ・プライミング効果)。高齢者では無関連な情報に対する処理を抑制する機能が低下していると仮定すると, 高齢者は妨害刺激に対する処理をうまく抑制することができず, ネガティブ・プライミング効果が減少することが予測される(McDowd & Oseas-Kreger, 1991 ; Tipper, 1991)。しかしながら, 高齢者においても若年者と同様にネガティブ・プライミング効果が生じるという結果も報告されている(Kramer et al., 1994 ; Sullivan & Faust, 1993)。また, 例えば, 青色で書かれた「あか」という文字を提示し,「あか」という文字に引きずられずにその文字の色を答えさせるストループ課題(Stroop task)を用いた研究においても抑制機能には年齢差がみられないという結果が報告されている(Kieley & Hartley, 1997 ; Verhaeghen & De Meersman, 1998)。

・復帰抑制　　周辺手がかり法を用いた課題において, 手がかりが標的の提示位置の予測に役立たない条件で, 手がかりの提示から標的が提示されるまでの時間が300ミリ秒以上になると, 無効試行の反応時間に比べ, 有効試行の反応時間が長くなることが知られている(Ponser & Cohen, 1984)。この現象は, 復帰抑制(inhibition of return : IOR)とよばれ, 注意が一度向けられた位置に再度注意が向くという非効率性を防ぐための機能と考えられている。位置に基づく復帰抑制(location-based IOR)については, 高齢者は若年者と同程度の効果が観察されている(Hartley & Kieley, 1995 ; McCrae & Abrams, 2001)。一方, 注意を一度向けた物体に再度注意が向くという非効率性を防ぐための機能と考えられている物体に基づく復帰抑制(object-based IOR)に関しては, 若年者では効果が観察されているものの, 高齢者では観察されていない(McAuliffe et al., 2006 ; McCrae & Abrams, 2001)。

こういった相反する知見に対しては, 課題に関与する視覚経路の違い(腹側

経路と背側経路)から説明が可能である．物体の形や色の処理に関与する腹側経路に依存した処理を求められる課題では高齢者における抑制機能の低下が観察される．一方，空間情報の処理に関与する背側経路に依存した処理を求められる課題では抑制機能の低下は認められていない(Connelly & Hasher, 1993；McAuliffe et al., 2006)．

d. トップダウン制御

視覚的注意における処理機構は，顕著な視覚情報に自動的に注意が誘導されるボトムアップ処理と，その時の目的に従って意図的に注意を制御するトップダウン処理から成り立っている．目的に合致した情報を効率的に獲得するためには，トップダウン処理とボトムアップ処理との相補的な働きが重要となる．ボトムアップ処理によって，視野内に生じた危険などの非予期事象の検出が可能となる利点がある反面，目的の対象や遂行中の課題から注意がそれてしまうという欠点もある．ここでは，注意の捕捉(attentional capture)を取り上げ，意図，期待，予期に基づいたトップダウン制御に生じる加齢の影響について考えていく．

・**注意の捕捉**　観察者の意図に反して，ボトムアップ処理により目立つ視覚対象に注意が誘導される現象を注意の捕捉とよぶ．

クレイマー(Kramer, A. F.)らは，眼球運動を指標とした視覚探索課題を用い，高齢者の注意の捕捉について検討した(Kramer et al., 2000)．彼らは，注視点を中心に6つの灰色の円を仮想円上に配置し，それぞれの円内に「8」を含んだ注視画面を実験参加者に提示した(図3-9)．注視画面提示から1秒後，6つの円うちの5つが赤色に変化し，同時に，円内の「8」がアルファ

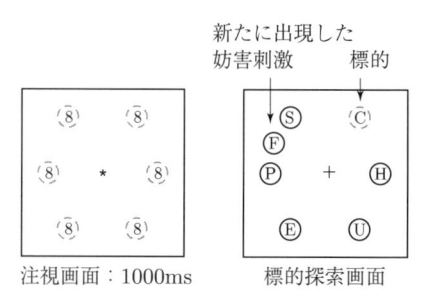

図 3-9　**眼球運動を指標とした視覚探索課題の注視画面と探索画面の一例**
(Kramer, Hahn, Irwin, & Theeuwes, 2000 をもとに作成)

波線は灰色，実線は赤色を示す．

ベットに変化した。参加者には，標的である色が異なった円(灰色の円)に向けて視線を動かし，その中のアルファベットを報告するように教示した。色の変化と同時に，6つの円以外の位置に新たな赤色の円(妨害刺激)が1つ出現する条件を設定した。灰色の円と赤色の円が等輝度の条件では，高齢者，若齢者ともに，新たに出現した赤い円に気がつかなかったにもかかわらず，全体の約25%の試行で，視線が新たに出現した妨害刺激の方向に移動した。一方，新たな妨害刺激の出現に気がついた場合には，高齢者では約36%の試行で妨害刺激が出現した方向への視線の移動が見られたのに対し，若年者では約14%の試行でしか見られなかった。これらの結果は，高齢者は，意図的に眼球運動をコントロールしなくてはならない状況下でも，条件によっては課題とは関連のない情報に注意が捕捉されてしまうことを示している。

・期待・予期　注意の捕捉のようにトップダウン制御が効果的に機能しきれない場面はあるものの，標的の提示位置や特徴に関する事前情報に基づいた期待や予期によって，高齢者でも若年者と同程度の促進効果を示すことが知られている(Madden et al., 2004；Whiting et al., 2005)。このように期待・予期に基づいて意図的に注意を制御する機能は加齢の影響を比較的受けにくい。しかしながら，期待や予期が裏切られるなど，意図に反した位置に標的が出現した場合には，高齢者では大きな反応の遅延が生じる(Greenwood & Parasuraman, 1994)。例えば，有効視野課題を用いて，予期に基づく有効視野内での注意制御の年齢差を検討した研究では，中心視野課題とともに周辺視野課題を実施する二重課題条件において，高齢者は標的の出現に関する期待が裏切られると，標的に対する反応時間が増加するのみならず，例えば，標的でない視覚刺激を標的として反応する偽反応(false alarm)が増加するという結果が報告されている(Ishimatsu et al., 2010)。これらの結果は，高齢者は期待や予期に依存した注意制御を行っていること，すなわち，加齢に伴ってトップダウン処理への依存度が増加していることを示唆している(Greenwood, 2007)。このようなトップダウン処理に依存した注意制御は，期待や予期に反した事態への適切な対応が遅れるという欠点はあるものの，加齢によって減少した注意資源を効率的に活用しようとする適応的かつ補償的な制御方略であるとも考えることができる。

(3)　遂行機能に生じる加齢変化

一般に，自ら目標を設定し，計画を立て，実際の行動を効果的に行う能力は

遂行機能(あるいは実行系機能)とよばれている。前頭葉に関わる機能で，日常の問題を計画的・合理的に完結するために必要不可欠な機能である。三宅らは，遂行機能の特徴として，課題ないしは構えのシフト，ワーキングメモリ内の情報の更新とモニタリング，反応の抑制をあげている(Miyake et al., 2000)。以下では，ワーキングメモリ(working memory)と展望的記憶(prospective memory)を取り上げ，遂行機能に生じる加齢変化について考える。

a. ワーキングメモリ

ワーキングメモリは，会話や読書，問題解決，推論などさまざまな認知課題を遂行する上で重要な役割を担っている(詳しくは2-1参照)。ワーキングメモリは，課題遂行に必要となる情報の一時的な保持と操作に関わるシステムで，音声ループ，視空間スケッチパッド，中央制御部の3つのサブシステムから構成されている(Baddeley, 1992；2003)。中央制御部は，注意を焦点化したり，切り替えたりすることによって目的に関連する行動を選択する容量限界のある注意システムである。

ワーキングメモリ容量(working memory capacity)の個人差は，さまざまな認知機能の個人差と関連している(Baddeley, 2003)。ワーキングメモリ容量の測定課題には，リーディングスパン課題やオペレーションスパン課題などが使用されてきた(Conway et al., 2005)。ワーキングメモリ課題遂行中には，外側前頭前皮質(LPFC：lateral prefrontal cortex)や下頭頂小葉(IPL：inferior parietal lobule)，頭頂間溝(IPS：intraparietal sulcus)といった前頭‐頭頂領域が活動する(Baddeley, 2003)。

ワーキングメモリは加齢に伴って低下することが知られている。リーディングスパン課題やオペレーションスパン課題を若年者と高齢者に課し，課題成績を比較すると，高齢者の成績は若年者に比べて低下する(Bopp & Verhaeghen, 2005)。このような頑健な結果は，中央制御部に生じる年齢差を反映していると考えられている。また，視覚性ワーキングメモリや言語性ワーキングメモリ課題遂行中の脳活動を若年者と高齢者で比較すると，若年者と高齢者とでは脳の活動部位が異なる(Cabeza et al., 2004；Reuter-Lorenz et al., 2000)。例えば言語性ワーキングメモリ課題では，若年者では主として左前頭葉が活性化するのに対して，高齢者では両側の前頭葉が活性化した。これらの結果は若年者が片半球でできる課題を実行するのに高齢者は両半球を必要としていること，すなわち高齢者における補償的な処理を反映していると解釈されている。

近年，ワーキングメモリの訓練効果に関する研究成果が報告され，訓練に

よって課題成績が向上すること，課題に関連する脳領域の活動に変化が生じることなどが明らかとなってきた(Dahlin, 2009 ; Klingberg, 2010 ; Takeuchi et al., 2010)。また高齢者であっても訓練によってワーキングメモリの成績が向上することが確認されている(Li et al., 2008 ; Zinke et al., 2011)。

b. 展望的記憶

展望的記憶は，ある時間経過をおいて事前に定められた行為(action)を実行するという意図を実現する上で重要な役割を担っている。展望的記憶の失敗は"し忘れ"につながるため，人が主体的かつ計画的に日常生活を送る上で欠かすことのできない機能(遂行機能)といえる(石松他, 2006 ; Kliegel & Martin, 2003)。展望的記憶には，時間ベースの展望的記憶と事象ベースの展望的記憶がある(Einstein & McDaniel, 1990)。時間ベースの展望的記憶は，例えば，「決まった時間に薬を飲む」など特定の時間ないしは一定の時間経過をおいて事前に意図した行為を実現する際に重要となる。一方，事象ベースの展望的記憶は，例えば，「友人に会ったら，昨日借りた講義ノートを返す」など外的な手がかりが提示された(友人に会った)ときに意図した行為を実行する上で重要となる。事象ベースの展望的記憶に含まれる要素として，外的な手がかりに気がつくという展望的要素(prospective component)と手がかりに対して実行すべき内容を想起するという回想的要素(retrospective component)がある。回想的記憶に関わる脳内ネットワークに基盤をもつ回想的要素に対し，展望的要素は前頭前野(Brodmann area 10)が重要な役割を担っている(Burgess et al., 2001)。加齢の影響は，回想的要素に比べ，展望的要素で顕著になる(Cohen et al., 2001 ; West & Craik, 2001)。

展望的記憶の実験には，意図の形成と意図を実行する機会に遅延が生じる，適切な瞬間に意図を実行するための顕在的なリマインダがない，意図を実行するために遂行中の活動を中断する必要がある，などの展望的記憶の特徴(Burgess et al., 2001)を踏まえた実験課題が用いられている。展望的記憶に生じる加齢の影響についてのメタ分析では，実験室実験では高齢者の課題成績が若年者に比べて低いが，現実場面では高齢者の課題成績が若年者を上回ることが示されている(Henry et al., 2004)。実験室実験と現実場面でのこのようなパラドックス(Rendell & Craik, 2000)が生じる要因として，モチベーションやライフスタイルの違い，外的な補助の利用の有無，課題難易度の違いなどが検討されている。

外的な手がかりの顕著性は展望的記憶の課題成績の決定要因の一つであり，

例えば，顕著な感情価(emotional valence)をもつ手がかりを用いると，実験室実験においても高齢者の課題成績が改善され，若年者との差が軽減されるとする結果が報告されている(Altgassen, Phillips et al., 2010)。また，高齢者にとっては課題の社会的重要性(social importance)が意味を持ち，社会的重要性が高い課題を用いると，高齢者では展望的記憶課題の成績が改善されるという結果も報告されている(Altgassen, Kliegel et al., 2010)。

(4) 注意・遂行機能の維持・改善を目指して

高齢期のQOLを考える上では，自立した日常生活を送るための基礎となる身体機能や認知機能をできるだけ長期にわたって維持していくことが重要となる。身体機能を維持・改善するための手段の一つに定期的な運動がある。例えば，定期的なウォーキングは，開眼時のバランス能力や心肺機能を向上させ，転倒のリスクを低減すること(Paillard et al., 2004)，さらにウォーキングなどの有酸素運動は筋力や持久力といった身体機能の維持・向上だけではなく，注意・遂行機能をはじめとした認知機能を向上させることが知られている(Colcombe & Kramer, 2003 ; Hillman et al., 2008 ; Pontifex et al., 2009)。

クレイマーらは，60歳から75歳までの124名の高齢者を対象に，6か月間の有酸素運動が遂行機能を向上させることを明らかにした(Kramer et al., 1999)。定期的にウォーキング(walking)を行う有酸素運動群と定期的に全身ス

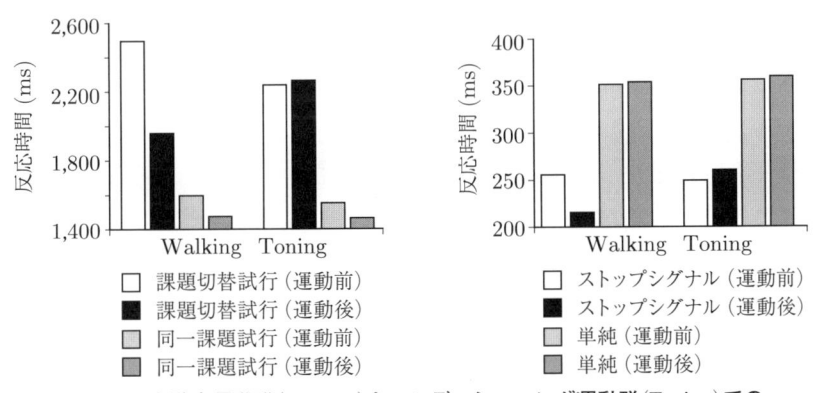

図3-10　有酸素運動群(Walking)とコンディショニング運動群(Toning)でのテスト成績の比較(Kramer et al., 1999)

課題切替テスト(左)とストップシグナルテスト(右)。6か月後，有酸素運動群では遂行機能が関与する条件で成績が向上した。

トレッチやコンディショニング運動(stretching and toning exercise)を行う群とに参加者をそれぞれ割り当て，6か月後に追跡調査を行った結果，有酸素運動群では運動開始時に比べ，遂行機能(例えば，実行しようとしていた行為を中断する能力など)が向上した(図3-10)。

定期的な有酸素運動によって，加齢に伴う脳体積の減少が抑えられること，さらには脳体積が増加することを示した研究成果も報告されている(Colcombe et al., 2006)。また定期的な運動の実施と認知症の発症リスクとの関係を調べた研究も行われている。例えば，ある大規模な疫学調査では，定期的なウォーキング習慣のある活動的な男性高齢者は，非活動的な男性高齢者に比べて，認知症やアルツハイマー病の発症リスクが低いことを示唆する結果などが報告されている(Abbott et al., 2004)。

若年者を対象とした研究では，アクションビデオゲームが注意・遂行機能に及ぼすポジティブな効果が報告されている(Green & Bavelier, 2003)。高齢者で若年者と同様の効果が期待できるか否かは現時点では定かではないが，加齢に伴って低下した注意・遂行機能を維持・改善するための新たな介入手段として今後さらに研究が進んでいくことが期待される。

(5) おわりに

これまで述べてきたように，高齢期においても，脳には神経的可塑性(neuronal plasticity)と認知的可塑性(cognitive plasticity)の両方が残っているようである(Greenwood & Parasuraman, 2010)。注意・遂行機能をはじめとした認知機能にはさまざまな加齢変化が生じ，その背景では，PASAやHAROLDといった機能低下を補償する適応的な脳活動の変化が生じている。

超高齢化社会への歩みを進めているわが国において，高齢者が円滑な社会参加をするためには，身体機能はもとより，認知機能を長期にわたって維持していくことが必要不可欠となる。高齢者でも訓練によって認知機能の維持・改善が期待できるため，加齢に伴う認知機能の変化を自覚し，適応的な行動をとっていくことは，高齢期のQOLを考える上で今後ますます重要となってくるであろう。

4. 人とつながる
― 感情と社会，コミュニケーション ―

　人が行き交う場所では，多くの人たちが集合・離散していく姿が見られる。人に会うときにはそれが一対一なのか，それとも集団なのか，親しいのか，初めて会うのか等によって，話し方，距離，声の大きさなどが違ってしまうことは誰しも経験があると思われる。

　これまでの章では，人間個体の認知的特徴とそれに関する脳機能を扱ってきたが，この章では，社会の中で，他者とのかかわりの中での人間の振舞いについて考えていきたい。特に近年は人間の社会的行動や対人コミュニケーション，感情変化に関しても脳科学分野の成果が蓄積されており，人間の社会行動と脳神経メカニズムの関係が徐々に明らかになりつつある。社会の中の人間の行動と脳の働きの研究の面白さを感じ取っていただければ幸いである。

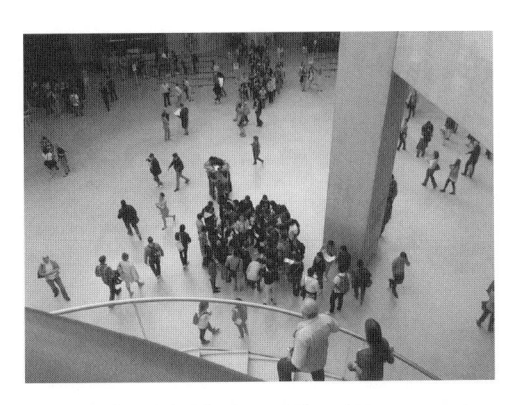

4-1 社会的行動とその動機づけ

(1) はじめに

　お腹がすいたら何か食べたいと思うのは自然なことである。食欲とは私たちの基本的な欲求であり、これが満たされるときに脳の中の報酬系とよばれる部位が活性化するといわれると、皆さんも納得するだろう。痛みは私たちの身体に傷があることを教えてくれる。痛みを感じたときに適切に対応すること、痛みを感じるようなことを避けることもまた当然だと思われるだろう。実際、20世紀の前半に隆盛をほこった行動主義心理学では、ハトやネズミにボタンつつきやレバー押しを学習させるためにエサや電気ショックが用いられた。言わずもがなと思われるかもしれないが、ボタンをつつくとエサが出ることやレバーを押すと電気ショックがおさまることを学習させるのである。食欲や痛みを避けようという動機づけは、とても根本的なものであるから、それを利用してさまざまな行動を引き出すことができると考えられたわけである。

　社会心理学では、食欲や痛みを避けようとする動機づけではなく、他者から受け入れられたいという欲求や公正に振舞いたいという動機づけがあると考えて人々の社会的行動を説明することがある。しかし、本当にこのような欲求や動機づけがあるのだろうか。実はこれはとても難しい問題である。例えば、人々が仲間はずれにされないように注意深く振舞うことを観察しても、仲間はずれによって生じるさまざまな不利益を考慮してそのように振舞っているという説明も可能だからである。この説明が正しければ、理性的判断の方が重要で、仲間はずれを避けるような動機づけは必要とされない。

　これまでの社会心理学の主たる研究方法は、実験的に統制した状況で人々の行動を調べるというものであった。仲間はずれの例のように、単に行動を眺めるだけでは欲求や動機づけに基づく行為なのか、理性的判断に基づく行為なのか判断が難しいこともある。そのときには、想定される欲求・動機づけと理性的判断が異なる行動を導く状況を実験的に作ることになる。これに対して、神経科学の方法は、行動の「理由」を探る新しい方略を提供してくれる。

　この節では、私たちの社会的行動の「理由」について、神経科学がもたらした新しい理解を紹介していく。この目的のために、この節では社会心理学よりも神経経済学(neuroeconomics)の研究を多く紹介し、しかもそれを進化生物学的な枠組みで整理する。これは次のような理由による。まず神経経済学では

協力行動(cooperation)という社会心理学に関連する内容が盛んに研究されている。本章では，進化生物学の定義にならい，協力行動を他者の利益のために自分自身がコストを負うことと限定的に定義するが(進化生物学では協力行動は愛他行動・利他的行動と同じ意味で用いられることが多い)，これは経済学が想定してきた自己利益の最大化を目指す合理的な人間観と矛盾する。逆説的ではあるが，このために経済学者は人々がなぜ協力行動をとるのかに関心をもっているのである。協力行動が不思議な現象であるのは，進化生物学にとっても同様である。他個体の利益のために自らコストを負うような個体は早晩淘汰されていなくなってしまうと考えられるからである。それにもかかわらず，多くの生物で何らかの協力行動が観察されている。このため，進化生物学では人間を含む動物が協力行動をとることの「理由」について，いくつかのモデルが提唱されている。そこで，この節ではそれぞれのモデルを紹介した後，そのモデルに関連する研究を紹介するという方針をとる。具体的には，親族間の協力行動，長期的なつきあいのある二者間の協力行動，より大きな集団・社会での協力行動を説明する進化のモデルに沿って，私たちの社会的行動の特徴とその背後にある神経学的基盤を見ていくことにする。

(2) 血縁淘汰と子育て

母親が子育てをすることを皆さんは当然のことだと考えるかもしれない。自分の子どもの世話をまったくしない哺乳動物がいたなら，その赤ちゃんが生き残る可能性はほぼ0で，親の遺伝子も次世代に伝わらない。この議論についてもう少し正確に考えてみよう。授乳する母親は，栄養面で自らコスト(c)を負って，赤ちゃんに利益(b)を与えている。これは先の協力行動の定義そのものである。このとき，母親と赤ちゃんは必ず半分の遺伝子を共有しているので，母親を子育てに駆り立てる遺伝子があるとすれば，その遺伝子が赤ちゃんに共有されている確率は0.5である。つまり，この遺伝子にとって $0.5b>c$ という関係がなりたてば，自分自身が負うコストよりも自分自身のコピーに確率的に与えている利益の方が大きいことになる。言い換えれば，子育てのコストを支払わないよりも支払った方が有利である。同じことは子育てだけではなく，親族一般に対する協力にも当てはまる。特定の親族と同じ遺伝子を共有している確率を r とするならば，$rb>c$ が成り立てば，その親族に協力行動をとらせる遺伝子は進化する(Hamilton, 1963)。このような進化のメカニズムを血縁淘汰(kin selection)とよぶ。

血縁淘汰の結果として子育てが進化したとしたら，私たちの心には子育てのコストを喜んで支払うような動機づけのシステムが備わっているはずである。出産後4日から8日までのラットの母親が授乳している際の脳活動をfMRIにより調べた研究では，赤ちゃんが吸乳しているときに母ラットの脳の報酬系が活性化していた(Ferris et al., 2005)。つまり，赤ちゃんラットによる吸乳は，母親にとってエサをもらうときと同じような主観的経験をもたらしたのである。このことから予想されるように，赤ちゃんラットは母ラットにレバー押しをさせる「報酬」にもなる。レバーを押すと赤ちゃんラットが1匹ずつ自分のかごに入ってくるということを学習した母ラットは，何度もレバーを押すようになるのである(Lee et al., 1999)。

　それでは人間の母親ではどうだろうか。子育て中の母親に自分自身の赤ちゃんの写真と他人の赤ちゃんの写真を見てもらい，その間の脳活動をfMRIで調べた研究がある(Strathearn et al., 2008)。この研究では，赤ちゃんが笑っている写真，泣いている写真，特に何の感情も表出していない中性的な写真などを事前に準備していた。その結果，母親の脳の報酬系は，自分自身の赤ちゃんの笑顔に特に強く反応することが明らかになった。他人の赤ちゃんの笑顔よりも自分自身の赤ちゃんの笑顔に特に強く反応したのは，視床核(thalamic nucleus)という部位や線条体(striatum)の被殻(putamen)とよばれる部位などであった。報酬に反応する部位としての線条体は，この節で繰り返し登場するので，名称を記憶しておいていただきたい。

　さて，上述の結果は母親が子育てをする「理由」について何を明らかにしているのだろうか。この研究から，赤ちゃんの笑顔を見ること自体が母親にとって報酬となっていることがわかる。私たちは報酬を獲得するためにそれに見合うコストを支払う(ネズミも熱心にレバー押しをする)。では人間の子育てのコストとは何だろうか。本来は嫌悪感をもよおす排泄物の処理，赤ちゃんの夜泣きによる睡眠不足など数え上げればきりがない。このような苦労があっても赤ちゃんの笑顔に癒されるという母親がいれば，それは上述の研究結果をうまくまとめているように思われる。母親による子育ては，(少なくとも部分的には)赤ちゃんの笑顔を見るのが嬉しいという理性的判断を超えた「理由」によって説明されるのである。

(3) 互恵的利他主義と対人的信頼関係

a. 囚人のジレンマと応報戦略

私たち人間は血縁関係にない者とも協力関係，相互信頼関係を形成することができる。このような協力行動の説明として提唱されたのが互恵的利他主義（reciprocal altruism）という考え方である（Trivers, 1971）。簡単に言うと，長期的関係にある二者がお互いに協力しあわないよりも協力しあう方がよいのであれば，相互協力が進化するという考え方である。これをもう少し正確に理解するために，囚人のジレンマ（Prisoner's Dilemma）とよばれる状況と，そこで有利となる行動について考えよう。

囚人のジレンマ状況は，共犯関係にある2人の囚人が黙秘するか自白するかというたとえ話を用いて説明されることが多いが，ここでは後の実験研究との関係を重視して囚人の登場しない説明を行う。協力行動とは自らコストを負って他者に利益を与える行為であった。そこで，2人のプレイヤーがそれぞれ1点の資源をもっており，お互いにその資源を相手のために使う（1点のコストを負う）かどうかを決定するゲーム的場面を考えよう。各プレイヤーが相手のために1点を使うと相手は2点の利益を得るものとする。お互いに協力し合えば，資源の1点を失うが相手から2点をもらうので，両者とも2点をもつことになる。お互いに協力しない（非協力する）のであれば2人とも1点のままである。相手が協力してくれるときに自分は非協力するなら，自らの資源の1点に加えて相手から2点をもらうので，最終的に3点を獲得できる。自らが協力したのに相手が協力してくれなければ，一方的に資源の1点を失い0点となってしまう。各プレイヤーの選択と得点の関係を表4-1のようにまとめたものを利得行列という。表4-1では上記の2人をそれぞれプレイヤーA，Bと記している。

囚人のジレンマ状況では，AもBも個人的には非協力を選ぶ方が得にな

表4-1 囚人のジレンマ・ゲームの利得行列

プレイヤーBの選択	プレイヤーAの選択	
	協　力	非協力
協　力	2 / 2	3 / 0
非協力	0 / 3	1 / 1

各セルの右上はプレイヤーAの得点，左下はプレイヤーBの得点

る。というのは，相手が協力しようと非協力しようと，自分自身は1点の資源を手元に残した方がよいからである。ところが，両者がこのように考えて非協力しあうよりも，2人とも協力しあう方が両者にとって望ましい結果となる。ゲーム理論の分野では，AとBがこのゲームを繰返し行うのであれば(二者間に長期的関係があれば)，相互協力の達成が可能であると考えられている。具体的には，各プレイヤーは応報戦略(tit-for-tat あるいは省略して TFT)として知られる行動規則にしたがって行動すればよい(Axelrod, 1984)。応報戦略とは初回は協力し，2回目以降は前回の相手の選択をそのまま真似するという行動規則である。このようにして自らの選択を行えば，協力的な相手とは長期にわたって相互協力を維持することができる一方，非協力的な相手から必要以上に搾取されることもない。

b. 相互協力・信頼の形成とその神経基盤

囚人のジレンマ・ゲームは，表4-1の得点を金銭報酬に置き換えることで，人々の協力行動を調べるための実験課題として利用されている。コンピュータなどを通じて，匿名の相手と協力・非協力を選びあってもらうのである。そうすると，相互協力を望ましいと考え，相手も同じように相互協力の達成を目指してくれるだろうと考える人は協力をとりやすいことがわかっている(Pruitt & Kimmel, 1977)。ここで，この説明が相互協力の達成を目指すという動機づけを仮定していることに注意してほしい。言い換えれば，ゲームで獲得する報酬とは別に，相互協力が達成されること自体に価値を見いだしているということである。このような動機づけの存在について検証するために，神経科学の手法を用いて協力行動の「理由」を探った研究を見てみよう。

実験の参加者に MRI の中で表4-1に示す囚人のジレンマ・ゲーム(1点は$1とされた)を行ってもらった研究では，相互協力が達成された場合にそれ以外の場合よりも参加者の前腹側線条体(anteroventral striatum)が活性化していた(Rilling et al., 2002)。金銭報酬の大小だけを考えれば，自分が非協力・相手が協力を選択した場合の方がより望ましい結果である。しかし，相互協力が達成されたときの方が線条体はより活性化していた。さらに，この実験ではコンピュータを相手に同じゲームを行う条件も設定されていたが，その条件では相互協力に相当する結果が達成されても特に線条体は活性化していなかった。

囚人のジレンマでの相互協力は，お互いに相手の協力的な意図を信頼し，それにこたえあった結果と考えることができる。では，相互信頼の形成にも報酬系が関与しているのだろうか。相手を信頼している者は，相手から搾取される

かもしれない状況に自ら進んで身を置くことができる。このとき相手が自分を搾取しなければ，相手が信頼にこたえてくれたといえる。例えば，囚人のジレンマ・ゲームで2人のプレイヤーが順に選択を行うとしよう。先手プレイヤーは，後手プレイヤーが自分の協力につけこまないと考えて（信頼して）協力を選ぶかもしれない。それに対して後手プレイヤーが実際に協力してくれれば，先手プレイヤーは後手プレイヤーが自分の信頼にこたえてくれたと思うだろう。

選択に順序のある囚人ジレンマでの先手プレイヤーの脳活動を調べた研究では，先手の協力に後手（コンピュータではなく実際の人間のプレイヤー）が協力を返したときに，先手プレイヤーの背側線条体の尾状核（caudate nucleus）が活性化していた（Rilling et al., 2004）。また，自分の信頼にこたえてくれた人の顔は，後から写真を見せられるだけで報酬系を活性化するという報告もある（Singer et al., 2004）。これらの結果は，他者が自分の信頼にこたえてくれることは，それがもたらす金銭的報酬を超えて，それ自体が報酬となっていることを示している。

上記の実験状況を後手プレイヤーの立場から考えると，相手が自分を信頼してくれた状況である。では，相手が運命を委ねてきたときに，なぜ後手プレイヤーはそれにつけこまないのだろうか。関連する研究を紹介する前に，そこで用いられた信頼ゲーム（trust game）についてまず説明しよう（図4-1(a)）。信頼ゲームでは，第1プレイヤー（図4-1(a)の○）は実験者から資源（X円）を与えられ，その一部を第2プレイヤー（図4-1(a)の●）に預けるかどうかを決定する。預けなければそのまま実験終了である。第1プレイヤーがx円（$0<x≤X$）を預けるならば，預けられたx円は実験者により定数cをかけることで増額され，第2プレイヤーに渡される。仮にcが3のとき第1プレイヤーが500円を預ければ，第2プレイヤーは実験者から1500円を渡される。第2プレイヤーはその1500円を2人の間で自由に分配することができる。第1プレイヤーが第2プレイヤーを信頼できなければ（お金を少ししか分配してくれないと思えば），何も預けないはずである。したがって，多くのお金を預けてもらった第2プレイヤーは，第1プレイヤーが自分を信頼してくれたと感じるだろう。

繰り返し信頼ゲームを行うプレイヤーの脳活動をfMRIにより調べた研究では，第1プレイヤーが前回よりも信頼する程度（第2プレイヤーに預ける資源の割合）を上昇させたときに，第2プレイヤーの線条体の尾状核が活性化していた（King-Casas et al., 2005）。そして，相手から信頼された第2プレイヤーは，それにつけこむのではなく，相手から信頼されるほど相手に返却する額を

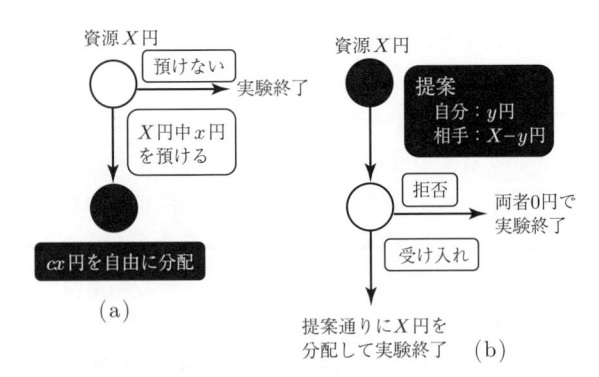

図 4-1 (a)信頼ゲームと(b)最後通牒ゲームの流れ

図の○と●は異なるプレイヤーを表す。また，図中の白い長方形の中の行動は○の行動オプションを表し，黒色の長方形の中の行動は●の行動オプションを表す。信頼ゲームの●は「○が自分を信頼してくれたこと」を前提としてお金の分配を行う。最後通牒ゲームの●は「○が提案を拒否する可能性があること」を前提にお金の分配方法を提案する。お金の分配に際して，信頼ゲームや最後通牒ゲームのような前提が存在しないゲームが本文中で述べている独裁者ゲームである。

増やしていた。このことから，第2プレイヤーの報酬系は，多くの金額を預けられ，それを自分のものにできるから活性化していたわけではないことがわかる。

　神経科学的研究の知見は，私たちの報酬系が相互協力・相互信頼の達成に反応することを示していた。相互信頼の個々の要素（自分の信頼に相手がこたえてくれること，相手から信頼されること）が主観的には報酬として経験されることで，それに基づく協力関係の達成が促進されると考えられる。

（4） 閉じた二者関係を超えた協力行動

　私たち人間の協力行動を特徴づけるのは，二者を超えた大きな集団での協力関係の形成と維持である。例えば，多くの狩猟採集社会では大型獣の肉はそれをしとめた人が独占するのではなく集団成員に平等に分配される。また，多くの民族で住居の建設・補修のために集団成員の協力がみられる。ここでは，特定の二者間での助け合いにとどまらない協力行動の進化を説明する2種類のモデルと，それぞれのモデルと関連する実証研究をみていこう。

a. 間接互恵性と評判

多くのプレイヤーが毎回相手を変えながら一対一の囚人のジレンマ・ゲームを行うと考えよう。毎回相手が変わるので応報戦略は使えない。それでも，相手の過去の行動の履歴(あるいは評判)は利用可能で，以前のパートナーに協力した人は善人・非協力した人は悪人とみなされるとしよう。善人には協力し・悪人には非協力するという人たちだけからなる集団では，非協力的な人は悪人とみなされ誰からも協力してもらえなくなるので，協力する方が得策である。過去のパートナーへの協力に誰か別の人が間接的に報いてくれることを間接互恵性(indirect reciprocity)とよぶ(Nowak & Sigmund, 1998)。進化ゲーム理論の分析により，悪人に非協力しても評判が下がらない(悪人扱いされない)のであれば，間接互恵性により集団内での高い協力率が維持可能であることが示されている(Ohtsuki & Iwasa, 2006)。

間接互恵性の議論の妥当性を確認するために行われた行動実験では，参加者は初対面でかつ将来のつきあいのない相手に資源を渡すかどうか(つまり，協力するかどうか)を決定した。その際，参加者には現在の相手が過去に他の参加者に協力したかどうかが知らされた。その結果，参加者は過去に自分以外の誰かに協力した人には協力し，協力していない人には協力しない傾向がみられた(Wedekind & Milinski, 2000)。つまり人々は現在のパートナーに協力するかどうかを決めるときに，その相手が自分以外の誰かにこれまでどのように振舞ってきたかを考慮するのである。

もう少し広い文脈で間接互恵性の議論について考えた場合，私たちは他者を善人・悪人に分ける評判のシステムをもっていると予測される。実際，ヒトの言語は，ゴシップによって集団成員の評判情報を流通させるために進化したとする説もある(Dunbar, 1996)。このような評判システムの存在を前提とすれば，私たちは自分の評判が悪くなるかもしれない状況に敏感だと予測することもできる。悪いことをしているところを他者に見られると，悪人のラベルをはられて誰からも協力してもらえなくなるからである。この考え方をさらに発展させると，私たちは他人の前では(もしくは，他人の目があるような状況では)悪いことをしないと予測することができる。

人々がどの程度協力的に振舞うかを調べたいのであれば，独裁者ゲーム(dictator game)を用いればよい。独裁者ゲームでは第1プレイヤーに一定額の資源が渡され，それを第2プレイヤーとの間で好きなように分配するように教示する(第2プレイヤーは分配されたお金を受け取るだけである)。この状況で

は,相手に仕返しされるかもしれないとか,協力に相手が報いてくれるだろうという余計な動機が混入しないはずである。ところが,コンピュータを通じてこのゲームを行うときに,画面に人の目を想起させる図柄を提示しておくと,なんと第1プレイヤーが相手に渡す額が多くなるのである(Haley & Fessler, 2005)。つまり,他人の目を気にすると私たちは協力的に振舞いやすくなるのである。

　社会心理学の近年の研究は,私たちが社会的排斥(ostracism または social exclusion)にとても敏感であることを示している(Williams, 2007)。悪人とみなされ協力関係から排除されることは,社会的排斥(仲間はずれ)にあうことと考えることができる。社会的排斥研究では,3人でボールをパスしあうゲームで,参加者にだけパスがまわってこない状況を作り,実験室で仲間はずれ状況を作り出すことがある。このようにして仲間はずれにされた参加者の脳活動を調べたところ,身体的痛みにも反応することが知られている前帯状皮質(anterior cingulate cortex もしくは ACC)とよばれる部位が特に活性化していた(Eisenberger et al., 2003)。しかし,ACC はさまざまなことで活性化するので,一概にこれが「痛み」に関連しているとは言い切れない。しかし,この実験では,痛みに耐えてそれをコントロールしようとするときに活性化する右側の腹側前頭皮質(ventral prefrontal cortex)も同時に活性化していた。さらに,ACC が活性化していた者ほど(そして腹側前頭皮質が活性化していなかった者ほど),実験の後に仲間はずれによる主観的苦痛の程度を高く報告していた。これらの結果を総合すると,社会的排斥に伴う苦痛は,身体的な痛みと同じものとして脳の中で処理されていると解釈できるだろう。

　社会的排斥とは反対に,他者が自分を受け入れてくれることは喜ばしい経験である。実際,他者が自分をポジティブに評価してくれたと知ったときと,金銭報酬を得たときの脳活動を比較検討した研究では,左側の線条体の尾状核と被殻がいずれの場合にも活性化することが示された(Izuma et al., 2008)。これら神経科学の実験結果をまとめると,皆から仲間はずれにされそうな状況では身体的痛みを処理するのと同じ脳部位で社会的危険を察知し,他者から受け入れられているという事実はそれ自体が報酬として経験されるということになる。これによって,私たちは協力関係の輪にとどまるよう強く動機づけられるのではないだろうか。このように考えると,これらの研究結果は,広い意味で間接互恵性の議論と一貫していると言えるだろう。

b. 強い互恵性と慈善活動・利他的罰

　間接互恵性のモデルでは，多数の人が含まれる社会を想定していても，そこで行われるゲームは一対一の囚人のジレンマであった。それに対して各人が集団全体に協力するかどうかを決定する場面もある。これは社会的ジレンマ(social dilemma)状況とよばれる(山岸，2000)。例えば，ゴミのポイ捨てによって町が汚れるのは誰にとっても望ましくないことなので，ポイ捨ては非協力行動である。しかし，誰かがポイ捨てをしているのを見た人が，応報戦略としてポイ捨てをしても問題は解決しない。社会全体でポイ捨てをしないという協力状態が維持されることはどのように説明可能なのだろうか。

　社会的ジレンマ状況で観察される私たちの協力傾向の説明として提唱されているのが，強い互恵性(strong reciprocity)とよばれる考え方である(Gintis, 2000)。この議論は，協力的集団に所属する方が非協力的集団に所属するより有利であるという事実から出発する。例えば，飢饉や天災のときに一致団結して協力しあうことができない集団では，成員の生き残りは難しいのではないだろうか。しかし，もし自分勝手をつらぬけるのであれば，協力率の高い集団に所属しつつ自分だけ怠けることが最善の生き方である。これをただ乗り問題(free-rider problem)とよぶ。ただ乗り問題を解決し高い協力率を維持するためには，集団の成員が協力的なだけでなく，非協力の芽を効果的に摘み取ることができなければならない。このため，強い互恵性の議論では，人間には①見返りの期待がなくても協力する傾向があり，②集団内の非協力者を自らコストを負ってでも罰する傾向があると想定されている。

　見返りのない協力行動の例として匿名の寄付が考えられる。参加者にさまざまな慈善団体の活動趣旨を示し，実験参加謝礼の一部を匿名で寄付するかどうかを尋ねた研究では，参加者が寄付するという決定を行うときに，腹側被蓋野(ventral tegmental area)と腹側線条体を結ぶ報酬を処理するシステムが活性化していた(Moll et al., 2006)。何の見返りもない善行を行うように私たちが動機づけられているというのは，自己利益の最大化を動機づけとして想定する合理的人間観と真っ向から対立する。そのため，結果の一般性を疑うむきもあるかもしれないが，慈善団体への寄付が脳の報酬系を活性化させることは，その後の研究でも確認されている(Harbaugh et al., 2007；Izuma et al., 2010)。

　これに対して，裏切り者を罰することは利他的罰(altruistic punishment)とよばれ，近年活発な研究の対象となっている。しかし，他者に罰を与えることがなぜ利他的なのだろうか。自分とは1回しかつき合わない相手を罰するとし

よう。それにはコストがかかるが，その結果，相手がそれ以降用心して非協力を慎むようになれば，将来その(元)非協力者とつきあう誰かが利益を得ることになる。このように，非協力者を罰する行為は，自らコストを支払って誰か見知らぬ相手(もしくは社会全体)に利益を与えることになるので，利他的と形容される。これまでの研究では，1度きりの社会的ジレンマ場面で非協力者を罰する人がかなりいることがわかっている(Fehr & Gächter, 2002)。

利他的罰に関する研究では，例えば，信頼ゲームの第1プレイヤー(図4-1(a)の○)に，自分の信頼を裏切ってほんのわずかな額しか返してくれなかった第2プレイヤー(図4-1(a)の●)を罰したいかどうか(自分の残りの報酬をいくらか使い，第2プレイヤーの報酬を減額したいかどうか)を尋ねる。この利他的罰を行っている最中の参加者の脳活動をPETにより調べた研究では，第1プレイヤーの背側線条体の尾状核が活性化していた(de Quervain et al., 2004)。自分自身で罰を与えなくとも，自分に対して不公正に振舞った相手が苦痛を味わう場面を見せられると，男性の場合には腹側線条体の側坐核(accumbens nucleus)が活性化したという報告もある(Singer et al., 2006)。これらの結果から，非協力者が何らかの罰を受けることはそれ自体が喜ばしいので，私たちはコストをかけてでも非協力者を罰するのだと考えられる。

大規模な集団での協力行動の進化を説明する強い互恵性の考え方によれば，人間には見返りの期待がなくても協力する傾向があり，コストを負ってでも非協力者を罰する傾向がある。神経科学の研究により，私たちが見返りのない協力行動(寄付)をするとき，非協力者を罰するときのいずれの場合にも，脳の報酬系が活性化していることが明らかになった。

c. 不公正な提案の拒否は利他的罰なのか？

この節の冒頭で，神経科学の手法は，外から観察しているだけではわかりにくい行動の背後にある動機づけを明らかにしてくれると論じた。協力行動の議論から脱線することになるが，このことをよく示す例として，上述の利他的罰と類似した行動である最後通牒ゲーム(ultimatum game；最後通告ゲームとも訳される)における拒否行動について考えてみよう(図4-1(b))。

最後通牒ゲームの第1プレイヤー(図4-1(b)の●)は，実験者から最初に一定額の資源(X円)を渡され，それを第2プレイヤー(図4-1(b)の○)との間でどのように分配するか決めるように求められる。第1プレイヤーの決定は，提案という形で第2プレイヤーに伝えられる。第2プレイヤーがその提案を受け入れれば，第1プレイヤーの提案通りに資源が分配されるが，第2プレイヤー

が拒否すれば2人とも何ももらえない。経済学者が想定する合理的な第2プレイヤーは，少しでもお金がもらえるのであればその提案を受け入れる(どんなに少額でも0円よりはましである)。そして，合理的な第1プレイヤーは，第2プレイヤーのこの反応を見越して分配可能な最少金額を相手に渡すと提案する。この経済学の予測に反して，多くの第1プレイヤーは平等かそれに近い提案をするし，多くの第2プレイヤーは極端に不平等な提案を拒否する。

この拒否行動は，一見すると先ほど議論した利他的罰と似ている。コストをかけて不公正なことをした相手の利益を減らすことになるからである。しかし，相手の利益を減らす(罰する)という側面は，最後通牒ゲームでの拒否行動の動機づけとしてさほど重要ではないかもしれない。というのも，相手の取り分を0円にすることができなくても，不平等な提案を拒否する(不当に低い分配額の受け取りを拒否する)人がいるからである(Yamagishi et al., 2009)。

もし動機づけが異なるのであれば，脳活動も利他的罰のときとは異なっていると予測される。実際，最後通牒ゲームで拒否した際の脳活動を調べた研究では，報酬系の活性化は報告されていない。不公正な提案は，嫌悪感(disgust)などのネガティブな感情とかかわる前部島皮質(anterior insula)の活性化と関連していた。前部島皮質がより活性化していた参加者ほど提案を拒否する傾向があった(Sanfey et al., 2003)。

最後通牒ゲームでの拒否行動に伴う脳活動は，利他的罰を行使する際の脳活動とは異なっていた。このような脳活動の差異は，それぞれの行動の動機づけが異なるのではないかという仮説に，行動実験だけでは得られない洞察を与えるものである。

(5) まとめ

この節では，私たち人間の社会的行動の中でも，他者の利益のために自らコストを負う行為(協力行動)に着目して，行動実験および神経科学研究の知見を紹介してきた。これらの研究の多くは，協力行動が報酬系とかかわっていることを示していた。言い換えれば，脳のレベルで見れば，私たちは物質的報酬を求めるのと同じ意味で他者との信頼構築などの社会的な報酬を求めるということである。このような社会的報酬への好みは，社会的選好(social preference)とよばれる(Fehr & Camerer, 2008)。そして，このような社会的選好の存在は，経済学者が想定していた自分の損得のことしか考えない合理人のイメージをくつがえすものである。最後に，このような研究を解釈する上で注意すべき

点について述べ,社会的選好研究の意義について考える。

この節の冒頭で報酬としての食物の働きについて述べ,その後に協力行動が報酬系と関わることを示す研究を紹介した。しかし,私たちが生得的に食物摂取に動機づけられているのと同じ意味で協力行動に動機づけられていると主張しているのではない。例えば,私たちの脳の報酬系はお金をもらっても活性化するが,生得的にお金を報酬と感じるとは考えられない。経験を通じてお金が食物などの第一義的な報酬の獲得に必要なことを知らなければ,お金は特定の図柄の入った紙切れにすぎない。同様に,本節で紹介した協力行動と報酬系の関係も,その多くは後天的に学習されたものと考える方がよいのではないだろうか。分配行動や利他的罰傾向に文化差が存在するという事実も (Henrich et al., 2006),この考え方を支持するように思われる。その一方,さまざまな社会で程度の差はあれ協力が維持され,非協力者が罰されることから,協力や利他的罰と「報酬」を結びつけやすい素地のようなものはあるのかもしれない。

本節では特に報酬系に着目したが,私たちの協力行動に関わるのは報酬系だけではない。物質的報酬と社会的報酬をはかりにかけて協力すべきかどうかを決めるときには,私たちの認知および感情が重要な役割をはたす。また,相手が自分の協力にこたえてくれるかどうか考えるときには,他者の心的状態について推論していることになる。これらの決定・推論を行う際には,前頭皮質のさまざまな部位や感情に関わる部位が活動している (Adolphs, 2010)。私たちが最終的に協力的に振舞うかどうかは,これらの部位を総動員して決めているのであり,単にうれしいから協力するといった単純なものではない。

このような解釈上の注意は必要ではあるが,私たちが社会的選好をもつという事実,そしてそれが脳の報酬系に基礎をもつという事実は応用的にも重要である。例えば,あらゆる報酬は常に効果をもつわけではない。食欲を満たす報酬が効果をもつのは空腹時である。同様に協力行動にもそれが報酬と感じられやすい条件があるかもしれない。このような関心に基づく研究は,人々がいかなる状況で協力しやすいかについて詳細な理解を提供するだろう。そして,そこで得られる知見に基づき実行される社会的施策が,人々は自分の物質的利益を最大化することにしか興味がないという前提で実行される施策と全く異なるものになるだろうことは想像にかたくない。例えば,社会的選好の存在を前提とすれば,人々が文字通り「喜んで」協力しあうような社会はどのようにして実現できるかという問題設定も現実味を帯びるだろう。協力行動への動機づけ(社会的選好)の存在を明示する神経科学の知見は,私たちの人間観だけでなく

実際の社会のあり方・設計の仕方にも大いに影響しうるのである。

4-2　コミュニケーションの心理学

　ここでは通信工学的なコミュニケーションとコード系の話から始めて，他個体の行動を制御するコミュニケーションと，社会において「わかり合う」コミュニケーションについて述べる。通信工学的コミュニケーションにおいては，情報の伝達が主要な問題である。コード系における信号とノイズの議論は，心理学において，知覚や学習，因果関係の推論の問題とかかわっている。コミュニケーション行動は，既存のコード系を利用して，他個体の行動を制御することによって，メッセージの送り手にとって有利な反応を起こさせることができる行動である。一方で人は社会的な存在であり，コミュニケーションは自分自身の目先の利益だけを追求して行われているわけではない。その意味では，人の脳は，社会のほうを向いているのだと言えるだろう。

（1）　道具としてのコミュニケーション
a.　コミュニケーションの基本的定義

　コミュニケーションの定義は多様であるが，「送り手から受け手への情報の伝達」という点に関しては，どのような定義も共通して認めている。また，情報をなんらかの物理的な形態（メディア：媒体）に変えるコード化と，物理的形態をメッセージに戻すデコード（解読）の過程が必要である。

　シャノン（Shannon, 1948）の「コミュニケーション（通信）・システム」（図4-2）は，この基本的な定義の元になるモデルである。このモデルは，送り手が文章の文字を1つずつモールス信号に変え（コード化），それを電波にのせて送信し，受け手は電波を受信してモールス信号を文字に変え（解読），文章として理解するというプロセスのモデルである。このプロセス自体は，現代の携帯電話でも全く変わりがない。携帯電話では，文字をモールス信号に置き換える代わりに，音声信号を一定の規則に従って2進法の電気信号に変えて送信し，受信側の携帯電話は，モールス信号を文字にするかわりに，受信した2進法の電気信号から一定の規則に従って音声信号を組み立てている。

　シャノンの「通信」モデルでは，情報の価値，つまり送信するメッセージの重要性は全く考慮されていない。意味のないランダムな文字列や雑音でも，「正しく」伝達することができるメカニズムとして「コミュニケーション」の

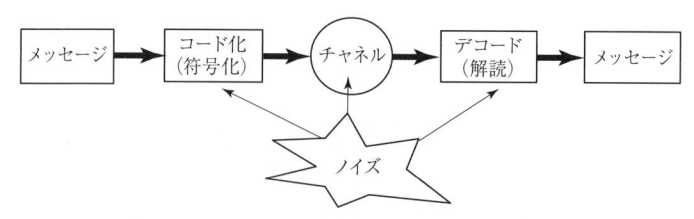

図4-2 シャノンのモデルに基づく通信モデル

シャノンの原モデルでは，ノイズはチャネルだけで発生している。

システムが考えられている。もちろん，このモデルが提案されるにあたっては，情報(文章や音声)には重要な意味があること，また送り手と受け手はその情報の送信と受信によって利益を得ること，の2つが暗黙に仮定されている。

b. コミュニケーションの目的

「情報の伝達」はコミュニケーションの必要条件である。しかし，情報が伝達されるだけでは，人の世界におけるコミュニケーションの定義としては十分ではない。ヒトを含めて動物の世界では，情報の送り手は，「特定の目的」を持って情報を「特定の受け手」に送っているだろうと考えられている。それは，「情報を送る」という手間を考えると，送り手は，情報を送ることで何らかの利益を得るのだろうという見通しがあるからである。

しかし，心理学者や動物学者は，ヒト以外の動物が「意識を持っている」とか，「目的をもって行動している」と考えることに対しては非常に慎重である。あとで述べるように，ヒトを含めて，動物はさまざまな非言語的手段によってコミュニケーションを行っているが，それは，ヒトや動物が「そのようにしたいと思って行動しているから」というわけではない。例えば，繁殖期にトリのオスの羽が派手な色彩に変わり，そこにメスが集まってくる場合，オスは，「メスを呼ぶという特定の目的」を持って羽の色を変えたわけではない。それでも，このようなトリの行動が「無目的」であるとは言えないだろう。

心理学や生物学では，「目的」の代わりに「機能」という用語が使われる。一般に，ある特定の行動が「目的」的であると言われるのは，その行動をとった場合に，その行動をとらなかった場合よりも，高い確率で特定の結果が生じるときであろう。このような場合，その特定の行動には，特定の結果を生じる機能があると考えられる。さらに，機能をもつ行動は，その動物にとって何か利益をもたらす行動であろうと考えられる。これは進化論における「淘汰」や，心理学の学習理論で説明される。生存に不利な行動をとる動物は平均的に

は早死にするであろう。また生存に不利な行動は学習によって次第に行われなくなるだろう。生存に不利な行動は子孫には伝わりにくい。生存に有利に働く行動は，その出現頻度が増加するだろう。また生存に有利な行動をする動物は長生きをし，繁殖の機会も多いから，生存に有利な行動は子孫に伝えられやすいだろう。つまり，現存する動物は，ただなんとなく動いているわけではなく，何か生存の役に立つ機能をもった行動をしているだろうと考えられるのである。

c. コミュニケーションの機能的定義

トリの繁殖期に限ってオスの色彩が派手になり，より派手なオスのほうが婚姻に成功する率が高いとすれば，この色彩変化はメスを効果的に呼び寄せる機能を持っていると考えることができる。これはいかにもコミュニケーションらしく見える。行動生態学者のハリディ(Halliday, T. R.)らは，コミュニケーションを，「平均すれば送り手が受け手の反応によって利益を得るような，ある動物から他の動物への信号の伝達」と定義している(Halliday & Slater, 1983)。この定義の特徴は，動物の行動から意図や目的といった主観性を排除するとともに，メッセージの送り手と受け手の行動を同時に視野にいれて，コミュニケーションを情報の受け手の一方的な知覚過程とする見方を排除している点である。

(2) コミュニケーションのキーワード

a. 信号，記号，コード

コミュニケーションには必ずコードが必要である。信号や記号という用語も使われるが，意味はどれも同じであると考えてよい。もともと意味のある事象(例えばリンゴ)と，もとは意味のなかった事象(例えば「リ」「ン」「ゴ」という3つの文字)が結びついているとき，後者の事象をコード，信号，記号とよぶ。コードをまとめたものが「コード系」である。意味のある事象をあらわす単語や，それを構成する漢字や仮名，英文字は自然発生的なコード系であるが，これらを効率よく伝達するために人工的に設計されたコードが作られている。例としてモールス・コードやユニ・コードがある。コミュニケーションが生じるためには，送り手と受け手が同一のコード系を共有していることが必要である。

b. コード系の共有

トリのオスの婚姻色は，メスに生殖行為を発現させる機能を持つコードであ

る。このようなコードは遺伝的に決定されており，同種の動物に共有されている。個々の動物が経験によって学習するコードは，ヒトと類人猿の一部を除いて，同種の個体によって共有されることが難しい。青い丸印をつつくとエサが出るが，赤い丸印をつついてもエサは出ない環境にハトをおくと，ハトは青い丸印だけをつついて効果的にエサをとるようになる。この場合ハトは，青丸と赤丸を，エサに関するコード系として学習したのである。しかしハトは，このようなコード系の存在を他のハトに伝えることはできない。

　ヒトの言語能力それ自体は遺伝的に規定されているが，コード系は学習によって獲得される。ヒトの言語は非常に高度なコード系であり，目の前にないもの，将来起こるかもしれないこと，条件つきの事象などについても語ることができる。同一のコード系(言語)の共有は，ヒトの小集団環境内では自然に生じるが，学習の機会のない，他集団が使用しているコード系(外国語)はしばしば習得が困難である。

c. メディア(チャネル)

　コミュニケーションにおいて送り手から受け手に送られるのは，コードによって表現された「情報」である。情報は物理的実在ではないため，なんらかの物理的実在(モノ，あるいはエネルギー)によって表現される必要がある。この物理的実在はメディア(媒体)とかチャネルとよばれる。メディアとチャネルは，テレビというメディアに複数のチャネルがあるように，本来は異なった概念である。しかし，「視覚メディア」とか「聴覚メディア」などと言われる場合，人間の視覚や聴覚というチャネルを通して情報を伝えるという意味と，光学的媒体や音響的媒体をつかって情報を伝えるという意味が重複しており，事実上，この両者は区別なく使われている。情報を伝達するメディアあるいはチャネルは，その生物の感覚器官によって知覚可能である必要がある。ヒトのコミュニケーションでは，主として視覚，聴覚，触覚のチャネルが使用される。

d. 信号とノイズ

　コミュニケーションの過程には「ノイズ(雑音)」が加わる可能性がある。電波の弱いところでは，携帯電話に雑音が入ったり，テレビの映りが悪くなったりする。人の言語コミュニケーションの場合でも，騒音の多いところでは相手の言葉が聞き取れないことがある。送り手が送った「メッセージ」と受け手が受け取った「メッセージ」の間に違いがあれば，それはすべてノイズである。ノイズはチャネルで生じるだけでなく，コード化の際(言い間違い，書き間違

4-2 コミュニケーションの心理学

	a	a以外
・—	1	0
上記以外	0	1

(a)

	a	a以外
・—	98	2
上記以外	6	94

(b)

	a	a以外
・—	hit	miss
上記以外	false alarm	correct reject

(c)

	a	a以外
・—	52	48
上記以外	46	54

(d)

図4-3　コード系の模式図

い)や解読の際(聞き間違い,読み間違い)にも生じる。

　モールス・コードでは,短点1つと長点1つの組み合わせは「a」を表すと決められている。送り手が短点1つと長点1つを送信した場合,受け手はこれを短点1つと長点1つと認識する必要があるが,場合によっては短点2つであるように聞き違えるかもしれない。逆に,送り手は間違って短点を2つ送信することがあり,受け手はこれを「a」ではないと認識するべきであるが,間違って「a」と認識することもありうる。

　図4-3は信号とノイズの関係を表している。図(a)は設計されたコード系であるが,実際には例えば図(b)のようなことが生じる。ここでは送り手は「a」を送信したつもりであるのに100回中2回は「a」以外の文字に誤認され,また,「a」を送信したつもりではないのに100回中6回は「a」と誤認されている。このような表は,随伴性(contingency)といわれる概念を表現している。「信号検出理論」においては,aのコードを正しくaと認識した場合はヒット(hit),aのコードをaでないと誤って認識した場合はミス(miss),aでないコードを正しくaでないと認識した場合はコレクト・リジェクト(correct reject),aでないコードを誤ってaと認識した場合はフォールス・アラーム(false alarm)とよばれる(図(c))。ミスやフォールス・アラームが多数生じると,コードの弁別性が失われ,コードとして機能しなくなる(図(d))。動物にとって,環境内に随伴性を見いだすことは死活問題であると言える。受け手にとって「わかりやすい」コードは,メッセージの送り手にとって利益になる(海保, 2010)。

(3) 人のコミュニケーション
a. 言語の発達と機能
　成人の言語コミュニケーションは非常に高度であるが,新生児には言語活動がない。したがって発達の過程のどこかで言語が生まれ,育ってくるに違いな

い(2章3節「言語と脳」参照)。言語発達の道筋はどの言語文化においても,聴覚障害があって音声言語を獲得できない子どもの場合であってさえ,共通しており,脳神経系の発達によって,いわば生得的な過程として現れてくるものと考えられる(Pinker, 1994)。近年の研究によれば,1歳から2歳くらいまでの子どもは,人間が言語として使用するすべての音を弁別して聞き分け,また発話することができるが,その後,それぞれが所属する言語文化の環境に応じて,使用されない音は弁別も発話もできなくなる。これにはおそらくシナプスの刈り込みといわれる現象が関与していると思われる。つまり新生児は,生存環境の潜在的多様性に備えて,さまざまな可能性を処理する準備をするのであるが,環境の性質が限定されるにしたがって,使われそうもない情報処理を担当するシナプスは消去されていく。

　言語コミュニケーションの機能は2つに大別されてきた。欲求を実現する機能と他者と関わりを持つ機能である。前者は,幼児が「ミルク」と言う発話でミルクを要求するように,他者に対して自分の欲求を伝え,他者の援助によってその欲求を実現しようとする機能である。欲求対象のコードを間違えると満足は得られない。指し示される欲求の対象と,それを指し示す単語あるいは文との間には,正確な対応関係が必要である。言語的コードである単語や文は,ヒトの生活において重要な事象を正確に指し示す必要がある。この対応関係は一つの言語文化内で共有されており,対応関係の変更には強い制約がある。欲求の対象はモノだけでなく,情報である場合もある。道を尋ねるなどの言語行動は,欲求実現機能である。

　一方,他者と関わりを持つ機能の典型は,「あいさつ」である。あいさつにおいては,特定の単語が特定の事物を指し示さねばならないという約束は厳しくない。「おはようございます」「よいお天気ですね」「お出かけですか」「やあ」など,いずれも,これ以外の単語では目的が達成されないということはない。あいさつは,次に述べる非言語コミュニケーションによって代替することができる。

b. 非言語コミュニケーション

　人の非言語コミュニケーション研究は,動物のコミュニケーション行動の研究に触発されて始まったといえる。そのような古典的な例の一つはダーウィン(Darwin, C.)が進化の状況証拠の一つとして提出した,顔面における感情表出である(Darwin, 1872)。敵に対して歯をむき出すサルの威嚇の表情は,ヒトの怒りの表情によく似ている。ダーウィンはこれを進化の状況証拠と考えた。威

嚇の表情は,「それ以上近づいたら攻撃するぞ」という信号であって,攻撃行動そのものではない。敵に対して攻撃行動をとれば,たとえ勝利しても自分も傷を負い,損失を被るだろう。威嚇という信号によって,敵が去り,実際の攻撃行動を避けることができれば,コストを大きく削減することができる。

　ヒトの顔には多数の表情筋があり,さまざまな感情を区別して表出している。顔の表情は,他者の感情状態を推測するのに役に立つというだけでなく,表情が変わると他者の行動が変化するから,コミュニケーション行動であると言える。

　言語コミュニケーションとは異なって,非言語コミュニケーションはヒトにおいても,意識されずに行われている場合が少なくない。瞳孔は副交感神経系の作用で目に入ってくる光量に応じて調整されるが,これとは別に交感神経系の作用によって,対象への注意や対象の快不快によっても調整されている。ヘス(Hess, E. H.)は,興味のある対象を見るときには,興味のない対象を見るときにくらべ,実験参加者の瞳孔が拡散する(黒目が大きくなる)ことを見いだした。さらにヘスは,女性の顔写真を用いて,瞳孔が広がった黒目がちの写真のほうが,瞳孔が小さい写真の場合より男性に好まれること,また男性はその写真を好ましいと判断する際に瞳孔の大きさが異なっていることには気がついていないことも見いだした(Hess, 1965)。つまり平均的に見れば,女性が特定の男性に興味をもった場合には,その男性はその女性を好ましいと思う確率が高くなるだろうと考えられる。ここには意図的な操作はまったく含まれていない。

c. 説得コミュニケーション

　コミュニケーションには必ず送り手と受け手の二者が必要であるから,心理学の中でも社会心理学の領域で取り扱われることが多い。社会心理学における一つのテーマが「説得コミュニケーション」である(深田, 2002)。これは,「コミュニケーションによって他者がもつ既存の信念や価値観,態度を修正したり,あらたに特定のものを持たせたりしようとする行為」である。この場合の「コミュニケーション」は狭義の,つまり情報の伝達という意味で使われているが,説得コミュニケーションの定義は全体として,はじめに述べた機能的定義,つまり送り手の利益になるようにメッセージの受け手の行動を変えるという定義に近い。

　説得コミュニケーションの研究が行われるようになったきっかけは,言語を用いて自分の考えを述べ,他者の賛成を得ることを重視する,合理的でデモク

ラティックな思想が主流になったことであろう。一方，説得コミュニケーションは，商業的あるいは政治的宣伝によって購買行動や投票行動をメッセージの送り手の利益になるようにコントロールする手段にもなりうる。この場合には言語だけでなく，非言語のメッセージも使用される。行動生態学者であるクレブス(Krebs, J. R.)とデイビス(Davis, N. B.)は，動物のコミュニケーションは「広告」に似ていると述べている(Krebs & Davies, 1993)。つまり，広告においては本当かウソか，あるいは情報量が多いか少ないかとは無関係に，メッセージの受け手の行動が送り手に有利になるように変化するということである。

d. 知覚的判断とコミュニケーション

クレブスとデイビスは，前方から酔っぱらいが近づいてきたとき，私たちは彼を避けるように進路を変えるが，これはコミュニケーションではないと述べている。前方からキツネがやってくるのが見えてウサギが逃げた場合，キツネは自分の姿の情報を送信してウサギに逃げるように指示したわけではない。ウサギは環境内に特定の刺激(キツネ)を発見し，危険を予測したから逃げたのである。このように，情報の送り手の利益とは無関係に，送り手に関する情報を受け手が利用して，利益を得る場合がある。これはコミュニケーションではなく，知覚的判断であると考えられる。しかし現実には，とりわけ人の行動の場合には，外界の刺激の知覚による行動の修正をコミュニケーションの枠から外すことは難しい。先の酔っぱらいの例でも，酔っぱらいのまねをして他の通行人の行動を妨げることに快を感じている場合には，あるいはだれかに介抱してもらうことを期待して酒を飲み，酔っぱらったとのだとすれば，これはコミュニケーション行動であると言ってもよさそうである。

他者の存在や他者の行動を知覚することによって，私たちは知らず知らずのうちに自分の行動を変えている。例えば，私たちはよく知らない人と話をする場合には遠い距離をとる(Hall, 1966)。これは私たちが，相手の既知性を判断して対人距離を調整しているのであるが，その既知性を判断する手がかりには，相手が私たちに対して示している表情や動作が含まれている。その意味では，相手は，その表情や動作によって「私にもっと近づけ」とか，「私に近づくな」と，信号を送っていると考えてもよい。そうであるとすれば，これはコミュニケーションの中に含めて考えることができるだろう。

どこからがコミュニケーションで，どこからが知覚の過程であるかを厳密に決定することは難しい。心理学の領域ではややあいまいに「非言語行動」という用語を使い，必ずしもコミュニケーションとは言えない「対人知覚」を含め

て，非言語コミュニケーションの研究対象とすることがある(Argyle, 1975)。

(4) コミュニケーションと他者の利益

コミュニケーションは，情報の送り手に利益が生じる行動であるから，コミュニケーション行動は，個体の利益をはかるという功利主義の原理によって説明されるはずである。しかし他者に向けられる人の行動の中には，自分自身には利益がなく，他者に利益が生じるように見えるものが少なくない。体験によって得られた知識は自分自身に利益を生み出すが，知識を他者に伝えることによって，他者は体験のコストなしに知識を得ることができる。なぜ貴重な体験によって獲得した知識を，ヒトは他者に分け与えるのだろうか。これは，ヒトが社会集団を形成しなければ生存が不可能な動物であることに起因すると思われる。

a. 分業による利益

動物としてのヒトは，一人では最低限の衣食住の欲求を実現することさえも困難であり，何をするにも専門の知識・技能が必要である。アダム・スミス(Smith, A.)が『国富論』を「分業」のメリットから書き始めているように，集団は分業を産み，また分業は集団を必要とする(Smith, 1789)。ヒトが生存のために集団の一員でありたいと望むことは，衣食住の欲求充足だけでも，十分に動機づけられる。自分が得た利益であっても，それを独り占めしたのでは人の集団は成り立たない。それどころか，自分では活用できない知識を，集団の他のメンバーが活用して，集団に大きな利益をもたらすことがあり得るだろう。この大きな利益が集団の成員に分配されるとすれば，集団の利益は自分自身の利益に直結する。このような場合，集団の利益が個人の利益に優先しているとは言えないだろう。

b. 愛他行動

今日の生物学は淘汰の圧力は個体にかかると考えている。もしも利己的な行動をとらず，他者の利益のためになる行動をとる個体があったとすれば，そのような個体は子孫を残す機会が少なくなる。したがって，利他的な行動の遺伝子があったとしても，淘汰されてなくなるだろう。しかしアリやハチなど真社会性とよばれる昆虫では，自分では子孫を残さない働きアリや働きバチのカーストが存在するし，また，多くの動物に「他個体に協力して利益を与える行動」すなわち愛他行動(altruistic behavior：生物学では利他的行動と訳される)とよばれる行動が見られる。このような行動を，個体の利益によって説明する

ことができるだろうか。

「血縁淘汰」の理論は愛他的行動の説明の一つである（4章1節も参照）。これは，生物の最終的な目標が自分自身の遺伝子の複製を残すことであるとすれば（Dawkins, 1989），自分自身の生存よりも3人の兄弟姉妹の生存や，9人のいとこの生存のほうが高い遺伝的価値（包括適応度）をもつという考え方である。子は母親と父親から半分ずつの遺伝子を受け継ぐので，平均的に見れば兄弟姉妹2人の遺伝子的「価値」は自分自身の遺伝子的「価値」と等価になる。だから兄弟姉妹が3人いれば，それらの遺伝子的価値の合計値は平均的には自分自身の価値より大きくなる。つまり，自分の利益を計るより，多くの兄弟姉妹の利益を計るほうがトクになるということである。

しかし，現代の国家のような大きな人の集団において，ほとんど血縁関係のない他者に対しても愛他行動が生じることは，包括適応度では説明が難しい。ダーウィンは生存に有利な形質や行動が子孫に受け継がれると考えた（自然淘汰）。しかしどう考えても，生存に有利であるとは思われない形質や行動が受け継がれている例がある。ダーウィンは，そのような形質や行動は異性に好まれるために受け継がれるのだと考えた。これは「性淘汰（性選択）」とよばれる（Darwin, 1859）。性淘汰の合理性を説明するためにハンディキャップ仮説を提案したザハヴィ（Zahavi, A.）は，愛他行動もハンディキャップ仮説で説明することを試みている（Zahavi & Zahavi, 1997）。性淘汰におけるハンディキャップ仮説とは，生存に不利に見える形質・行動をもつことを示すことにより，他に遺伝的に優れた形質があることを異性にアピールする効果があるという仮説である。ハンディキャップ仮説によれば，愛他行動を示す個体は，他者に利益を与えることで損失が生じても，それを上回る利益を得ているはずだという理由で異性に選ばれる確率が高くなり，その結果として，愛他行動が子孫に受け継がれるというのである。

c. 模倣と共感

多くの人は程度の差はあっても，ひとりぼっちでいるよりは仲間と一緒にいるほうがうれしいようである。仲間であるためには，仲間のメンバーの行動と同様の行動をとることができたほうがよさそうである。そのため，集団生活を前提にして生きているヒトという動物は，生まれつき他者の行動を模倣することができ，これによって容易に集団に所属することができるという考え方がある。

・新生児の表情模倣

　私たちは他者の顔の表情に敏感である。したがって，私たちは自分の顔についても，感情を適切に表現することができなければならないだろう。誕生直後の新生児が，周囲の大人の顔の表情を模倣するという研究報告がある(Meltzoff & Moore, 1977)。新生児の視力は未発達であるから大人の顔の表情を見分けることができないという反論もあり，また，模倣しなかったというネガティブな報告もあって，誰でもが認める事実とは言えない。それでも，ヒトの新生児が，ヒトの顔やそれに似た視覚刺激に対して，特異的な識別力を持っているという考え方は広く受け入れられている。幼児は発達の初期からヒトの顔に似た視覚刺激に注意を引かれる（竹原・野村，2004）。多くの動物（ほ乳類）では，同種個体の顔画像を呈示したときに特異的に反応するニューロンが存在すること，また顔の方向や視線方向に特異的に反応するニューロンがあることが知られている。ヒトの幼児もまた，他者（養育者）の視線には早期から敏感に反応する。

・心のモデルと共感性

　集団生活においては，集団内の他の個体の「意図」を知ることが必要であろう。この「意図」は多くの場合，その個体が次の瞬間にどちらに移動するか，何に手を伸ばすかという行動のプランとして理解される。多くの場合，動物は視線が向く方向に移動し，その方向にある対象を操作しようとする。他者の視線方向を観察すれば，その個体の行動の意図を知ることができると言ってよいであろう。例えば，目の前の人物が視線を一方に向けたとすれば，その視線の先にはその人物の注意を強く引きつけるものがあるはずであり，次の瞬間にその人物がその方向に向かって移動したり，手を伸ばしたりする可能性はかなり高いだろう。

　多くの幼児は，他者の視線方向がもつ「意味」を理解する。バロン＝コーエン(Baron-Cohen, S.)は，3，4歳児であれば，何種類かの菓子がおいてあって，他者がそのうちの特定の菓子を凝視しているとすれば，その人物はその菓子が欲しいのであろうと推測することができると述べている(Baron-Cohen, 1995)。他者の視線が特定の事物へと動くとき，私たちはつい，その方向を見てしまう。これは共同注意とよばれる現象である。他者の視線への注意は，他者の心の理解において大きな役割を果たしている。バロン＝コーエンは，広く「自閉症」とよばれる症状をもつ幼児においては，他者の視線の方向の弁別力には問題がないのに，他者の視線から他者の興味の対象を推測することが難し

いことを示した。彼によれば，私たちが他者の意図を理解するのは，私たちが心の中に，他者の心の働きのモデル，つまり心のシミュレータを構築するからであるという。自閉症といわれる症状をもつ人々は，他者の心のモデルを構築することに障害があり，他者の行動の意図が理解しにくいために，社会生活が困難になることがあるという。

・模　倣

初期の学習心理学においては，動物はなにかを自分で実際に体験することによって，新しい知識や行動を身につけると考えられていた。先に挙げたハトの学習がその例である。しかし，自分自身の体験ではなく，他者の行動を観察することによっても，新しい知識や行動を身につけることができる。ハトの場合も，学習中のハトを観察することによって，他のハトの学習が促進する可能性がある。

非常に多くの動物において，「社会的促進」とよばれる一種の模倣現象が見られる。ヒトは自分で行動しなくても，他者の行動を見て，その行動を模倣することができる。しかし，模倣すること，つまり他者と同じ身体運動を行うことは，どのようにして可能になるのだろうか。

他者の行動の模倣がなぜ可能なのかを説明することは，それほど容易ではない。中枢神経系の構造上，筋肉の末梢神経を通って中枢神経系に至るフィードバックがなければ，私たちは自分自身の筋肉の活動を知ることができない。したがって，末梢からのフィードバックなしに，脳の中で他者の視覚的イメージと自分の運動イメージとが自動的につながるということは考えにくい。先に述べた新生児が養育者の表情を模倣する現象は，末梢からのフィードバックによる以外の制御の存在を暗示している。

リゾラッティ(Rizzolatti, G.)らは，マカク(ニホンザルと近縁のアカゲザルの一種)の脳(前頭葉運動前野)に「ミラー(鏡)ニューロン」とよばれる神経細胞を見いだしている(Rizzolatti & Sinigaglia, 2006)。このニューロンは摂食行動や社会的行動に関わる動作について，自分自身が動作を行う時だけでなく，他者が同様の動作を行うときにも活動する，運動性でありながら同時に感覚性をも示す，特異なニューロンである。このようなニューロンが存在すれば，他者の動作の知覚によって自動的に，他者と同一の動作を行うことができると考えられる。つまり他者の動作の模倣は，直接かつ自動的に生じるということになる。ヒトの脳にマカクで発見されたものと同一のミラーニューロンが存在するかどうかは，まだわかっていないが，リゾラッティらによれば，ヒトの脳にも

これと同様の機能をもつニューロンが存在することが推定されている。ミラーニューロンは他個体が単に口を動かすだけでは反応せず，エサを摂取するという状況があるときに反応する。これは他者の行動が生存に関わる意味を持つときにミラーニューロンが活動するということであるから，他者の行動の意図の理解にもミラーニューロンが関わっている可能性がある。

(5) まとめと課題

人のコミュニケーション行動において中心的な話題は，コード系と利益と進化である。事象の随伴性に関する知識の獲得と利益の評価について，脳がどのような処理をしているのかを考えてみよう。また，コミュニケーション行動の進化についても考えてみよう。

4-3 対人心理学

人間は社会の中で生まれ育ち，さまざまな人々と出会い知り合いかかわりあう。そして，いろいろな人を好きになり，特定の異性と恋に落ち，結婚して家庭をもち，子どもをつくり育て，年老い，死ぬ。人間関係の中で一対一のものをとくに対人関係(interpersonal relationship)とよぶ。社会は無数の対人関係によってつくりあげられている。対人心理学は対人関係に関する心理学的研究であり，対人知覚，対人認知，対人感情，対人行動，対人コミュニケーションなどの領域が含まれる。この節では対人魅力と対人感情を取り上げる。対人感情については好きになることと愛すること，利他心について解説する。

対人魅力や恋愛は大学生にとって大きな関心事の一つである。また，他者の心の痛みを感じ取り他者を思いやる心である利他心(愛他心)は社会生活の潤滑油であり，人として生きる上で大切な感情であり養うべき態度である。ここでは対人魅力，好きになること愛すること，利他心について主に社会心理学において今までどのようなことが言われ，これまでの研究からどのようなことがわかってきたかを概観する。とくに近年進歩が著しい脳研究の知見や進化心理学からの見方にもできるだけふれることにする。

(1) 対人魅力

対人魅力(interpersonal attraction)は「人が他者と一緒に時間を過ごしたい理由」(Westen, 2002)と定義されているが，文字通り人をひきつける力であ

り，誰かに魅力を感じている状態はその人への軽い関心・興味から，好きになること，一目ぼれ，「ぞっこん」までさまざまな程度がある。

対人魅力に関する心理学研究は1900年代半ばから始まった。近接性と対人魅力との関係を調べたフェスティンガー(Festinger, L.)らの研究は1950年，態度の類似度と友人選択との関係を調べたニューカム(Newcomb, T. M.)のベニントン研究は1961年，態度の類似度と対人魅力との相関関係を確かめたバーン(Byrne, D.)の研究は1965年，好かれる性格特性に関するアンダーソン(Anderson, N. H.)の研究は1968年，男性に吊り橋を渡らせて生理的喚起が女性の魅力を引き起こす要因となることを確かめたダットンとアロン(Dutton, D. G. & Aron, A. P.)の研究は1974年に発表されている。そして，バーシェイドとウォルスター(Bersheid, E. & Walster, E.)が対人魅力についての最初の心理学専門書を出版したのが1969年である。その日本語訳が出版された1978年前後から日本で対人魅力に関する研究紹介がなされるようになり，1990年代に入ると対人魅力についての研究が急速に発展し，社会心理学における一つの分野となった(奥田1997)。

これまで対人魅力を引き起こす要因について多くのことが言われており，以後の研究により修正・否定された説も少なくない。また，新たな知見や研究動向により重要度が変化した項目もある。例えば，ある米国の心理学教科書[注1]の対人魅力の節では，「対人魅力について文字通り何百もの研究がある」(Bootzin et al., 1986, p.739)と述べたのち当時の主要な学説を表4-2のようにまとめている。

表4-2にあげた5つの要因は影響力に違いがあり，他の要因と組み合わさると効果が弱くなるものがある。また，男女差や文化差があり，短期的な対人関係をつくりあげる場合と長期的な対人関係をつくりあげる場合とで異なる影響の仕方をするものもある。こうしたことがこれまでの研究で指摘され明らかになっている[注2]。

ウェステン(2002)は彼が書いた心理学教科書の中で，対人魅力を規定する要因を近接性(proximity)，対人的報酬(interpersonal reward)，類似性(similarity)，身体的魅力(physical attractiveness)に絞り，最近の脳研究や進化心理学

（注1）　米国の心理学教科書"*Psychology Today : An Introduction*"は数年おきに改訂されているが，対人魅力研究についてのレビューは改訂ごとに書きかえられており，その時点の主要学説を知ることができる。1975年版が日本語に翻訳されて1977年に出版されており，対人魅力の章は穐山貞登が翻訳した。『図説現代の心理学6 社会心理学』（講談社）を参照されたい。

表 4-2 対人魅力を引き起こす要因のリスト
(Bootzin et al., 1986 を一部改変)

われわれは次の人々にひきつけられる
1. 概ねわれわれ自身と類似している。(類似性)
a. 意見や態度や行動選択がわれわれと一致する。
b. 魅力の程度がわれわれ自身と同程度と思える。
c. われわれの集団や共同体における地位がだいたい同じ。
d. 年齢がだいたい同じ。
2. 身体的に魅力的である。(身体的魅力)
3. われわれを好きである。
4. われわれがよく会う(親近性)。
5. 近くにいる(近接性)。

の知見や見解をとりいれながら、批判的に論じている。ここでは彼の議論を参考にしながら、対人魅力の要因や効果についてみていくことにする。

a. 近接性あるいは親近性

ボサード(1932)がフィラデルフィアの結婚届けを分析したところ、カップルの3分の1が5ブロック以内に住んでいたという。宿舎の部屋と教室の座席がアルファベット順となっていたメリーランド州警察の訓練生44人に親しいクラスメートを3人あげさせたところ、アルファベット順で近い姓をもつ者どうしが友人となりやすいことがわかった(Segal, 1974)。恋人や親友のきっかけとして「運命の出会い」を信じようとする者は少なくないが、そうした人々が歩ける範囲に住んでいることが少なくない(Westen, 2002)。

対人魅力の要因として近接性を論じる際には、近接性それ自体が対人魅力を生みだすわけではないことに注意すべきである。近くにいる人ほど目にする機会が多くなり、コミュニケーションが容易であり、いろいろ関わりあう機会ができやすくなる。ザイエンス(1968)は、見たり触れたりする回数が増えると、そのものへの好意が増すという単純接触(mere exposure)の効果を実験により確かめている。

対人魅力と近接性との関係に関する代表的研究として知られるフェスティンガーら(1950)の研究も単純接触効果を検証したものと言える。フェスティンガ

(注2) 日本における対人魅力の入門書としては松井(1993)、奥田(1997)をお勧めしたい。どちらも国内外の研究をわかりやすくレビューしているだけでなく、自らの興味深い研究の成果を解説している。とくに類似性、身体的(外見的)魅力、近接性についてなされた研究を整理し、総括的な議論をしている点に特徴があり、対人社会心理学研究への入門としても役立つ。

ーらの研究が示唆しているのは，近くいることよりもよく出会うことが対人魅力を規定しているということである。彼らがマサチューセッツ工科大学の寮で友人関係の調査をしたところ隣同士が友人となるケースが最も多いことがわかったが，同時に入口が他の部屋と反対にある部屋の住人はその建物内に友人が少ないことがわかった。近くにいてもあまり顔を合わすことのない者同士では友人となりにくい。近接性より親近性の方が対人魅力を規定しているということである。

そばにいる人に気軽に話しかけることのできる状況や近くにいる者どうしで一緒に何かをしなければならないような慣習・規則がなければ，近くにいる人よりもコミュニケーションをよくする人の方が友人になりやすい。携帯電話やインターネットで話をしたりメールをやりとりしたりする現代では，近接性の要因はあまり働かなくなっているように思われる。

進化心理学の立場からみて，親近性が高い相手は安全な相手といえるから，そうした相手を伴侶にしたり同盟関係を結んだりすることは意味がある。一方，最初の出会いで嫌いになった相手に対しては，その後その気持ちを払しょくさせる出来事がなければ，近接性や親近性はかえって嫌悪感を増大させることになる(Klinger & Greenwald, 1994)。

長期的な人間関係を維持する上では，資源，要求，行動スタイルにおける補完的関係[注3]が絆となることがある(Dryer & Horowitz, 1997；Pilkington et al., 1991)。社会学者のウィンチ(1958)は社交的で支配的な性格の人が恥ずかしがり屋で服従的な性格の人と補完関係を結ぶのは自然なことであると論じている。

b. 対人的報酬と社会的交換

人は自分にとって有益な者を好きになる。その人とかかわることにより経済的にせよ精神的にせよ何らかの報酬が得られるなら，人はその人とますますかかわるようになる。こうした考えは対人魅力における強化理論とよばれる。強化理論では対人魅力はその者との相互作用により得られる報酬の程度によって決まるとされる。ロットとロット(1974)は実験によりその説を支持する結果を得た。彼らは小学校の1年生と3年生に，それぞれのクラスで3人一組になってチーム対抗のゲームをさせた。その際，予め決められた特定のチームが勝つ

（注3）　ギブアンドテイク，需要と供給，相手が求めるものを自分がもっているという関係。例えば，几帳面で神経質な者と鷹揚だが図太い神経の持ち主は性格の面で補完的関係にあると言える。

ように仕組まれていた。ゲームの後しばらくしてから子どもたちに，もし家族旅行にクラスメートを誘うことになったら誰と行きたいかたずねたところ，ゲームの際のチームメンバーを指名した子どもの割合は勝ったチームの方が負けたチームよりはるかに大きかった。

相手とかかわることにより得られる報酬がその人に対する魅力を決めるという考えは，特定の性格，態度，能力，社会的地位がなぜ対人魅力を生むか説明する際にも有効である。アンダーソン(1968)が100人の大学生に555の性格特性を提示して調べたところ，「誠実」「正直」「物わかりのよい」が好かれる一方，「嘘つき」「見かけ倒し」「卑劣」が好かれないことがわかった。奥田(1986)は対人魅力と態度との関係を実験により検討し，利己的態度より利他的態度の方が好意度が高いことを確かめた。嘘つきや卑劣な人よりも誠実な人や正直な人が，また，利己的な人より利他的な人が，つきあう上で一緒に仕事をする上で頼りになるし，また，そうした人を友とすることは社会的に望ましいことといえる。他にも，能力が優れた人や社会的地位の高い人も大いに頼りがいのある友となるだろう。

社会学者のホーマンズ(1961)らが唱える社会的交換理論(social exchange theory)から対人魅力を説明する際にも報酬という概念が使用される。社会的交換理論は，ある人と関わりあうことにより得られる報酬がコストを上回れば上回るほど，つまり利潤(＝利益－損失)が大きいほど対人魅力を感じると説く。この説も対人的報酬から対人魅力を説明しようとするものと言える。

c.「類似性効果」と「望ましさ効果」

類似性と対人魅力の間に強い関係があることを実証した研究としてニューカム(1961)とバーンとネルソン(1965)の研究は社会心理学者によく知られている。ニューカム(1961)はベニントン大学に入学した女子学生を対象に友人関係の調査を行い，態度の類似性が友人関係に大きく影響していることを見いだした。バーンとネルソン(1965)は大学生に12の事項に対する態度について質問した後，数週間から数か月たったあとで彼らを呼んで，実験をした。その時，実験協力者となった大学生は，ある学生が記入したと思われる回答用紙を見せられ，その学生をどのくらい好きになれそうか答えた。提示された回答用紙は予め当該の実験協力者の回答を基に，実験計画にあわせて当該の実験協力者との類似度が決められたとおりに回答が記入されていた。実験の結果，どのくらい好きになれそうかという程度(対人魅力の度合い)が相手との類似と有意な強い生の相関があった。

こうした類似性が対人魅力に影響を及ぼすことを確かめた社会心理学研究により，1970年代後半から1980年前半にかけて出された心理学の教科書や専門書では，『サイコロジー・トゥデイ第6版』(表4-2参照)のように類似性が対人魅力の主な要因の一つであるかのように扱われた。しかし，その後，対人魅力についての「望ましさ効果」(ある特性が望ましい相手を好きになる)と「類似性効果」(ある特性が自分に似た相手を好きになる)を比較した実験から，それを疑問視する結果が得られた。性格が対人魅力に与える「望ましさ効果」と「類似性効果」を実験的に比較した研究から，前者が後者よりはるかに強く支配的であり，後者の影響はほとんどないか，あってもごくわずかしかないことがわかった(Hendrick & Brown, 1971；中村，1984)。

　また，身体的魅力の主観的判断が同程度の相手を好きになるという説もあるが，ダンスやデートの相手を選ばせる実験からは否定的な結果が得られている(Walster et al., 1966；松井・山本，1985)。これに対し，実際にカップルとなっている男女の客観的な身体的魅力を調べた研究から，実際のカップルは身体的魅力度が類似していることを示すデータが得られている(Silverman, 1971；Faingold, 1977)[注4]。しかし，実際のカップルの調査から身体的魅力度についてカップル間に類似や相関がみられたとしても，それだけで類似性がカップル形成の原因となったと考えることはできない。奥田(1997)が説明しているように，男女が自分に身体的魅力を感じている異性の中で最も魅力のある人を相手に選ぶという方略をとるなら，一番身体的魅力のある男性と女性がカップルになり，次に2番目どうし，3番目どうしがカップルになるということになり，結果的にカップル間の身体的魅力度が強い相関を示すことになる。この場合は「類似性効果」ではなく「望ましさ効果」のみがカップル形成に働いている。

　一見「類似性効果」が対人魅力を規定しているようにみえるデータでも，よく考えると今述べたような「望ましさ効果」だけが効いている場合が少なくないので，どちらの効果によるものかは慎重に判断すべきである。以上みてきたように，類似性は，次に述べる身体的魅力や既に述べた好かれる性格や態度などと比べて，対人魅力に対して限定的な影響力しかもたないと考えた方がよい。

　(注4)　ファインゴールド(1977)が27の実験と調査を検討したところ，男女の身体的魅力の相関係数の平均が0.49であった。

d. 身体的魅力

「人は見かけより心」「本を買うのにカバーだけで判断するなかれ」などと言われるが，対人魅力に及ぼす身体的魅力の影響は小さくない。ただし男女差がある。バーシェイドら(1971)が若い男女の間でどのような人がデートによく誘われるかを調べた結果，身体的魅力のある女性ほど男性からデートに誘われやすい一方，男性はそうした関係がそれほど強くないことがわかった。ファインゴールド(1990)は実験によりこうした傾向を確かめた。その実験では，大学生男女が異性の写真とともにプロフィールを見せられた後，その人とのデートにどの程度興味があるかを評定した。その結果，男性の方が女性より異性の身体的魅力を重視することがわかった。女性が男性より自らの外見を気にする，美容整形をする患者の90%が女性である(Dion et al., 1990)という事実は，男性がつきあう女性を選ぶ際に外見を重視するからであろう(Myers, 1993)。

身体的魅力のある者は大人も子どもも有利である。身体的魅力をもつ子どもはそうでない子どもより人気があり，大人からやさしく扱われる(Clifford & Walster, 1973；Dion & Bersheid, 1974)。身体的魅力のある大人はそうでないものより他人からの協力や援助が得られやすく(Sigall et al., 1971)，就職にも有利である(Cash et al., 1977)。こうした知見は人間が見た目にとらわれる浅薄な存在であることを物語る。

しかしながら，恋愛や結婚の相手を選ぶ際には身体的魅力ばかりが決め手になるわけでない。フェアー(2009)は愛とロマンスに関する社会心理学研究をレビューし，それらについて男性が女性よりロマンティックな信念をもつのに対し，女性はもっと実利的な志向をもつと述べている。女性は「社会経済的資源をどのくらいもっているかは，パートナー選択の際に考慮されるべきである」に男性より同意し，ロマンティックな関係は信頼できる基盤のある友人関係をもとに構築されるべきと信じているという。

身体的魅力だけで友人やデート相手が決まるわけではない。また，ウェステン(2002)が述べているように，20歳前後の人生経験がそれほどなく，長い友人関係や愛情関係を経験していない大学生を対象にした実験室での実験や架空場面を想定した質問紙調査などから得られた結果をもとに導き出された結論をすべての人間に一般化することには無理がある。そして，対人魅力が好きという感情や態度を引き起こすにせよ，恋愛や愛情はもっと別な要因によって成り立っていると考えられる。そうしたことが最近の研究からわかってきた。

(2) 好きになることと愛すること

　私たちは対人魅力のある人を好きになる。しかし，好きになった人を愛するとは限らない。友情と愛情はどのように違うのか，異性間に友情は成立するのかなど，思春期をすぎると対人感情や愛について考えたり悩んだりするようになる。対人感情，とくに愛についての心理学的研究は 1990 年前後から現在までに飛躍的に発展した。『愛の心理学』の初版(Sternberg & Barnes, 1988)が出された当時をヴァイス(Weis, K.)は第 2 版の序論で次のように振り返っている。

> 「愛の研究は心理学の分野において比較的新しいものであった。・・・詩人，作詞家，哲学者などに完全に負けて歯が立たない状態であった。愛の研究が行動科学研究にとって取るに足らないイロモノ扱いのトピックの地位から研究にふさわしいトピックになりはじめたのはほんの最近のことである。」(スタンバーグとヴァイス，2009, p.3 より引用)

　現在，愛について「研究者は広範囲にわたる理論をもち，それらの理論を査定するための方法ももっている」(スタンバーグとヴァイス，2009, p.3)。また，友人関係を成立させる感情も愛の一種として研究されるようになり愛の分類学が発展すると同時に，脳研究や進化心理学的アプローチの成果を踏まえた生物学的理論や文化心理学的なアプローチに基づく愛の文化的理論も提唱されるようになった。ここではこうした発展著しい愛の研究を概観する。

a. 愛の分類学

　フェアー(2009)は 1970 年から最近までの愛についての主な研究を総括している。その中で，「愛とそれに関連する好意という構成概念についての草分け的な分析」をしたルービン(1970, 1973)の研究を「愛についての研究の重要な発展」を行ったものと位置づけている。ルービンの研究は 1977 年に『図説現代の心理学 6. 社会心理学』で日本に紹介された。彼は好きになること(liking)と愛すること(loving)を測定する尺度(表 4-3)を開発し，それをもとに友人どうしや恋人どうしの関係性について検討した。彼は好きになることと愛することを対比させている。

　これに対し，バーシェイドとハットフィールド(1974)は愛には基本的に友愛(companionate love)と熱愛(passionate love)の 2 種類があるとしている。友愛は「ある人に対する友情的な愛情と深い愛着」(フェアー，2009, p.203)と定

4-3 対人心理学

表 4-3　ルービン(1970)をもとに開発された日本版愛－好意尺度の一部(藤原ら, 1984)

愛尺度(Love-scale)
1. ××さんのためなら，ほとんどなんでもしてあげるつもりだ。
2. ××さんをひとり占めしたいとおもう。
3. ××さんと一緒にいられなければ，私はひどく寂しくなる。
4. 私は一人でいると，いつも××さんに会いたいと思う。
5. 私は××さんを幸せにすることに責任を感じている。

好意尺度(Liking-scale)
1. ××さんは責任ある仕事に推薦できる人物だと思う。
2. ××さんの判断の良さには全幅の信頼をおいている。
3. クラスやグループで選挙があれば私は××さんに投票するつもりだ。
4. ××さんはみんなから尊敬されるような人物だと思う。
5. ××さんは賞賛の的になりやすい人物だと思う。

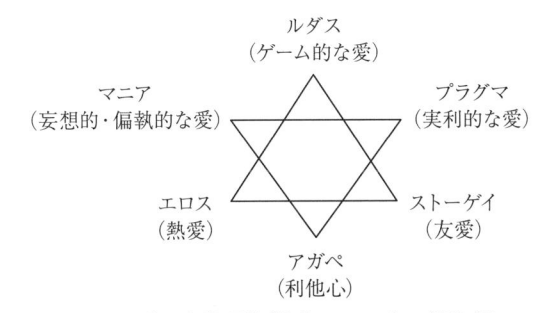

```
             ルダス
           （ゲーム的な愛）
  マニア                  プラグマ
（妄想的・偏執的な愛）    （実利的な愛）

  エロス                  ストーゲイ
  （熱愛）                  （友愛）
             アガペ
            （利他心）
```

図 4-4　愛の色彩理論(松井, 1993 を一部改変)

義され，世話，信頼，誠実，尊敬が含まれる。熱愛は「他者との一体化を強く望んでいる状態である」（フェアー，2009，p.203）と定義され，強い情動状態，生理的覚醒，性的魅力が含まれる。友愛は親友，家族，恋人など複数の対象に対して経験するのに対して，熱愛の対象は通常1人である。

　ルービン，バーシェイドとハットフィールドに続く理論的発展はリー(1973)とヘンドリックとヘンドリック(1986)によるラブ・スタイルの類型化である。彼らは愛をアガペ，ストーゲイ，ルダス，マニア，プラグマ，エロスの6つのスタイルに分類し，それらを色立体のように配置しているので彼らの理論は愛の色彩理論とよばれている(図 4-4)。ロマンティックで情熱的な愛であるエロス，ゲーム感覚でプレイを楽しむだけの愛であるルダス，友情や友愛を意味するストーゲイの3つが基本的なスタイルであり，妄想的で偏執的な愛であるマニア，愛他的で無私の愛であるアガペ，損得づくの実利的な愛であるプラグマ

表 4-4 スタンバーグの愛の三角理論で定義された8種類の愛
(スタンバーグとヴァイス, 2009)

愛の種類	要素		
	親密さ	情熱	関与／意思決定
愛でない状態	小	小	小
友情・好意	大	小	小
のぼせあがりの愛	小	大	小
空虚な愛	小	小	大
ロマンティックな愛	大	大	小
友愛	大	小	大
愚鈍な愛	小	大	大
完全な愛	大	大	大

はそれらの混合とされている。

リーの愛の色彩理論と対比される愛の分類学がスタンバーグ(1986)の愛の三角理論である。彼は動機づけの次元である情熱,感情の次元である親密さ,認知的次元である決定／コミットメントの3つを三角形の3つの頂点とするモデルを提唱している。彼はこれら3つの要素が組み合わさって8種類の愛が生み出されるとしている(表4-4)。

b. ロマンティックな愛への行動システムからのアプローチ

『愛の心理学(第2版)』の第3章でシェーバーとミクリンサーは,ハザンとシェーバー(1987)が書いた行動システムアプローチについての論文が*Journal of Personality and Social Psychology* の「35年の歴史の中で,もっとも引用された10大論文の1篇になった」と述べている。彼らの行動システムアプローチはボウルビィ(1969／1982, 1973, 1980)の愛着理論に基づくものであり,愛着,世話,性行動の3つの行動システムの存在を仮定し,それらによりロマンティックな関係にある大人の行動が説明できるとする。愛着システムの目的は自分に援助と支援を与えてくれる周囲の個体を紹介することにより,自分の安全を確保することにある。世話システムの目的は援助を求めている個体のサポートや世話をすることであり,きわめて愛他的なものである。性行動システムの目的は種の保存,すなわち,次世代に遺伝子を伝えることである。こうした行動システムからのアプローチはロマンティックな関係にある男女がさまざまな場面でなぜある行動をするかを生物学的に説明しようとする。

行動システムアプローチでは,愛着対象が利用可能でサポーティブなときでは近接性およびサポート探求という第一の愛着方略がとられるが,そうでない

ときはその方略が過活性化方略か不活性化方略のどちらかに置き換わると考える。過活性化方略はボウルビィが「抗議」とよんだ行動，すなわち，愛着対象となってくれそうな相手を自分に注目させ，世話とサポートを自分に与えるよう精力的なアピールを執拗に試みるという形で現れる。一方，不活性化方略ではボウルビィが「強迫的な自己信頼」と「分離」とよんだものが生じる。それにより愛着欲求の否定，親しい相手からの親密性や依存の回避，他者との認知的・情動的・物理的距離の最大化などが生じるとされる (Shaver & Mikulincer, 2002)。こうした行動は時として自分を危険にさらす破壊的なものとなり得る。

シェーバーとミクリンサー (2009) は愛着研究の発端となったエインズワースら (1978) の乳児と母親の分離実験を「当時としてはユニークであった」とふりかえり，「年月を経て，かつてはまだ推論に過ぎなかったこの愛へのアプローチは，多くの実証的研究を生みだし，増え続ける進化心理学についての文献と連絡するようになってきている」と述べている。生物学や進化心理学と連動することで愛の研究がさらなる広がりと深まりをみせている。

c. 進化心理学からのアプローチ

1986 年に出版された『サイコロジー・トゥディ (第6版)』とウェステン (2002) の心理学教科書を比較すると，愛についての書きぶりが大きく異なっていることに気づく。前者ではルービンの好意と愛の尺度やスタンバーグの愛の三角理論などが紹介されているだけであるのに対し，後者は愛の分類学について 10 数行を割いて紹介した後，進化論的な見方を 8 倍のスペースを割いて説明している。心理学を学ぶ者にとって愛について生物学的・進化論的な見方を理解することが必要な時代になったと言える。以下にウェステン (2002) にならい，愛についての進化心理学からのアプローチの主なものを紹介する。

バスとケンリック (1998) によれば，愛に関係する感情と行動は子孫繁栄をもたらすために進化したものである。子どもの世話すなわち親の愛，夫婦のつながり，性的な親密さ，家族を気にかけることはすべて子孫繁栄の確率を最大化するのに寄与する。ハザンとシェーバー (1987) は，男女を結びつけるロマンティックな愛は，2 人の間に子どもをもうけさせ，その子どもの養育をずっと続けさせる動機づけとなるという意味で，適応価をもつと説明する。しかし，ロマンティックな愛は必ずしも一夫一婦制を帰結させるわけではない。世界中の数多くの文化のうちの 80% が一夫多妻制を許容しているという。バスとシュミット (1988) によれば，現代の西欧では婚前交渉は珍しくなく，約半数の

既婚者が婚外交渉を経験している。

進化心理学者たちは，短期間のロマンティックな愛から結婚と関係性が変化するに伴い，性の方略(sexual strategy)[注5]がどのように変化するかを研究している(Buss & Kenrick, 1998 ; Buss & Schmitt, 1993)。彼らは男女が異なる進化圧にさらされたために，異なる性の方略をもつように進化したと論じている。男性は十分な数の女性パートナーが得られさえすれば，何人でも子どもをつくることができる。一方，一人の女性が生み育てる子どもの数は限られている。それ故，女性の方が男性より結婚相手を選ぶのに注意深くなる。女性は，性的関係の見返りとして十分な資源分配が期待できる男性を結婚相手に選ぶことで再生産の成功を最大化しようとするし，恋愛時と結婚後の性の方略を変えることは考えていない。

しかし，男性は女性と違い，子どもができる前と後で性の方略を変える必要がある。短期的には健康で頭がよく魅力的な子どもをたくさん生んでくれそうな女性こそが再生産のために選ぶべきパートナーとなる。一方，長期的にみれば特定の女性との排他的な性的関係が男性が自分の子どもに自らの資源を分かち与えることを保証するので，長期的関係を結ぼうとする際，男性は若くてきれいで身もちがよく，しかも社会的地位をあげてくれる女性を選ぼうと慎重になる。

こうした説を支持するデータが得られている。バスとアングレイトナー(1989)が37の文化を調査したところ，1つを除くすべての文化で男性が女性より相手(異性)の身体的魅力を重視する傾向があった。また，バスとシュミット(1993)の調査では，男性は一貫して出産能力が高い若い女性を好むのに対して，女性はより多くの資源を所有している年上の男性を好む傾向があった。しかし，長期的関係を結ぶ相手としては，男性もそれほど身体的魅力を重視せず，誰とでも性的関係を結ぶ女性を忌避する傾向があった。また，男性は女性より，より多くの異性とより多くの回数，より短い間隔で性的関係をもちたいという願望をもっていることがわかった。

さらに，相手の性的な意図を読み取る上での誤りにおける性差も進化論から容易に説明できるという。男性は女性よりも異性パートナーの性的興味を過大評価する傾向があるが，これも進化の過程で男性と女性が異なる課題に直面し，それらに適した性の方略を身につけた結果であると進化心理学者は説明し

(注5) 性行為の相手を選ぶ方略

ている(Haselton & Buss, 2000)。

d. 脳研究からのアプローチ

フィッシャー(2009)は，激しい恋に落ちることが中枢神経におけるドーパミンやノルエピネフリンの活性化を高め，セロトニンの活性化を低下させるという仮説(Fisher, 1998)について，「激しい恋に落ちたばかりの」男女を対象に機能的核磁気共鳴映像法(fMRI)を用いて行った脳機能イメージング研究を総括している。平均7.4か月間恋した状態にあると報告した10人の女性と7人の男性に，恋人の写真を見せた時，特有のニューロングループの活性化がいくつかの領域で生じることがわかった。その領域の一つ(右の腹側被蓋野)で活性化された部位には，ドーパミンを生みだし尾状核を含む多くの脳部位にドーパミンを送り出す細胞が多くみられた。フィッシャーはこのような実験結果は「ロマンティックな愛に特有の注意の集中，動機づけ，および目標志向行動が中枢神経系のドーパミンの活性化の高まりと関連することを示唆している」と述べている。

フィッシャー(2009)は，ロマンティックな愛が始まった時だけでなく，それが拒絶されるときにみられる感情や行動を引き起こす生理学的メカニズムをfMRIを用いた脳研究で探ろうとする研究をレビューし，「中枢神経のドーパミン，ノルエピネフリン，およびセロトニンがさまざまな割合で変化し，しかも他の神経システムと組み合わさってロマンティックな愛の多くの面に寄与することを示唆している」と結論している。また，セロトニン濃度を高めるある種の抗うつ剤が「新しいパートナーにロマンティックな情熱を感じる能力，あるいは長期間の連れ合いに深い愛着を感じる能力を危うくする」と警告している。

e. 文化によって異なる愛

・中国人の愛

シェーヴァーら(1992)が米国，イタリア，中国の若者に聞き取り調査をした結果，どの文化においても喜び／幸福感，愛／魅力，恐れ，怒り／憎しみ，悲しみ／抑うつという5つの情動が基本的もしくはプロトタイプ的なものであることが確かめられた。それらのうちどれがネガティブな情動で，どれがポジティブな情動かの分類についても一致していたが，愛だけは例外であった。米国とイタリアの若者は愛を肯定的なものとみなし熱愛と幸福感を同じものとみなしていたのに対し，中国の若者は愛を悲しみと関連づけ，熱愛を「のぼせ上り」や片思いやノスタルジアに類する情動とみなしていた。スー(Hsu, 1985)

が熱愛と親密性に関する比較文化的調査をしたところ，米国ではパーソナルで情動的な側面を重視するのに対して，中国では状況を重視し，周囲からどのように言われるかを気にすることがわかった。ロマンティックな愛という概念は北米の文化にはうまく適合しても中国の文化には適合しない，中国人が一般的に愛ということばを用いて描く関係は，社会的に支持された関係でなく，男女間の禁じられた愛のことであるとスー(1953)は述べている。

・**集団主義と個人主義の違い**

ディオンとディオン(2009)は，社会や集団のレベルだけでなく個人のレベルにおける集団主義と個人主義がどのような愛の違いを生むのかについての彼らの研究を総括している。個人が自己充足個人主義[注6] (Sampson, 1977)であればあるほど，恋愛経験が少なく，リー(1973)の愛のスタイルの分類における「ルダス的」な傾向が高くなる傾向を見いだした。また，自己充足個人主義が結婚に対する否定的態度や晩婚願望と正の相関があることがわかった。また，心理学的個人主義[注7]と恋愛関係や夫婦関係における幸福感とが負の相関があることがわかった。一方，心理的集団主義[注8]は，強い愛情などよりも集団への所属感や共通目的が強調され，パートナーへの世話と正の相関があった。また，愛を友情や実利的な関心に基づいたものとしてみる見方や「アガペ」的なものとする見方と関連していた。これらの知見をまとめると，集団主義文化の愛が利他的な目的を強調し，友情に基礎を置いているのに対し，個人主義文化の愛はよりゲーム的要素が強く，自由放任的と言える(スタンバーグとヴァイス，2009)。

(3) 利他心

他者を思いやる気持ち，とくに，困った人を助けてあげたくなる気持ちが利他心(altruism)である。自分で解決できない困難に直面している人を見返りを期待せず相応のコストが伴うにもかかわらず助けることは社会的に望ましい援助行動(helping behavior)である。援助行動はその人に代わって問題解決したり，その人が困難に対処できるように手助けすることであるが，たとえ問題解

(注6) 自己の自律性とセルフコントロールについて極端な信念を持っている人のこと。できるだけ自給自足に努め，自分が他者に依存することや他者が自分に依存することにアンヴィバレントな態度を示す。

(注7) ディオンとディオン(2002)が個人レベルの分析に用いた概念のひとつであり，社会や集団ではなく個人レベルでの個人主義のことをさす。

(注8) 個人レベルでの集団主義のこと。

決や困難の解消・除去にならなくても，困っている人を励ましたり，慰めたりすることも意味がある。そうした行為はソーシャル・サポートとよばれる[注9]。ソーシャル・サポートには困難に直面してストレスを増大させている人にストレス解消の手段やストレス解消に役立つ情報を提供する道具的サポートと，その人が自尊心を取り戻し，傷ついた心が癒せるように働きかける社会情緒的サポートがある(Cobb, 1976)。

援助行動もソーシャル・サポートも利他的行動であり，どちらも利他心から生まれる。社会的交換理論は経済的にせよ心理・社会的にせよ利他的行動がなされるのは利益が損失を上回るからと説明するが，利他心はそのように損得計算の結果生まれると考えるべきではない。クラークとモニン(2009)は，相手に対する無私の献身や子どもの愛着行動が引き起こす親の世話行動のような損得勘定に基づかずに生じる利他的行動を「協働関係的な応答性」(communal responsiveness)とよび，重要な愛の一つのかたちであると論じている。

それぞれの集団には成員が従うべき暗黙のルール(集団規範)があるように，個々人にもそれぞれ個人規範がある。時間を守る，約束を守る，嘘をつかないといった社会規範が内面化されたものが個人規範である。困っている人を助けるという個人規範は，親が子どもに無心で世話をするように，習慣化され，無意識に私たちが守り従っている。個人規範は，それを守ると自尊心が高まるが，それを守らなければ自尊心が傷つき自己嫌悪や罪悪感や恥などのネガティブな感情が生じる。しかし，集団主義の文化では周囲が利他的行動をとらないと，同調バイアスが働き，なかなか進んで利他的行動がとれないものである。利他心があっても，誰も利他的行動をしない中で自分だけがするには勇気がいる。利他的行動を日ごろから実践する習慣をつくるとともに，こうした勇気を養うことが社会人に求められている。

4-4 人とつながる——共感の脳内メカニズム

私たちは，悲しんでいる人を見ると同様に悲しくなるし，喜んでいる人を見ると同様に嬉しい感情が湧く。これは，人間を含む社会集団を営む動物が有している「共感」とよばれる能力である。この共感が生じることによって，私た

(注9) コッブ(1976)によれば，ソーシャル・サポートとはその人に自分がケアされ愛されている，または自分が尊重され価値があると信じさせる情報を提供することである。

ちは他人の気持ちを理解し、相手のことを思いやることも可能となる。しかし私たちは、悲しみや喜びなどの他人の感情にいつでも共感するとは限らない。他人への共感は状況やその対象によっても異なり、また、共感能力には個人差もある。本節では、人とつながるための鍵となる「共感」という側面から、社会生活の中で生じる多様な心の仕組みを脳内メカニズムによって解説する。そして最後に、共感の発展系としての道徳性までもが脳科学研究によって解明されつつあることに触れる。

(1) はじめに

「人間は社会的動物である」

これは古代ギリシアの哲学者アリストテレスが提唱した人間の定義である。人間は、時代や文化を超えて、集団によって構造化された社会を形成し、属するグループや状況によりさまざまな役割を演じている。社会は個人を保護する機能を持ち、そして、個人は他者との関係を保つことで社会を維持する。このような、人間が社会的動物であるという普遍の事実は、私たちの行動を支配する脳は社会的であり続けるために存在していることを意味するだろう。

神経心理学的検討がその主流であった初期の脳科学研究では、脳損傷患者を対象に、言語、計算、運動など日常生活に欠くことのできない機能が特定の脳領域に局在することを明らかにした。そして近年では、脳の反応を in vivo に測定する技術と解析の発展により、さまざまな心理過程、例えば、感情、意思決定、道徳判断、自己意識までもが脳内メカニズムによって説明することが可能となった。これは認知神経科学的研究とよばれ、fMRI や ERPs などを用いて、健常者や精神・神経疾患患者の脳機能を調べる研究領域であり、本節で扱う内容もこの分野の発展によるところが大きい。

ここで、人間が社会的であるためのさまざまな機能と社会性との関わりについて、言語を例に考えてみたい。言葉はコミュニケーションには欠かせない、人とつながるための人間固有のツールである。多くの場合、言語機能は左半球のシルビウス溝周辺に局在する。この領域が損傷すると、正常に言葉を話せなくなることや、相手の言葉を理解できなくなることがある。しかし、このような失語症患者は、他人の感情や意図を理解することや、道徳性に異常を認めることは稀で、社会性そのものを失うわけではない。一方、前頭葉内側面を損傷すると、これとは真逆の現象が起こりうる。患者は、言語機能は正常であっても、他人の気持ちを理解できなくなり、非道徳的になることもある（例、フィ

4-4 人とつながる――共感の脳内メカニズム

ニアスゲージ，Damasio, 1990 参照）。このように，人とつながるための社会的ツールの使用と社会性そのものの存在は脳内では異なっていることが理解できる。それでは，社会性そのものに関わる脳機能について詳しく検討してみよう。

（2） 人とつながるための神経基盤
a. 他者の心を理解する

社会性は，他者との関わりの中で生じる。相手の心を理解し，相手にも自分の心を理解させることを基盤として，私たちは他人を思いやることもできるし，相手を出し抜くことも可能となる。相手の心を理解するためには，相手が発するシグナルや相手の置かれた状況を正しく把握することが重要となる。

① **低次の処理過程**（low-level processing）：**相手の発するシグナルを知覚する**

相手の心を知りたいとき，その人物の表情，視線，身振り，声のトーンなどの，相手が発するシグナルを手がかりにその人物の意図や情動を理解する。中でも表情は，他者の情動を知るうえで最も頻繁に利用されるシグナルであり，その情報伝達に果たす役割は計り知れない（Darwin, 1872）。表情は，万国共通の情動（基本6情動）から，社会的情動とよばれる文化差のある情動（罪悪感，誇り，嫉妬など）が知られている（Adolphs, 2002）。基本6情動は，一般に，幸福，驚き，恐怖，悲しみ，嫌悪，怒りと考えられており，どの文化の人間もお互い認識しあうことのできる表情である（Ekman & Friesen, 1969）。このことから，他者の表出する情動を理解する機能は生まれながらにして脳内に備わっている可能性が示唆される。

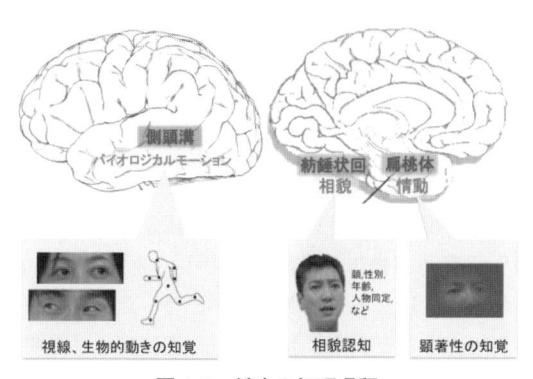

図 4-5 低次の処理過程

他者の表情認知には、顔認識処理が行われる紡錘状回、情動的処理を行う扁桃体、目口やバイオロジカルモーションなどの動的処理を行う上側頭溝を中心とした神経回路が重要な働きを担っている(図 4-5)。特に、扁桃体は、他者の情動を知覚するための鍵となる領域であり、恐怖情動との密接な関係が多くの研究により明らかにされている。例えば、両側の扁桃体が損傷した場合、患者は他者の表情から恐怖情動を認知することができなくなり(Adolphs, 1994)、またそれとは逆に、側頭葉てんかんで扁桃体が過活動に陥りやすい場合、患者は恐怖を示さない表情にも恐怖情動を過度に知覚することが報告されている(Yamada et al., 2005)。これは、人間以外の動物においても共通して、扁桃体が環境から危険を察知する機能を有しており、外敵から身を守ることで個の生存を高めるという脳内の警報装置としての役割に由来する(LeDoux, 2002)。したがって、恐怖表情は、その恐怖の原因である危険の存在を警告しており、扁桃体がそれをすばやく察知し警戒を促すだろうと考えられる。このような警戒を促す表情は恐怖表情のみではない。怒り表情は、観察者が怒りの矛先になる可能性を警告するだろうし、基本6情動には含まれていないが痛み表情は、痛みの原因となる危険の存在を警告する。信頼度の低い人物顔や見た目の怪しさなども、実社会では警戒の必要性を警告し、扁桃体が損傷すると認知できなくなることが報告されている(Adolphs et al., 1998)。そして、健常者を対象としたfMRI研究よって、見た目の怪しさは扁桃体の活動を高めることが報告されている(Wintson et al, 2002)。

　上記のような研究結果から、扁桃体の反応は恐怖あるいは不快情動を示す刺激に特化していると考えられてきた。しかし最近の研究によって、扁桃体が、表情の中であれば目の領域の検出に関わっていることや、さらには、報酬学習においても関与することなどから、快不快に関わらず環境の中の顕著な刺激に反応すると捉え直されている(Adolphs, 2010)。「目は口ほどにものを言う」というように、表情の中でも目は特に重要な情報源である。扁桃体損傷患者の表情認知課題を行っているときの視線の動きを解析すると、表情の目の領域に視線を向けることができていないことが判明した(Adolphs, 2010)。しかし、強制的に表情写真の目に視線を向けさせると恐怖認知が可能であった。このことから、扁桃体の恐怖表情認知障害は、表情の中の顕著性(saliency)の高い目を検出できないことが背景にあることが明らかとなった。すなわち、恐怖表情そのものを扁桃体が処理するというよりも、恐怖表情理解に重要となる目という顕著な刺激を察知することを意味している。そして、このような扁桃体の反応

は，機能的・解剖学的結合をもつ前頭葉や基底核などに伝達され，行動(闘争・逃走反応など)が選択される。より複雑な心の状態を示す表情(例えば，罪悪感や恥じらいなど)理解にも扁桃体が関与していると報告されているが，そのような結果も，目に注意が向くことで，目が示す微妙な表現を理解することに役立っていると考えられる。

② **高次の処理過程(high-level processing)：他者の心の状態を推測する**

実社会においては相手の表情のみからその人物の情動を理解することが困難な場合が多々ある。他者の心の理解には，相手の発する表情などのシグナルに加え，その人物の置かれた状況や文脈から総合的に理解することが必要となる。例えば，図4-6の左右を比較した場合，表情が同じでも，それぞれの状況からそこにいる人物の気持ちが全く異なることが想像できるだろう。

社会的場面や状況から相手の心の状態を推測する場合，側頭極，側頭-頭頂葉接合部，前頭葉内側面(内側前頭前皮質，前帯状回皮質，眼窩前頭皮質)，後部帯状回などが主な働きを担っていることが明らかにされている(Frith & Frith, 2006, 図4-7)。上側頭溝から側頭—頭頂葉接合部にかけての領域は，動きの中から意図や目的を読み取ることに関連している。たとえ，非生物であっ

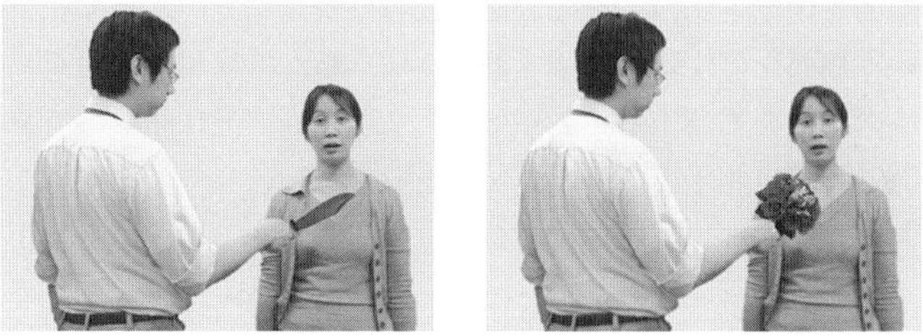

図4-6 同じ表情でも，状況によってその人物の情動は異なる

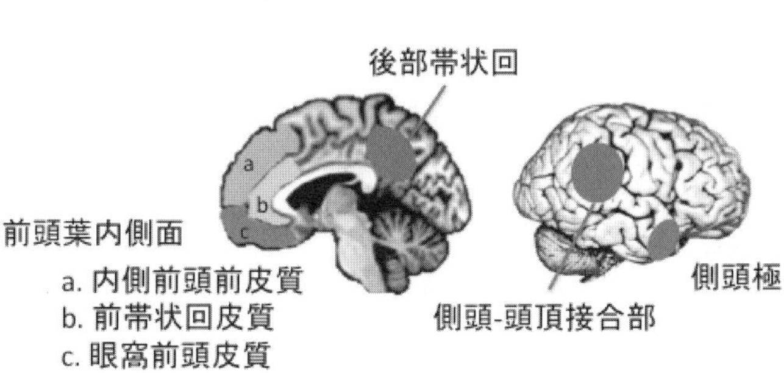

図4-7 高次の処理過程

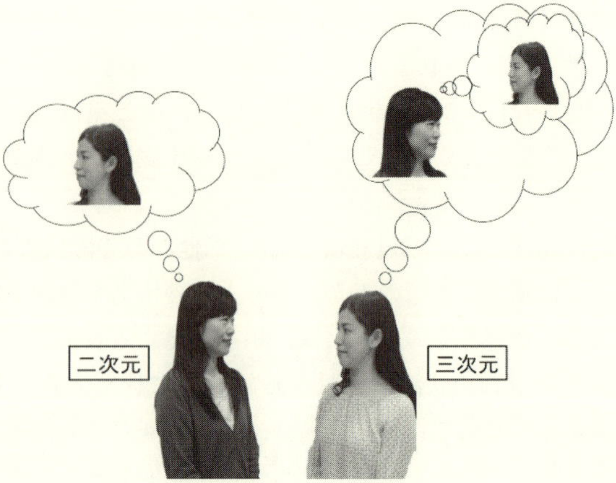

図 4-8　心の理論

たとしてもその動きにあたかも意図が存在するかのように見える場合，この領域の活動が高まることから，バイオロジカルモーション（生物的動き）を知覚する領域とみなされている。表情の中では視線など，意図や目的がある動きに対して反応することから，心の理論の一部を構成すると考えられている。一方，前頭葉内側面と後部帯状回においては，他者の視点に立つことで相手の心を理解するという側面を有する。図 4-8 のように，私たちは相手の視点に立つことで相手の心のなかを推測することができ，また，高次元に相手の心を探ることが可能である。特に相手よりも高い次元を取ることは有効な戦略であると考えられ，その際相手がどの次元に属するかを見極めることはとても重要である。心の理論の次元に関する fMRI 研究によると，経済ゲーム（ケインズの美人投票）を行っているときの高次元者と低次元者では前頭葉内側面の活動の程度に差があることが判明した（Coricelli & Nagel, 2009）。すなわち，高次元者は前頭葉内側面の心の理論をより利用して他者の戦略を考えていると解釈できる。そして，相手がどの次元に属するかを計算し表象する領域を計算論的手法によって調べた fMRI 研究によって，それは心の理論に関連する前頭葉内側面ではなく，実行機能に関連する前頭葉背外側面であることが明らかとされている（Yoshida et al., 2010）。

　心の理論が成立するのは幼児期のおよそ 5 歳以降であり，その次元は成長とともに成熟する。一方，達成次元には個人差がある。特に，社会性や他者とのコミュニケーション能力の発達が障害される自閉症患者は，心の理論が獲得さ

れないことや低次元であることが指摘されており，心の理論課題に失敗することが多い。そして，心の理論課題を行っている時に前頭葉内側面に活動を認めないことが報告されている(Happe et al., 1996)。

　他者の心の理解には，視点取りや意図・信念の理解という認知的側面と，情動体験を理解するという情動的側面に区別される場合がある。たとえ意図や信念を推測できたとしても，必ずしも他者が体験する感情を正しく理解できるとは限らない。私たちは，相手の感じ方を知る手がかりを得るために「相手の立場になって考える」ことはよくあるだろう。自分自身(例えば性格など)について考えるとき前頭葉内側面と後部帯状回の活動が高まり，そして，これらの領域は他者の心を考えるときにも賦活する。このことから，相手の情動体験などの心的状態をより深く理解するためには，その人の立場に自分を当てはめる脳の働きが根底にあると考えられている(Frith & Frith, 2001)。

b. 他者の情動体験を共有する

　上記のように，他者の体験を理解することは相手の立場に自分を当てはめることで成立すると説明されている。しかし，その時脳の中で具体的に何が起きているのだろうか。それは，自分が体験するときに生じる神経基盤を利用している可能性であり，この図式は「共感」の神経機構として，今日までに多くの研究がその存在を確認している。

① **共感の普遍性**

　例えば包丁で指を切った人を目にすると，痛みの擬似感覚や不快感が生じるだろう。また，痛がっている人を直接目にしなくても共感することは可能であり，上記の文章を読んだあなたは，状況を想像することで痛みに伴う情動的感覚を感じることができるだろう。共感の定義を巡っては研究者間，研究領域間で必ずしも一致しているわけではないが，「他者が体験している情動と同じ情動を観察者が体験する」という点については概ね一致した側面である。認知神経科学分野における共感研究は，身体的痛みの共感が大半であり，概ね図4-9のような捉え方にまとめられる。例えば，他者の表情を観察すると瞬時に表情筋が擬態を起こすこと(模倣 mimicry)，赤ん坊が一人泣きはじめるととなりの赤ん坊も泣き出すこと(情動感染 emotional contagion)が知られている。このような反射的反応は生後数か月という早い段階から出現し，これらは原始的共感(premitive empathy)とよばれている。他者の情動を直接観察することで原始的共感が生じ，それに続いて，共感反応が生起される。もしくは，間接的に状況を想像すること(mentalization)で，共感反応が生じる場合もある。この一

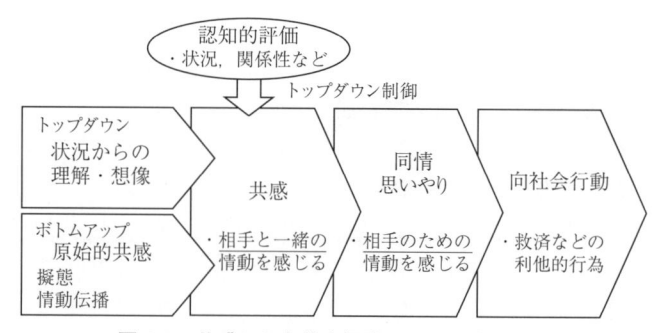

```
          ┌─────────────┐
          │  認知的評価   │
          │・状況,関係性など│
          └──────┬──────┘
              トップダウン制御
                  ▼
┌──────────┐ ┌──────┐ ┌──────┐ ┌──────┐
│トップダウン │ │ 共感 │ │ 同情 │ │向社会行動│
│状況からの  │ │・相手と│ │・相手の│ │・救済など│
│理解・想像  │ │一緒の │ │ための │ │の利他的 │
├──────────┤ │情動を │ │情動を │ │行為   │
│ボトムアップ │ │感じる │ │感じる │ │     │
│原始的共感  │ │    │ │    │ │     │
│擬態     │ │    │ │    │ │     │
│情動伝播   │ │    │ │    │ │     │
└──────────┘ └──────┘ └──────┘ └──────┘
```

図 4-9 共感から向社会行動までの一連の流れ

連の流れは，状況判断などのトップダウン制御により常に修飾され，共感が生起するか否か，向社会行動(prosocial behavior)に発展するか否かが左右される。

・**恋人の痛みは自分の痛み**　fMRIを用いて他者の痛みと自己の痛みが脳内で重複していることを最初に示したシンガー(Singer, T.)らの研究を紹介しよう。実験中被験者は痛み刺激を与えられるのだが，被験者には恋人同士で参加してもらい，被験者自身に痛みが与えられるときと，恋人に痛みが与えられるときの賦活脳領域を比較した。そうすると，両条件で賦活する脳領域が重複していることが見いだされた(Singer et al., 2004)（図 4-10）。そして，質問紙から測定した他者への共感性が高い人（共感しやすい人）ほどこの賦活の程度が大きいことも判明した。多数の追随研究によって，恋人のみならず見知らぬ他人の痛みに対しても，共感脳反応が生じることが確認されているが，状況や他者との関係性などのトップダウン処理により制御されていることも注目されている（後述）。

他人の痛みを観察／想像すると，観察者の脳内ではあたかも自分が痛みを体験しているかのような共感脳反応が，前部島皮質，前部帯状回皮質，扁桃体，側頭 - 頭頂葉接合部などの情動的痛み神経回路(affective pain network)とよばれる脳領域で生じる。最近のメタ分析によって，異なる手法を用いた研究間で共通して賦活する領域は，前部島皮質と前部帯状回皮質であることが確認された(Lamm et al., 2011)。これらの領域の持つ機能については近年注目されており，中でも，前部島皮質が主観体験／内部感覚の気づき(interoceptive awareness)，前部帯状回皮質が情動的状態についてのメタ認知機能に関わっているとの見解が有力である(Craig, 2002, 2009)。

4-4 人とつながる——共感の脳内メカニズム

痛み体験時　　　　他者の痛み観察時

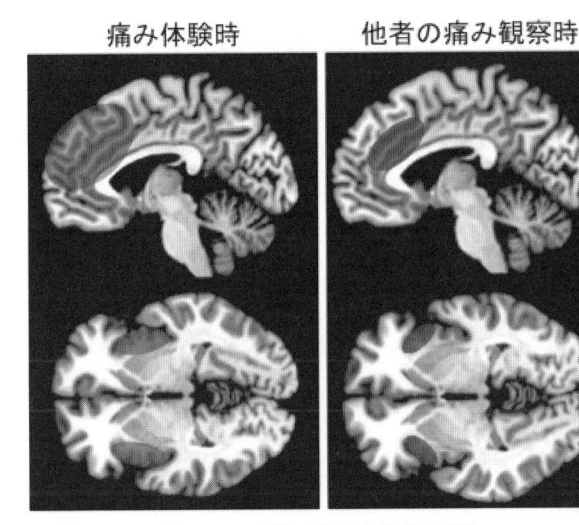

図4-10　自己の痛みと他者の痛み
自分が痛みを体験するときに賦活する脳領域と，他者の痛みを観察／想像するときに賦活する脳領域は，前部島皮質(下段)と前部帯状回(上段)に重複する。

・**他人を救済する**　共感は困っている人の救済などの利他的行動の動機となる(共感-利他主義仮説 empathy-altruism hypothesis, Batson, 1991)と考えられているが，最近のfMRI研究によって，この仮説が脳内メカニズムとして証明されている。ヘアらの研究では，fMRI測定中被験者にチャリティーを行ってもらうのだが，寄付を決定する際，内側前頭前野皮質の活動が高まり，前部島皮質と側頭-頭頂葉接合部と機能的に連結していることが見いだされた(Hare et al., 2010)。これは，前部島皮質〈共感〉と側頭-頭頂葉接合部〈心の理論〉が連動することで内側前頭前野皮質の意思決定〈救済〉が可能となることを示している。そして別の研究でも，他者に痛みが与えられる場面を観察する際，前部島皮質の活動が高まる人ほど，他者の痛みを軽減させるための自己犠牲(自分が痛み刺激を受ける[注10])という利他的行為を行うことが見いだされた(Hein et al., 2011)。共感脳反応が実際に利他的行動に結びついているという事実は，「共感」という体験の共有が，慈悲・慈愛や助け合いなどの人と

(注10)　被験者は，他者に与えられる痛み刺激強度の半分を自分が受けることで，相手の痛み強度を半減させるか，自分は痛みを受けないかという選択肢が与えられる。

つながることを可能とする生物学的現象であり，集団での社会秩序や道徳性，倫理性にも反映されうる重要な社会的機能である可能性が理解できるだろう。

・**他人の痛み表情は警戒シグナル**　しかし，共感が利他的行動に直接結びつく一連の流れは，進化論的観点からみると実はパラドキシカルな現象でもある。それは，痛みの共感は観察者に不快情動をもたらし，また，他者の痛みを観察することは元来警戒の必要性を警告することからも，観察者側に生じる反応は，救済行動に繋がる「接近反応」よりも自己防衛のための「逃避反応」が優勢である可能性が想定できる。プライミング手法を用いて潜在的痛み知覚を信号検出理論により解析すると，他者表情からの痛み知覚は不快情動によって促進されるが，快情動には影響されないことが判明した(Yamada & Decety, 2009)。このことは，他者の痛みを知覚することは不快情動として意識下処理されていること，すなわち逃避反応が優勢であるという見解を支持する。他者の痛みを観察すると情動的痛み回路の中の扁桃体の活動が高まることからも，他者の痛み表情は警戒シグナルとして脳内処理されることが示唆される。でははたして，痛みの共感による不快情動は利他的行動とどのように関係しているのだろうか。おそらく共感と利他的行動の間には不快情動(逃避反応)というハードルがあり，それを乗り越えることで向社会行動が出現するのならば，共感の不快情動解消メカニズムを検討することは，他人の痛みに触れることの多い職業で出現率の高い共感疲労(compassion fatigue)の解明や診断に繋がるかもしれない。右側頭－頭頂接合部には，共感によって生じた情動の出どころが自分か他者かを区別する機能があり(Decety & Lamm, 2007)，情動体験の混乱を回避することも共感疲労を回避する一つの重要な要因と考えられている。今後の研究により共感のパラドクスの神経メカニズムが解明されることが望まれる。

② **共感の多様性**

共感の神経基盤の発見により，その普遍性が生物学的根拠を持って確認された。しかし，私たちは日々の生活の中で他人に必ずしも共感するとは限らない。共感脳反応が，他者との関係性や状況などの認知的評価によって制御されていることを見てみよう。

・**偏見・差別**　人種間の偏見を扱ったいくつかのfMRI研究により，社会的にネガティブなイメージを有する黒人の顔に対し，扁桃体の活動が高まることが報告されている(例，Lieberman et al., 2005)。そして，このような黒人に対する扁桃体の活動は，差別感情はないと思っている人にも認められる。さら

に，異人種・民族に対する共感脳反応を調べた研究も存在する。中国人と西洋人がそれぞれの人種の顔に注射針が刺さっている写真を見たときの共感脳反応を比較すると，中国人は，西洋人の痛みよりも中国人の痛み写真に対して共感脳反応が大きく，逆に西洋人は，中国人の痛みよりも西洋人の痛み写真に対して共感脳反応が大きいことが明らかとなった(Xu et al., 2009)。異人種に対する扁桃体の警告反応や，前部島皮質や前部帯状回皮質の共感反応の低下は，なくならない差別や絶え間ない民族間紛争などの社会情勢が脳内で如実に表現されているのかもしれない。私たちはこのような神経科学的事実を改めて自覚することで，偏見や差別感情をコントロールする努力の必要性を指摘できるのではないだろうか。

・**他人の不幸は蜜の味**　共感脳反応の低下は，異人種に対してのみならず同じ集団内でも不誠実であったり不快な相手に対しても認められる。被験者は2人の実験参加者とゲームを行い，不誠実な人と誠実な人と交流を持った後に，fMRI測定中，それぞれの人物に痛み刺激が与えられる場面を観察した場合，共感脳反応は誠実な人物に対してのみ生じ，不誠実な人物の痛みに対しては認めなかった(Singer et al., 2006)。それどころか，不誠実な人物が痛みを受けると報酬に関連する脳領域の活動が高まった[注11]。同様に，被験者が主人公である架空のシナリオを読んでもらった研究では，他人(シナリオ中の登場人物)の境遇に嫉妬を感じると情動的痛みと関連する前部帯状回に賦活を認め，妬ましい人物に不幸が起こると報酬に関連する線条体の活動が高まることが確認された。さらに，嫉妬時の前部帯状回の活動が高い被験者ほど，他人の不幸に対する線条体の活動が高いという相関を認めた(Takahashi et al., 2009)。さらに最近の研究で，同じチームメンバーの失敗は痛みをもたらし，ライバルチームのメンバーの失敗は喜びをもたらすことが神経活動から見いだされ，そしてこの感情はライバルを傷つけることに発展することが報告されている(Cikara et al., 2011)。

・**反 共 感**　上記を含めたこれまでの共感研究の多くは，痛みを観察する場合，身体の一部に注射針がささった写真を被験者に見てもらい，その人物の痛みを想像してもらうという方法である。痛みを想像する場合は，何らかの合図(矢印や図形など)を被験者に提示し，その合図によって被験者は他人(例えば隣室で痛み刺激を与えられている)の痛みを想像する。すなわち，痛みによ

(注11)　ただし，この現象は男性被験者のみに認めた。

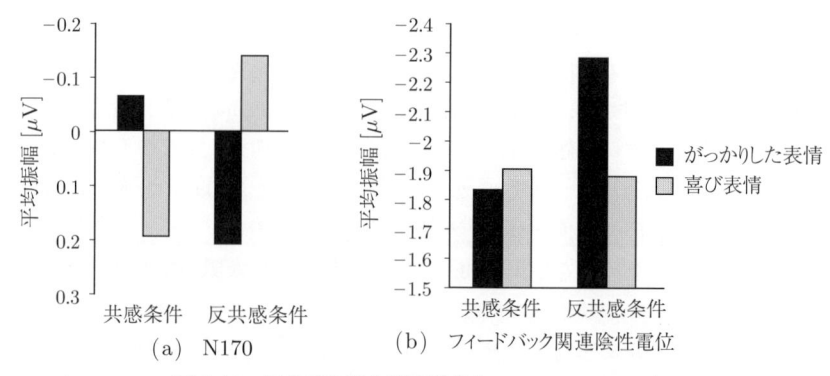

図 4-11　反共感の事象関連電位（Yamada et al., 2011）

(a) N170
(b) フィードバック関連陰性電位

がっかりした表情
喜び表情

る他人の情動反応・表出を実は直接目にはしていない。

そこで思考実験を行おう。

　あなたはテニス選手で，ウィンブルドンで試合に勝ち進み，決勝戦までたどり着いた。接戦の末，ライバルが勝ち，あなたは負けた。ライバルは喜びに満ちた表情をあなたに向ける。あなたはライバルの喜びを共有する（共感する）ことができるだろうか？もしくは，ライバルは負け，あなたが勝った。ライバルは悲痛の表情をあなたに見せる。あなたはライバルの悲しみを共有することができるだろうか？

　これはテニス選手の特殊な例であるが，このような他者との競い合いは，私たちの日常生活の一部であり，そこには勝敗がつきものである。

　勝敗がつく状況下で相手の示す表情に対する顔面の筋肉の動きから共感反応（原始的共感）を調べた研究がある。通常顔面の筋肉の動きには反射的模倣が生じる。笑顔を見ると頬の筋肉（大頬骨筋）に反応が生じ，がっかりとした表情をみると眉の筋肉（皺眉筋）に反応が生じる。しかし，競争的状況下では相手の笑顔に対して皺眉筋に反応が生じ，がっかり顔に対して大頬骨筋の反応が増大した（Englis, Vaughan, & Lanzetta, 1982）。このような相手の情動反応に対して真逆の共感反応が生じることを反共感（counter-empathy）と言う。

　このような反共感に関わる脳反応をERPsを用いて調べたところ，表情（特に不快情動）に対して生じるN170成分（側頭葉領域が発生源で，潜時200 ms以内）が，共感条件と反共感条件で逆転することが判明した（図4-11(a)）

(Yamada, Lamm, & Decety, 2011)。すなわち，相手と同じ情動を被験者ももつ共感条件では，相手のがっかりとした表情に対してN 170 成分は増大し，相手と逆の情動を被験者がもつ反共感条件では，相手の喜んでいる表情に対して増大した。このことは，反共感反応が脳内の表情処理の初期段階で既に生じていることを示す。さらに，失敗などの行動結果に対して生じるフィードバック関連陰性電位（前頭葉内側面が発生源で，潜時 200～400 ms）は，反共感条件の相手のがっかりした表情に対して増大し（図 4-11(b)），それは反共感条件を嬉しいと感じる被験者ほど高いことが判明した。このように，競争的状況下の脳内では他者の情動に対する反共感反応が潜時 400 ms 以内という非常に早い段階で生じている。

・仲間はずれ　人には他者との快適な物理的距離が存在する。これはパーソナルスペースとよばれる，心理的な縄張り意識である。パーソナルスペースには相手との関係性や文化による差があるものの，扁桃体を損傷するとパーソナルスペースの範囲が狭まることが報告されている（Adolphs, 2010）。すなわち，扁桃体を損傷すると，相手が接近しすぎることを脅威に感じない。これは，イヌなどの動物に観察される縄張りが侵されることは脅威を意味することと同様に，人間においても他者との距離を一定に保つことは心理的に重要であり，その背景には扁桃体が関与していることを示している。しかし接近とは逆に，他者との距離が離れすぎることも不安感や孤独感を招く。他者との適切な関係は，接近と回避が心理的に均衡に保たれていることが重要なのである。

それでは，他者との距離が離れすぎると脳内でどのようなことが生じるのだろうか。集団で生存する人間にとって他者の存在は極めて重要であり，他者との接触が希薄になることで生じる孤独感は時に苦痛をもたらす。fMRI 研究により，仲間はずれにされるときや（Eisenberger et al., 2003），好意を持った相手に拒絶されるとき（Somerville et al., 2006），情動的痛み（社会的痛み social pain ともよばれている）と関連する前部帯状回に賦活を認めることが明らかにされている。このような孤独という社会的痛みは，脳内に他者との結びつきが弱まっていることを警告し，それを修復させるための行動へと掻き立てることで，集団との結びつきが改善され，個の健康と種の存続に繋がるとも考えられている（Cacioppo & Hawkley, 2009）。

(3) 道徳的判断と共感・同情

近年，脳と法律（Neuroscience and the law）という新たな分野に注目が集

まっている。これは，一つは，犯罪を犯した人の脳を神経科学的方法により調べることで，責任の有無を考えるという非常に複雑な問題への挑戦であり，本節の範囲を越えている。一方，他人の犯した罪を判断する側の脳機能を調べることで，道徳性と脳の関係を調べる研究が存在する（道徳神経科学）。ここでは後者について，多くの心理学者や道徳哲学者が考える道徳心と共感・同情の密接な関係を，認知神経科学的視点から検討してみよう。

道徳的ジレンマに関するよく知られたトロッコ問題を用いて，道徳性に関わる脳機能を調べた有名な研究がある（Green et al., 2001）。

トロッコ問題

1．暴走するトロッコのレールの先に5人の人々がいる。レールは途中分岐しておりその先には1人の人がいる。線路の分岐を切り替えることで，5人が助かるが，別のレールの先の1人は死ぬ。路線を切り替えることは道徳的に許されるか？
2．暴走するトロッコのレールの先に5人の人々がいる。レールの上の橋には太った人がいる。その人を橋の上からレールへ突き落とせばトロッコは止まる。その人を突き落とすことは道徳的に許されるか？

多くの人は，問1に「許せる」と答え，問2は（5人助けるためには1人を犠牲にするという条件は同じであるにもかかわらず）「許せない」と答える。人を突き落とすという非道徳的行為に対する不快な感情が道徳的判断に影響を及ぼしているのだ。このような判断を行うときのfMRIを測定すると，情動に関連した脳領域（島皮質，扁桃体，前頭葉眼窩面）の活動が高まり，認知的処理に関わる脳領域（前頭葉背外側面や頭頂葉）の活動が低下することが判明している（Green et al., 2001）。このようなトロッコ問題は極端な例であるものの，上記の結果は，日常生活における私たちの道徳的判断が，脳内の不快情動反応に大きく影響を受けていると捉えることができる。

非道徳的行為を判断する際，喚起される不快情動に加え，私たちはその行為者の意図や責任も考慮している。非道徳的行為者の意図を判断する際には，側頭－頭頂接合部の働きが関与し（Young & Saxe, 2004），責任の有無を判断する際には，右前頭葉背外側面の働き（Buckholtz et al., 2008）が関与していることが報告されている。そして，私たちは，その行為者に対して制裁を与えることで決着をつけようとするが，非道徳的行為に対して扁桃体の反応が強いほど，

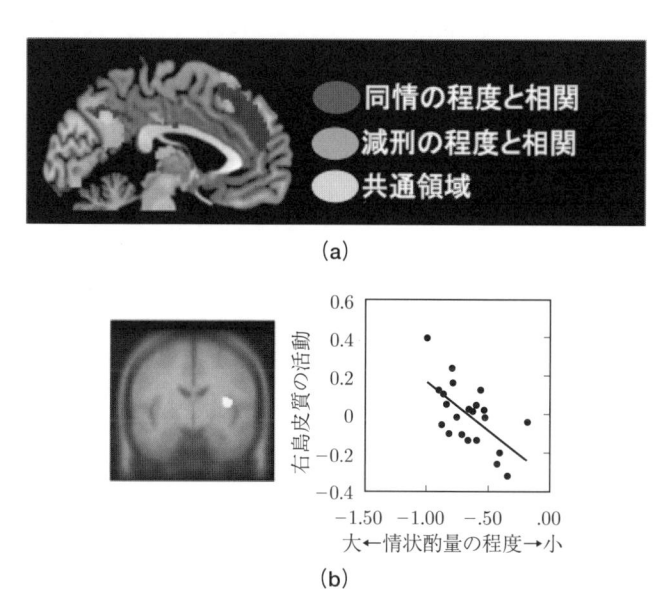

4-4 人とつながる——共感の脳内メカニズム

図4-12 情状酌量に関わる脳機能(Yamada et al., 2011)

私たちは厳しい罰を与えるようである(Buckholtz et al., 2008)。さらには，非道徳的行為者に制裁を与えると報酬関連領域の活動が高まることから(de Quervain et al., 2004)，制裁が非道徳行為に対するひとつの終着点であることが理解できる。

このように，道徳的判断における不快情動反応が厳罰化に影響していることが認知神経科学的に示されているが，向社会行動に繋がる共感や同情が与える影響はどうだろうか。これは，同情すべき事情を考慮して刑を軽減するという，情状酌量として法律の中で認められた行為でもある。そこで，情状酌量に関わる脳機能を調べた最新の研究結果(Yamada et al., 2011)を紹介しよう。

fMRI測定中，被験者に裁判員になったつもりで犯罪を行った人物の事情を読んでもらい，当該人物に対してどの程度減刑するのが妥当か，どの程度同情を感じるかを判断してもらった。同情の強さと相関する脳領域，減刑の程度と相関する脳領域を検討すると，両者は後部帯状回と前頭葉内側面で重複することが判明した(図4-12(a))。そして，同情が減刑におよぼす影響(情状酌量の程度)には個人差があり，内部感覚を表象する右島皮質の活動が高い人ほど，同情を感じたときに刑を大きく減軽する傾向が明らかとなった(図4-12(b))。同情が生じるためには，他者理解に関わるHigh-level processing脳領域(図4-

12(a))が働き，同情を罰(減刑)に置き換えるためには共感脳領域(図4-12(b))の働きが関わっているようだ。このような結果は，道徳的判断が共感や同情に関連する脳領域の働きと密接な関係にあること，そして，右島皮質の反応の個人差に認めるように，共感が道徳性をもたらす一因であることを示唆しているかもしれない。

　共感は人間の有する多様な心理機能の一つであるが，本節を通じて，共感の神経機構が，人とつながるためにさまざまな社会的状況で利用され，道徳性の発展や社会の維持にまで役立っていることが理解できるのではないだろうか。

引 用 文 献

■ 序 文
Gleitman, H., Gross, J., & Reisberg, D. (2010). *Psychology*. 8 th ed. W.W.Norton & Company.
Ward, J. (2009). *The student's guide to cognitive neuroscience*. 2 nd ed. Psychology Press.

■ 1－1
Allport, D. A. (1987). Selection for action : some behavioural and neurophysiological considerations of attention and action. In H. Heuer & A. F. Sanders(Eds.), *Perspectives on Perception and Action*. Hillsdale, NJ : Lawrence Erlbaum. pp 395-419.
Andersen, G. J. (1990). Focused attention in three-dimensional space. *Perception & Psychophysics*, 47, 112-120.
Andersen, G. J. & Kramer, A. F. (1993). Limits of focused attention in three-dimensional space. *Perception & Psychophysics*, 53, 658-667.
Broadbent, D. E. (1958). *Perception and Communication*. London : Pergamon.
Cherry, E. C. (1953). Some experiments on the recognition of speech, with one and with two ears. *Journal of Acoustical Society of America*, 25, 975-979.
Downing, C., & Pinker, S. (1985). The spatial structure of visual attention. In Posner, M. & Martin, O. (Eds.), *Attention and Performance, XI*. Hillsdale, NJ : Erlbaum. pp.171-187.
Eriksen, B. A., & Eriksen, C. W. (1974). Effects of noise letters upon the identification of a target letter in a nonsearch task. *Perception & Psychophysics*, 16, 143-149.
Eriksen, C. W., & Yeh, Y. (1985). Allocation of attention in the visual field. *Journal of Experimental Psychology : Human Perception and Performance*, 11, 583-597.
Eriksen, C. W., & St. James, J. D. (1986). Visual attention within and around the field of focal attention : A zoom lens model. *Perception & Psychophysics*, 40, 225-240.
Hartman, E. (1970). Driver vision requirements. *Society of Automotive Engineers, Technical Paper Series*, 700392. Hillsdale, NJ : Erlbaum. pp.629-630.
Horrey, W. J., & Wickens, C. D. (2006). Examining the impact of cell phone conversations on driving using meta-analytic techniques. *Human Factors*, 48, 196-205.
Humphreys, G. W., Gilchrist, I., & Free, L. (1996). Search and selection in human vision : Psychological evidence and computational implications. In W. H. Zangemeister, H. S. Stiehl, & C. Freksa (Eds.), *Visual Attention and Cognition*. Amsterdam : North Holland. pp.79-93.
Jeannerod, M. (1988). *The Neural and Behavioural Organization of Goal-Directed Movements*. Oxford : Clarendon Press.
Jonides, J. (1981). Voluntary versus automatic control over the mind's eye movement. In J. B. Long & A. Baddeley(Eds.), *Attention and Performance : IX*. Hillsdale, NJ : LawrenceErlbaum. pp.187-203.
Kahneman, D. (1973). *Attention and Effort*. Englewood Cliffs, NJ : Prentice Hall.
Kasai, T., Morotomi, T., Katayama, J., & Kumada, T. (2003). Attending to a location in three-dimensional space modulates early ERPs. *Cognitive Brain Research*, 17, 273-285.
木村貴彦・三浦利章 (2002). 三次元空間における視覚的注意研究. 心理学評論, 45, 437-450.
木村貴彦・三浦利章 (2003). 奥行き注意における手がかりと行為の役割. 心理学評論, 46, 297-313.
Kimura, T., Miura, T., Doi, S., & Yamamoto, Y. (2009). Effects of self-motion on attention in 3-D space. *Acta Psychologica*, 131, 194-201.
木村貴彦・三浦利章・土居俊一 (2007). 三次元空間における注意資源配分―判断難易度からの検討

―.心理学研究,**78**, 133-139.
木村貴彦・篠原一光・駒田悠一・三浦利章(2006).聴覚刺激提示による記憶負荷が運転時の光点検出課題に及ぼす影響.交通科学,**37**, 21-26.
Kimura, T., Miura, T., & Shinohara, K. (2009). Effect of fixation point distances on allocation of attention in real three-dimensional space. *Perceptual and Motor Skills*, **109**, 327-337.
LaBerge, D., & Brown, V. (1986). Variations in size of the visual field in which targets are presented: An attentional range effect. *Perception and Psychophysics*, **40**, 188-200
Lavie, N. (1995). Perceptual load as a necessary condition for selective attention. *Journal of Experimental Psychology: Human Perception and Performance*, **21**, 451-468.
Leibowitz, H. W., & Applle, S. (1969). The effect of a central task on luminance thresholds for peripherally presented stimuli. *Human Factors*, **11**, 387-392.
Mackworth, N. H. (1965). Visual noise causes tunnel vision. *Psychonomic Science*, **3**, 67-68.
三浦利章(1982).視覚的行動・研究ノート―注視時間と有効視野を中心として―.大阪大学人間科学部紀要,**8**, 171-206.
Miura, T. (1986). Coping with situational demands: A study of eye movements and peripheral vision performance. In A. G. Gale, M. H. Freeman, C. M. Haslegrave, P. Smith, & S. P. Taylor(Eds.), *Vision in Vehicles*. Amsterdam: North-Holland. pp.205-216.
Miura, T. (1990). Active function of eye movement and useful field of view in a realistic setting. In R. Groner, G. d'Ydewalle, & P. Parham(Eds.), *From Eye to Mind: Information Acquisition in Perception Search, and Reading*. Amsterdam: North-Holland. pp.119-127.
Miura, T. (1992). Some issues on visual information acquisition and attention in driving. *Journal of International Association of Traffic and Safety Sciences*, **16**, 7-8.
三浦利章(1996).行動と視覚的注意 風間書房.
三浦利章(2005).見ることと注意 視覚的注意と行動,安全性.仲真紀子(編) 認知心理学の新しいかたち 誠信書房 pp.73-103.
三浦利章(2007).視覚的注意の心理学と交通安全.三浦利章・原田悦子(編) 事故と安全の心理学 リスクとヒューマンエラー 東京大学出版会 pp.129-155.
Miura, T., Shinohara, K., & Kanda, K. (2002). Shift of attention in depth in semi-realistic setting. *Japanese Psychological Research*, **44**, 124-133.
Myers, R. S., Ball, K. K., Kalina, T. D, Roth, D. L., & Goode, K., T. (2000). Relation of useful field of view and other screening tests to on-road driving performance. *Perceptual and Motor Skills*, **91**, 279-290.
Posner, M. I., Nissen, M. J., & Ogden, W. C. (1978). Attended and unattended processing modes: The role of set for spatial location. In Pick, H. L. & Saltzman, E. J. (Eds.), *Modes of Perceiving and Processing Information*. Lawrence Elrbaum. pp 171-187.
Posner, M. I., Snyder, C., & Davidson, B. (1980). Attention and the detection of signals. *Journal of Experimental Psychology: General*, **109**, 160-174.
Quinlan, D. J., & Culham, J. C. (2007). fMRI reveals a preference for near viewing in the human parieto-occipital cortex. *Neuroimage*, **36**, 167-187.
Shulman, G. L., Remington, R. W., & McLean, J. P. (1979). Moving attention through visual space. *Journal of Experimental Psychology: Human Perception and Performance*, **5**, 522-526.
Wickens, C. D. (1980). The structure of attentional resources. In R. Nickerson(Ed.), *Attention and Performance VIII*. Hillsdale, NJ: LawrenceErlbaum. pp.239-257.
Wickens, C. D., & Hollands, J. G. (2000). *Engineering Psychology and Human Performance*. 3rd ed. Upper Saddle River, NJ: Prentice Hall.
Wolfe, J. M. (1998). Visual Search. In H. Pashler(Ed.), *Attention*. London UK: University College London Press. pp 13-73.
Yantis, S. (1998). Control of visual attention. In H. Pashler(Ed.), *Attention*. London UK: University College London Press. pp 223-256.

引用文献

Yerkes, R. M., & Dodson, J. D. (1908). The relation of strength of stimulus to rapidity of habit-formation. *Journal of Comparative Neurology and Psychology*, 18, 459-482.

■ 1 — 2

Alvarez, G. A., & Cavanagh, P. (2004). The capacity of visual short-term memory is set both by visual information load and by number of objects. *Psychological science*, 15, 106-11.

Brefczynski-Lewis, J.A. et al. (2009). The topography of visuospatial attention as revealed by a novel visual field mapping technique. *Journal of cognitive neuroscience*, 21, 1447-1460.

Chawla, D. et al. (1999). The physiological basis of attentional modulation in extrastriate visual areas. *Nature Neuroscience*, 2, 671-676.

Corbetta, M. et al. (2008). The reorienting system of the human brain: from environment to theory of mind. *Neuron*, 58, 306-24.

Eriksen, C. W., & Yeh, Y. Y. (1985). Allocation of attention in the visual field. *Journal of Experimental Psychology: Human Percepttion and Performance*, 11, 583-597.

Eriksen, C. W., & St. James, J. D. (1986). Visual attention within and around the field of focal attention: a zoom lens model. *Perception & Psychophysics*, 40, 225-240.

Fan, J. et al. (2005). The activation of attentional networks. *Neuroimage*, 26, 471-479.

Fecteau, J. H., & Munoz, D. P.(2006). Salience, relevance, and firing: a priority map for target selection. *Trends in Cognitive Science*, 10, 382-390.

Fan, J. et al. (2009). Testing the behavioral interaction and integration of attentional networks. *Brain and cognition*, 70, 209-220.

Gottlieb, J. P. et al. (1998). The representation of visual salience in monkey parietal cortex. *Nature*, 391, 481-484.

Itti, L., & Koch, C. (2000). A saliency-based search mechanism for overt and covert shifts of visual attention. *Vision Research*, 40, 1489-1506.

Luck, S. J., & Vogel, E. K. (1997). The capacity of visual working memory for features and conjunctions. *Nature*, 390, 279-281.

Müller, N. G., & Kleinschmidt, A. (2007). Temporal dynamics of the attentional spotlight: neuronal correlates of attentional capture and inhibition of return in early visual cortex. *Journal of Cognitive Neuroscience*, 19, 587-593.

Posner, M. I. et al. (1980). Attention and the detection of signals. *Journal of Experimental Psychology*, 109, 160-174.

Pylyshyn, Z. W., & Storm, R. W. (1988). Tracking multiple independent targets: evidence for a parallel tracking mechanism. *Spatial Vision*, 3, 179-197.

Saiki, J. (2003). Feature binding in object-file representations of multiple moving items. *Journal of Vision*, 3, 6-21.

Schall, J. (2002). The neural selection and control of saccades by the frontal eye field. *Philosophical Transactions of the Royal Society B: Biological Sciences*, 357, 1073-1082.

Shafritz, K. M. et al. (2002). The role of the parietal cortex in visual feature binding. *Proceedings of National Academy of Sciences of the United States of America*, 99, 10917-10922.

Simons, D. J., & Rensink, R. A. (2005). Change blindness: past, present, and future. *Trends in cognitive sciences*, 9, 16-20.

Somers, D. C. et al. (1999). Functional MRI reveals spatially specific attentional modulation in human primary visual cortex. *Proceedings of National Academy of Sciences of the United States of America*, 96, 1663-1668.

Todd, J. J., & Marois, R. (2004). Capacity limit of visual short-term memory in human posterior parietal cortex. *Nature*, 428, 751-754.

Tootell, R. B. et al. (1998). The retinotopy of visual spatial attention. *Neuron*, 21, 1409-1422.

Treisman, A. M., & Gelade, G. (1980). A feature-integration theory of attention. *Cognitive Psychology*,

12, 97-136.
Wolfe, J. M. (1994). Guided search 2.0. A revised model of visual search. *Psychonomic Bulletin & Review*, **1**, 202-238.
Xu, Y., & Chun, M.M. (2006). Dissociable neural mechanisms supporting visual short-term memory for objects. *Nature*, **440**, 91-95.
Xu, Y., & Chun, M.M. (2009). Selecting and perceiving multiple visual objects. *Trends in cognitive sciences*, **13**, 167-174.
Zhang, W., & Luck, S. J. (2008). Discrete fixed-resolution representations in visual working memory. *Nature*, **453**, 233-235.

■ 1 − 3

Bay E. (1953). Disturbances of visual perception and their examination. *Brain*, **76**(4), 515-550.
Beschin, N., Cocchini, G., Della Sala, S., & Logie RH. (1997). What the eyes perceive, the brain ignores: a case of pure unilateral representational neglect. *Cortex*, **33**(1), 3-26.
Bisiach, E., & Luzzatti, C. (1978). Unilateral neglect of representational space. *Cortex*, **14**(1), 129-133.
Brunia, C. H. M., & van Boxtel, G. J. M. (2001). Wait and see. *International Journal of Psychophysiology*, **43**(1), 59-75.
Corbetta, M., Kincade, M. J., Lewis, C., Snyder, A. Z., & Sapir, A.. (2005). Neural basis and recovery of spatial attention deficits in spatial neglect. *Nat Neurosci.*, **8**(11), 1603-1610.
Dalrymple K. A., Kingstone, A., & Barton, J. J. (2007). Seeing trees OR seeing forests in simultanagnosia: attentional capture can be local or global. *Neuropsychologia*, **45**(4), 871-875.
Doricchi, F., Thiebaut de Schotten M., Tomaiuolo, F., & Bartolomeo, P. (2008). White matter(dis)connections and gray matter(dys)functions in visual neglect: gaining insights into the brain networks of spatial awareness. *Cortex*, **44**(8), 983-995.
Driver, J., Baylis, G. C., & Rafal, R. D. (1992). Preserved figure-ground segregation and symmetry perception in visual neglect. *Nature*, **360**, 73-75.
Driver, J., Baylis, G. C., Goodrich, S. J., & Rafal, R. D. (1994). Axis-based neglect of visual shapes. *Neuropsychologia*, **32**(11), 1353-1365.
Friedman-Hill, S. R., Robertson, L. C., & Treisman, A. (1995). Parietal Contributions to Visual Feature Binding-Evidence from a Patient with Bilateral Lesions. *Science*, **269**, 853-855.
Guariglia, C., Padovani, A., Pantano, P., & Pizzamiglio, L. (1993). Unilateral neglect restricted to visual imagery. *Nature*, **364**, 235-237.
Heilman, K. M., Bowers, D., & Watson, R. T. (1983). Performance on hemispatial pointing task by patients with neglect syndrome. *Neurology*, **33**(5), 661-664.
Huberle, E., & Karnath, H. O. (2006). Global shape recognition is modulated by the spatial distance of local elements—evidence from simultanagnosia. *Neuropsychologia*, **44**(6), 905-911.
Marshall, J. C., & Halligan, P. W. (1993). Visuo-spatial neglect: a new copying test to assess perceptual parsing. *J Neurol*, **240**(1), 37-40.
Mesulam, M. M. (1999). Spatial attention and neglect: parietal, frontal and cingulate contributions to the mental representation and attentional targeting of salient extrapersonal events. *Philosophical Transactions of the Royal Society of LondonSeries B-Biological Sciences*, **354**(1387), 1325-1346.
Navon, D. (1977). Forestbefore trees: The precedence of global features in visual perception. *Cognitive Psychology*, **9**(3), 353-383.
Shallice, T. (1982). Specific impairments of planning. *Phi, Trans, R. Sot. Land. B*, **298**, 198-209.
Treisman, A. M., & Gelade, G. (1980). "Feature-Integration Theory of Attention." *Cognitive Psychology*, **12**(1), 97-136.
Treisman, A., & Schmidt, H. (1982). Illusory Conjunctions in the Perception of Objects. *Cognitive Psychology*, **14**(1), 107-141.
Tyler, H. R. (1967). Abnormalities of visual perception associated with defective eye movements.

(Balint's syndrome). *Trans Am Neurol Assoc*, **92**, 291-293.
Tyler, H. R. (1968). Abnormalities of perception with defective eye movements(Balint's syndrome). *Cortex*, **4**(2), 154-171.
Van Zomeren, A. H., & Brouwer, W. H. (1993). *Clinical neuropsychology of attention*. New York : Oxford UniversityPress.
Walter, G., Cooper, R., Aldridge, V. J., McCallum, W. C., & Winter, A. L. . (1964). Contingent Negative Variation : An Electric Sign of Sensori-Motor Association and Expectancy in the Human. *Brain Nature*, **203**, 380-384.
Wilson, B., Cockburn, J., & Halligan, P.(1987). Development of a behavioral test of visuospatial neglect. *Arch Phys Med Rehabil*, **68**(2), 98-102.
Wolpert, I. (1924). Simultaneous agnosia-Disorder of the entire concept. *Zeitschrift Fur Die GesamteNeurologie Und Psychiatrie*, **93**, 397-415.

1 — 4

Alonso, J. M., & Martinez, L. M. (1998). Functional connectivity between simple cells and complex cells in cat striate cortex. *Nat Neurosci*, **1**(5), 395-403.
Andolina, I. M., Jones, H. E., Wang, W., & Sillito, A. M. (2007). Corticothalamic feedback enhances stimulus response precision in the visual system. *Proc Natl Acad Sci USA*, **104**(5), 1685-1690.
Baylor, D. A., & Fettiplace, R. (1977). Kinetics of synaptic transfer from receptors to ganglion cells in turtle retina. *J Physiol*, **271**(2), 425-448.
Blakemore, C., & Tobin, E. A. (1972). Lateral inhibition between orientation detectors in the cat's visual cortex. *Exp Brain Res*, **15**(4), 439-440.
Bonin, V., Mante, V., & Carandini, M. (2005). The suppressive field of neurons in lateral geniculate nucleus. *J Neurosci*, **25**(47), 10844-10856.
Daw, N. W., Brunken, W. J., & Parkinson, D. (1989). The function of synaptic transmitters in the retina. *Annu Rev Neurosci*, **12**, 205-225.
Daw, N. W., Jensen, R. J., & Brunken, W. J. (1990). Rod pathways in mammalian retinae. *Trends Neurosci*, **13**(3), 110-115.
DeAngelis, G. C., Freeman, R. D., & Ohzawa, I. (1994). Length and width tuning of neurons in the cat's primary visual cortex. *J Neurophysiol*, **71**(1), 347-374.
Dowling, J. E., & Boycott, B. B. (1966). Organization of the primate retina : Electron microscopy, *Proceedings of the Royal Society*, **166**, 80-111.
Fujita, I., Tanaka, K., Ito, M., & Cheng, K. (1992). Columns for visual features of objects in monkey inferotemporal cortex. *Nature*, **360**(6402), 343-346.
Hartline, H. K. (1940). The receptive fields of optic nerve fibers. *Am J Physiol*, **130**(3), 690-699.
Hubel, D. H., & Wiesel, T. N. (1959). Receptive fields of single neurones in the cat's striate cortex. *J Physiol*, **148**, 574-591.
Hubel, D. H., & Wiesel, T. N. (1962). Receptive fields, binocular interaction and functional architecture in the cat's visual cortex. *J Physiol*, **160**, 106-154.
Jones, J. P., & Palmer, L. A. (1987). The two-dimensional spatial structure of simple receptive fields in cat striate cortex. *J Neurophysiol*, **58**(6), 1187-1211.
Kaneko, A. (1971). Electrical connexions between horizontal cells in the dogfish retina. *J Physiol*, **213**(1), 95-105.
Kaneko, A., & Hashimoto, H. (1969). Electrophysiological study of single neurons in the inner nuclear layer of the carp retina. *Vision Res*, **9**(1), 37-55.
Kikkawa, S., Nakagawa, M., Iwasa, T., Kaneko, A., & Tsuda, M. (1993). GTP-binding protein couples with metabotropic glutamate receptor in bovine retinal on-bipolar cell. *Biochem Biophys Res Commun*, **195**(1), 374-379.
Mandelbaum, J., & Sloan, L. L. (1947). Peripheral visual acuity with special reference to scotopic illu-

mination. *Am J Ophthalmol*, **30**(5), 581-588.

Murphy, P. C., Duckett, S. G., & Sillito, A. M. (1999). Feedback connections to the lateral geniculate nucleus and cortical response properties. *Science*, **286**(5444), 1552-1554.

Murphy, P. C., & Sillito, A. M. (1996). Functional morphology of the feedback pathway from area 17 of the cat visual cortex to the lateral geniculate nucleus. *J Neurosci*, **16**(3), 1180-1192.

Naito, T., Sadakane, O., Okamoto, M., & Sato, H. (2007). Orientation tuning of surround suppression in lateral geniculate nucleus and primary visual cortex of cat. *Neuroscience*, **149**(4), 962-975.

Nishimoto, S., Ishida, T., & Ohzawa, I. (2006). Receptive field properties of neurons in the early visual cortex revealed by local spectral reverse correlation. *J Neurosci*, **26**(12), 3269-3280.

Ozeki, H., Sadakane, O., Akasaki, T., Naito, T., Shimegi, S., & Sato, H. (2004). Relationship between excitation and inhibition underlying size tuning and contextual response modulation in the cat primary visual cortex. *J Neurosci*, **24**(6), 1428-1438.

Priebe, N. J., Lisberger, S. G., & Movshon, J. A. (2006). Tuning for spatiotemporal frequency and speed in directionally selective neurons of macaque striate cortex. *J Neurosci*, **26**(11), 2941-2950.

Reid, R. C., & Alonso, J. M. (1995). Specificity of monosynaptic connections from thalamus to visual cortex. *Nature*, **378**(6554), 281-284.

Rust, N. C., Schwartz, O., Movshon, J. A., & Simoncelli, E. P. (2005). Spatiotemporal elements of macaque v 1 receptive fields. *Neuron*, **46**(6), 945-956.

Sillito, A. M., & Jones, H. E. (2002). Corticothalamic interactions in the transfer of visual information. *Philos Trans R Soc Lond B BiolSci*, **357**(1428), 1739-1752.

Tanaka, H., & Ohzawa, I. (2009). Surround suppression of V 1 neurons mediates orientation-based representation of high-order visual features. *J Neurophysiol*, **101**(3), 1444-1462.

Tolhurst, D. J., & Movshon, J. A. (1975). Spatial and temporal contrast sensitivity of striate cortical neurones. *Nature*, **257**(5528), 674-675.

▌1 − 5

Becker, W. (1989). Metrics. In Wurtz, R. H. & Goldberg, M. E. (Eds.), *The neurobiology of saccadic eye movements*. (pp.13-67). Amsterdam : Elseier.

Becker, W., & Jürgens R. (1979). An analysis of the saccadic system by means of double step stimuli. *Vision Research*, **19**, 967-983

Cannon, S. C., & Robinson, D. A. (1987). Loss of the neural integrator of the oculomotor system from brain stem lesions in monkey. *Journal of Neurophysiology*, **57**, 1383-1409.

Dorris, M. C., & Munoz, D. P. (1995). A Neural Correlate for the Gap Effect on Saccadic Reaction Times in Monkey. *Journal of Neurophysiology*, **73**, 2558-2562.

Everling, S., & Fischer, B. (1998). The antisaccade : a review of basic research and clinical studies. *Neuropsychologia*, **36**, 885-899.

Findlay, J. M. (1982). Global visual processing for saccadic eye movements. *Vision Research*, **22**, 1033-1045.

Findlay, J. M., & Gilchrist, I. D. (2003). *Active Vision*. Oxford : Oxford UniversityPress.

Fischer, B., & Ramsperger, E. (1984). Human express saccades : extremely short reaction times of goal directed eye movements. *Experimental Brain Research*, **57**, 191-195.

Godijn, R., & Theeuwes, J. (2002). Programming of endogenous and exogenous saccades : evidence for a competitive integration model. *Journal of Experimental Psychology : Human Perception Performance*, **28**, 1039-1054.

Hallett, P. E. (1978). Primary and secondary saccades to goals defined by instructions. *Vision Research*. **18**, 1279-1296.

Hallett, P. E., & LIghtstone, A. D. (1976). Saccadic eye movements towards stimuli triggered by prior saccades. *Vision Research*, **16**, 99-106.

Kalesnykas, R. P., & Hallett, P. E. (1987). The differentiation of visually guided and anticipatory sac-

cades in gap and overlap paradigms. *Experimental Brain Research*, **68**, 115-121.
Keller, E. L. (1974). Participation of the medial pontine reticular formation in eye movement generation in monkey. *Journal of Neurophysiology*, **37**, 316-332.
Kingstone, A., & Klein, R. M. (1993). Visual Offsets Facilitate Saccadic Latency : Does Predisengagement of Visuospatial Attention Mediate This Gap Effect? *Journal of Experimental Psychology : Human Perception and Performance*, **19**, 1251-1265.
Lee, C., Rohrer, W. H., & Sparks, D. L. (1988). Population coding of saccadic eye movements by neurons in the superior colliculus. *Nature*, **332**, 357-360.
McPeek, R. M., Skavenski, A. A., & Nakayama, K. (2000). Concurrent processing of saccades in visual search. *Vision Research*, **40**, 2499-2516.
McPeek, R. M., & Keller, E. L. (2001). Short-term priming, concurrent processing, and saccade curvature during a target selection task in the monkey. *Vision Research*, **41**, 785-800.
McPeek, R. M., Han, J. H., & Keller, E. L. (2003). Competition between saccade goals in the superior colliculus produces saccade curvature. *Journal of Neurophysiology*, **89**, 2577-2590.
Muller, H. J., & Rabbitt, P. M. (1989). Reflexive and voluntary orienting of visual attention : time course of activation and resistance to interruption. *Journal of Experimental Psychology : Human Perception Performance*, **15**, 315-330.
Munoz, D. P., & Istvan, P. J. (1998). Lateral Inhibitory Interactions in the Intermediate Layers of the Monkey Superior Colliculus. *Journal of Neurophysiology*, **79**, 1193-1209.
Munoz, D. P., & Wurtz, R. H. (1993). Fixation cells in monkey superior colliculus. I. Characteristics of cell discharge. *Journal of Neurophysiology*, **70**, 559-575.
苧阪良二・中溝幸夫・古賀一男 (編) (1993). 眼球運動の実験心理学. 名古屋大学出版会.
Port, N. L., & Wurtz, R. H. (2003). Sequential activity of simultaneously recorded neurons in the superior colliculus during curved saccades. *Journal of Neurophysiology*, **90**, 1887-1903.
Posner, M. I., & Cohen, Y. (1984). Components of visual orienting. In H. Bouma & D. G. Bouwhuis (Eds.), *Attention & performance* X. Hillsdale, NJ : Erlbaum. pp.531-556.
Robinson, D. A. (1972). Eye movements evoked by collicular stimulation in the alert monkey. *Vision Research*, **12**, 1795-1808.
Sheliga, B. M., Riggio, L., & Rizzolatti, G. (1994). Orienting of attention and eye movements. *Experimental Brain Research*, **98**, 507-522.
Sogo, H., & Takeda, Y. (2006). Effect of previously fixated locations on saccade trajectory during free visual search. *Vision Research*, **46**, 3831-3844.
Sparks, D. L. (2002). The brainstem control of saccadic eye movements. *Nature Reviews Neuroscience*, **3**, 952-964.
Walker, R., Deubel, H., Schneider, W. X., & Findlay, J. M. (1997). Effect of Remote Distractors on Saccade Programming : Evidence for an Extended Fixation Zone. *Journal of Neurophysiology*, **78**, 1108-1119.
Yarbus, A. L. (1967). *Eye movements and vision* (English translation by L. A. Riggs). New York : Plenum Press.

■ 2-1

Atkinson, R. C., & Shiffrin, R. M. (1968) Human memory : Aproposed system and its control processes. In K.W. Spence & J.T. Spence (Eds.), *The psychology of learning and motivation : Advances in research and theory*. (Vol. 2). Academic Press. pp.89-195.
Atkinson, R. C., & Shiffrin, R. M. (1971). The control of short-term memory. *Scientific American*, **225**, 82-90.
Baddeley, A. D. (1986). *Working memory*. Oxford UniversityPress.
Baddeley, A. D. (1999). *Essentials of human memory*. Psychology Press.
Baddeley, A. D. (2000). The episodic buffer : a new component of working memory? *Trends in Cogni-*

tive Sciences, **4**, 417-423.

Baddeley, A. D., & Hitch, G. J. (1974). Working memory. In G.H. Bower(Ed.), *The psychology of learning and motivation: Advances in research and theory* (Vol. 8). Academic Press. pp.47-89.

Bliss, T. V. P., & Lømo, T. (1973). Long-lasting potentiation of synaptic transmission in the dentate area of the anaesthetized rabbit following stimulation of the perforant path. *Journal of Physiology*, **232**, 331-356.

Brown, J. (1958). Some tests of the decay theory of immediate memory. *Quarterly Journal of Experimental Psychology*, **10**, 12-21.

Castellucci, V. F., & Kandel, E. R. (1976). Presynaptic facilitation as a mechanism for behavioral sensitization in Aplysia. *Science*, **194**, 1176-1178.

Cherry, E. C. (1953). Some experiments on the recognition of speech, with one and two ears. *Journal of the Acoustical Society of America*, **26**, 554-559.

Corkin, S. (1984). Lasting consequences of bilateral medial temporal lobectomy: Clinical course and experimental findings in H.M.. *Seminars in Neurology*, **4**, 249-259.

Corkin, S., Amaral D. G., Gonzalez, R.G., Johnson, K.A., & Hyman, B.T. (1997). H.M.'s medial temporal lobe lesion: findings from magnetic resonance imaging. *Journal of Neuroscience*, **17**, 3964-3979.

Cowan, N. (1984). On short and long auditory stores. *Psychological Bulletin*, **96**, 341-370.

Daneman, M., & Carpenter, P. A. (1980). Individual differences in working memory and reading. *Journal of Verbal Learning and Verbal Behavior*, **19**, 450-466.

Daneman, M., & Merikle, P. M. (1996). Working memory and language comprehension: A meta-analysis. *Psychonomic Bulletin & Review*, **3**, 422-433.

D'Esposito, M., Postle, B. R., Ballard, D., & Lease, J. (1999). Maintenance versus manipulation of information held in working memory: an event-related fMRI study. *Brain and Cognition*, **41**, 66-86.

Durstewitz, D., Seamans, J. K., & Sejnowski, T. J. (2000). Neurocomputational models of working memory. *Nature Neuroscience Supplement*, **3**, 1184-1191

Funahashi, S., Bruce, C. J., & Goldman-Rakic, P. S. (1989). Mnemonic coding of visual space in the monkey's dorsolateral prefrontal cortex. *Journal of Neurophysiology*, **61**, 331-349.

Fuster, J. M. (1973). Unit activity in prefrontal cortex during delayed-response performance: neuronal correlates of transient memory. *Journal of Neurophysiology*, **36**, 61-78.

Glucksberg, S., & Cowen, G. N. (1970). Memory for nonattended auditory material. *Cognitive Psychology*, **1**, 149-156.

Hebb, D. O. (1949). *The Organization of Behavior: A Neuropsychological Theory*. John Wiley and Sons.

James, W. (1890). *The principles of psychology*. Holt, Rinehart and Winston.

Jonides, J., Lewis, R. L., Nee, D. E., Lustig, C. A., Berman, M. G., & Moore, K. S. (2008). The mind and brain of short-term memory. *Annual Review of Psychology*, **59**, 193-224.

McGeoch, J. (1932). Forgetting and the law of disuse. *Psychological Review*, **39**, 352-370.

Miller, G. A. (1956). The magical number seven, plus or minus two: Some limits on our capacity for processing information. *Psychological Review*, **63**, 81-97.

Miyake, A., Friedman, N. P., Emerson, M. J., Witzki, A. H., & Howerter, A. (2000). The unity and diversity of executive functions and their contributions to complex "frontal lobe" tasks: A latent variable analysis. *Cognitive Psychology*, **41**, 49-100.

Miyake, A., & Shah, P. (1999). *Models of working memory: Mechanisms of active maintenance and executive control*, Cambridge University Press.

O'Kane, G., Kensinger, E. A., & Corkin, S. (2004). Evidence for semantic learning in profound amnesia: An investigation with patient H.M. *Hippocampus*, **14**, 417-425.

苧阪満里子・苧阪直行　(1994).　読みとワーキングメモリ容量―日本語版リーディングスパンテスト

による測定―．心理学研究, **65**, 339-345.
Perfetti, C. A., & Lesgold, A. M. (1977). Discourse comprehension and sources of individual differences. In M. A. Just & P.A. Carpenter(Eds.), *Cognitive processes in comprehension*. Erlbaum. pp. 141-183.
Peterson, L. R., & Peterson, M. J. (1959). Short-term retention of individual verbal items. *Journal of Experimental Psychology*, **58**, 193-198.
Roediger, H. L. III (2008). Relativity of remembering : Why the laws of memory vanished. *Annual Review of Psychology*, **59**, 225-254.
Shutoh, F., Ohki, M., Kitazawa, H., Itohara, S., & Nagao, S. (2006). Memory trace of motor learning shifts transsynaptically from cerebellar cortex to nuclei for consolidation. *Neuroscience*, **139**, 767-777.
Smith, E. E., & Jonides, J. (1999). Storage and executive processes in the frontal lobes. *Science*, **283**, 1657-1661.
Sperling, G. (1960). The information available in brief visual presentation. *Psychological Monographs*, **74**, 1-29.
Squire, L.R. (1992). Declarative and nondeclarative memory : Multiple brain systems supporting learning and memory. *Journal of Cognitive Neuroscience*, **4**, 232-243
Squire, L.R. (2009). The legacy of patient H.M. for neuroscience. *Neuron*, **61**, 6-9
Surprenant, A. M., & Neath, I. (2009)*Principles of memory*. Psychology Press.
Tulving, E. (1972). Episodic and Semantic Memory. In E. Tulving & W. Donaldson(Eds.), *Organization of Memory*. Academic Press. pp.381-403.
Vargha-Khadem, F., Gadian, D. G., Watkins, K. E., Connelly, A., Van Paesschen, W., & Mishkin, M. (1997). Differential effects of early hippocampal pathology on episodic and semantic memory. *Sience*, **277**, 376-380.
Warrington E. K., & Shallice T. (1984). Category specific semantic impairments. *Brain*, **107**, 829-854.
Wickens, D.D. (1970). Encoding categories of words : An empirical approach to meaning. *Psychological Review*, **77**, 1-15.
Zola-Morgan, S., & Squire, L. R. (1990). The primate hippocampal formation : Evidence for a time-limited role in memory storage. *Science*, **250**, 288-290.

■ 2-2

阿部純一・桃内佳雄・金子康朗・李光五 (1994). 人間の言語情報処理―言語理解の認知科学 サイエンス社.
Andrews, S. (1989). Frequency and neighborhood effects on lexical access : Activation or search? *Journal of Experimental Psychology : Learning, Memory, and Cognition*, **15**, 802-814.
Beauvois, M. F., & Dérouesné, J. (1979). Phonological alexia : three dissociations. *Journal of Neurology, Neurosurgery & Psychiatry*, **42**, 1115-1124.
Besner, D., & Hildebrandt, N. (1987). Orthographic and phonological codes in the oral reading of Japanese Kana. *Journal of Experimental Psychology : Learning, Memory, and Cognition*, **13**, 335-343.
Binder, J. R., Desai, R. H., Graves, W. W., & Conant, L. L. (2009). Where is the semantic system? A critical review and meta-analysis of 120 functional neuroimaging studies. *Cerebral Cortex*, **19**, 2767-2796.
Coltheart, M. (1978). Lexical access in simple reading tasks. In G. Underwood(Ed.), *Strategies of information processing*(pp.151-216). New York : Academic Press.
Coltheart, M., Rastle, K., Perry, C., Langdon, R., & Ziegler, J. (2001). DRC : A dual route cascaded model of visual word recognition and reading aloud. *Psychological Review*, **108**, 204-256.
Forster, K. I. (1976). Accessing the mental lexicon. In R.J.Wales & E.Walker(Eds.), *New Approaches to Language Mechanisms*. (pp.257-287). Amsterdam : North-Holland.

Frost, R., Katz, L., & Bentin, S. (1987). Strategies for visual word recognition and orthographical depth: A multilingual comparison. *Journal of Experimental Psychology: Human Perception and Performance*, 13, 104-115.

Fushimi, T., Ijuin, M., Patterson, K., & Tatsumi, I. F. (1999). Consistency, frequency, and lexicality effects in naming Japanese Kanji. *Journal of Experimental Psychology: Human Perception and Performance*, 25, 382-407.

Grainger, J., & Jacobs, M. (1996). Orthographic processing in visual word recognition: A multiple read-out model. *Psychological Review*, 103, 518-565.

Harm, M. W., & Seidenberg, M. S. (2001). Are there Orthographic Impairments in Phonological Dyslexia? *Cognitive Neuropsychology*, 18, 71-92.

Hino, Y., & Lupker, S. J. (1998). The effects of word frequency for Japanese Kana and Kanji words in naming and lexical decision: Can the dual-route model save the lexical-selection account? *Journal of Experimental Psychology: Human Perception and Performance*, 24, 1431-1453.

Jobard, G., Crivello, F., & Tzourio-Mazoyer, N. (2003). Evaluation of the dual route theory of reading: a metanalysis of 35 neuroimaging studies. *Neuroimage*, 20, 693-712.

Marshall, J. C., & Newcombe, F. (1973). Patterns of paralexia: A psycholinguistic approach. *Journal of Psycholinguistic Research*, 2, 175-199.

McCandliss, B. D., Cohen, L., & Dehaene, S. (2003). The visual word form area: expertise for reading in the fusiform gyrus. *Trends in Cognitive Sciences*, 7, 293-299.

McClelland, J. L., & Rumelhart, D. E. (1981). An interactive activation model of context effects in letter perception: I. An account of basic findings. *Psychological Review*, 88, 375-407.

文部科学省 (2002). 今後の特別支援教育の在り方について(中間まとめ).

Morton, J. (1979). Facilitation in word recognition: Experiments causing change in the logogen model. In P.A. Kolers, M. E. Wrolstad, & H. Bouma(Eds.), *Processing of visible language*, Vol 1. New York: Plenum Press. pp.259-268.

Morton, J., & Patterson, K. E. (1980). A new attempt at interpretation, or, an attempt at a new interpretation. In M. Coltheart, K. E. Patterson, & J. C. Marshall(Eds.), *Deep dyslexia*. London: Routledge and Kegan Paul. pp.91-118.

大石敬子・斉藤佐和子(1999). 言語発達障害における音韻の問題―読み書き障害の場合, 音声言語医学, 40, 378-387.

Patterson, K., Suzuki, T., & Wydell, T. (1996). Interpreting a case of Japanese phonological alexia: the key is in phonology. *Cognitive Neuropsychology*, 13, 803-822.

Patterson, K., Suzuki, T., Wydell, T., & Sasanuma, S. (1995). Progressive aphasia and surface alexia in Japanese. *Neurocase*, 1, 155-165.

Paulesu, E., McCrory, E., Fazio, F., Menoncello, L., Brunswick, N., Cappa, S. F. et al. (2000). A cultural effect on brain function. *Nature Neuroscience*, 3, 91-96.

Plaut, D. C. (1997). Structure and function in the lexical system: Insights from distributed models of word reading and lexical decision. *Language and Cognitive Processes*, 12, 767-808.

Plaut, D. C., McClelland, J. L., Seidenberg, M. S., & Patterson, K. (1996). Understanding normal and impaired word reading: Computational principles in quasi-regular domains. *Psychological Review*, 103, 56-115.

Plaut, D. C., & Shallice, T. (1993). Deep dyslexia. A case study of connectionist neuropsychology. *Cognitive Neuropsychology*, 10, 377-500.

Price, C. J., & Devlin, J. T. (2003). The myth of the visual word form area. *Neuroimage*, 19, 473-481.

Ramus, F., Rosen, S., Dakin, S. C., et al. (2003). Theories of developmental dyslexia: insights from a multiple case study of dyslexic adults. *Brain*, 126, 841-865.

Sakuma, N., Sasanuma, S., Tatsumi, I. F., & Masaki, S. (1998). Orthography and phonology in reading Japanese kanji words: Evidence from the semantic decision task with homophones. *Memory and Cognition*, 26, 75-87.

Seidenberg, M. S., & McClelland, J. L. (1989). A distributed, developmental model of word recognition and naming. *Psychological Review*, 96, 523-568.

Seidenberg, M. S., Waters, G. S., Barnes, M. A., & Tanenhaus, M. K. (1984). When does irregular spelling or pronunciation influence word recognition? *Journal of Verbal Learning and Verbal Behavior*, 23, 383-404.

Shaywitz, S. E. (1998). Current concepts : Dyslexia. *New England Journal of Medicine*, 338, 307-312.

Simos, P. G., Breier, J. I., Fletcher, J. M., Foorman, B. R., Castillo, E. M., & Papanicolaou, A. C. (2002). Brain mechanisms for reading words and pseudowords : an integrated approach. *Cerebral Cortex*, 12, 297-305.

Turkeltaub, P. E., Gareau, L., Flowers, D. L., Zeffiro, T. A., & Eden, G. F. (2003). Development of neural mechanisms for reading. *Nature Neuroscience*, 6, 767-773.

宇野 彰・春原則子・金子真人・粟屋徳子(2007). 発達性 dyslexia の認知障害構造―音韻障害単独説で日本語話者の発達性 dyslexia を説明可能なのか？音声言語医学, 48, 105-111.

Van-Orden, G. C. (1987). A ROWS is a ROSE : Spelling, sound, and reading. *Memory and Cognition*, 15, 181-198.

Wydell, T. N. & Butterworth, B. (1999). A case study of an English-Japanese bilingual with monolingual dyslexia. *Cognition*, 70, 273-305.

■ 2−3

ボーデン, G. J. & ハリス, K. S. ／廣瀬 肇(訳) (1984). ことばの科学入門 メディカルリサーチセンター.

Brodmann, K. (1909). *Vergleichende Lokalisationslehre der Gehirnrinde*. Leipzig : Johann Ambrosius Barth.

Brown, C. M., & Hagoort, P. (eds.) (1999). *The Neurocognition of Language*. Oxford University Press.

Chomsky, N. (1965). *Aspects of the theory of syntax*. Cambridge. MIT Press.

Denes, B. D., & Pinson, E. N. (1998). *The Speech Chain : the physics and biology of spoken language*. 2 nd ed., New York : W.H.Freeman and Company.

ド・ソシュール, F. ／小林英夫(訳) (1972). 一般言語学講義 岩波書店.

岩田 誠(1996). 脳とことば―言語の神経機構 共立出版.

唐須教光 (1988). 文化の言語学 勁草書房.

レネバーク, E. H. ／佐藤方哉・神尾昭雄(訳) (1974). 言語の生物学的基礎 大修館書店.

■ 3−1

Casey, B. J. et al. (1995). Activation of prefrontal cortex in children during a nonspatial working memory task with functional MRI. *Neuroimage*, 2, 221-229.

Giedd, J. N. et al. (1999). Brain development during childhood and adolescence : a longitudinal MRI study. *Nature Neuroscience*, 2, 861-863.

Gogtay, N. et al. (2004). Dynamic mapping of human cortical development during childhood through early adulthood. *Proceedings of the National Academy of Sciences of the USA*, 101, 8174-8179.

Huttenlocher, P.R. (1979). Synaptic density in human frontal cortex-developmental changes and effects of aging. *Brain Research*, 163, 195-205.

金子丑之助 (1982). 日本人体解剖学第18版 第3巻 南山堂.

Knickmeyer, R. C. et al. (2008). A structural MRI study of human brain development from birth to 2 years. *Journal of Neuroscience*, 28, 12176-12182.

Mann, M. D. (1984). The growth of the brain and skull in children. *Developmental Brain Research*, 13, 169-178.

Moriguchi,Y. & Hiraki, K. (2009). Neural origin of cognitive shifting in young children. *Proceedings of the National Academy of Sciences of the USA*, 106, 6017-6021.

Petanjek, Z. et al. (2008). Lifespan alterations of basal dendritic trees of pyramidal neurons in the hu-

man prefrontal cortex : a layer-specific pattern. *Cerebral Cortex*, **18**, 915-929.
Piaget, J., & Inhelder, B. (1966). *La psychologie de l'enfant*. Presses Universitaires de France. (波多野完治(他訳) (1969). 新しい児童心理学　白水社)
Purves, D. et al. (2008). *Principles of Cognitive Neuroscience*. Sinauer.
Shaw, P. et al. (2006). Intellectual ability and cortical development in children and adolescents. *Nature*, **440**, 676-679.
Siegler, R. S., & Chen, Z. (2002). Development of rules and strategies : Balancing the old and the new. *Journal of Experimental Child Psychology*, **81**, 446-457.
Sowell, E. R. (2003). Mapping cortical change across the human life span. *Nature Neuroscience*, **6**, 309-315.
Thompson, P. M. et al. (2001). Genetic influence on brain structure. *Nature Neuroscience*, **4**, 1253-1258.
津本忠治 (1986). 脳と発達　朝倉書店.
Tsujimoto, S. (2008). The prefrontal cortex : Functional neural development during young childhood. *The Neuroscientist*, **14**, 345-358.
Tsujimoto, S. et al. (2004). Prefrontal cortical activation associated with working memory in adults and preschool children : an event-related optical topography study. *Cerebral Cortex*, **14**, 703-712.
Witelson, S. F. et al. (2009). The exceptional brain of Albert Einstein. *Lancet*, **353**, 2149-2153.

3-2

Abbott, R. D., White, L. R., Ross, G. W., Masaki, K. H., Curb, J. D., & Petrovitch, H. (2004). Walking and dementia in physically capable elderly men. *The Journal of American Medicine Association*, **292**, 1447-1453.
Allen, P. A., Smith, A. F., Vires-Collins, H., & Sperry, S. (1998). The psychological refractory period : Evidence for age differences in attentional time-sharing. *Psychology and Aging*, **13**, 218-229.
Allen, P. A., Weber, T. A., & Madden, D. J. (1994). Adult age differences in attention : Filtering or selection? *Journal of Gerontology : Psychological Sciences*, **49**, 213-222.
Altgassen, M., Kliegel, M., Brandimonte, M., & Filippello, P.(2010). Are older adults more social than younger adults? Social importance increases older adults' prospective memory performance. *Aging, Neuropsychology, and Cognition*, **17**, 312-328.
Altgassen, M., Phillips, L. H., Henry, J. D., Rendell, P. G., & Kliegel, M., (2010). Emotional target cues eliminate age differences in prospective memory. *The Quarterly Journal of Experimental Psychology*, **63**, 1057-1064.
Baddeley, A. (1992). Working memory. *Science*, **255**, 556-559.
Baddeley, A. (2003). Working memory : looking back and looking forward. *Nature Reviews Neuroscience*, **4**, 829-839.
Ball, K., Owsley, C., Sloane, M. E., Roenker, D. L., & Bruni, J. R. (1993). Visual attention problems as a predictor of vehicle crashes in older drivers. *Investigative Ophthalmology & Visual Science*, **34**, 3110-3123.
Bherer, L., Kramer, A. F., Peterson, M. S., Colcombe, S., Erickson, K., & Becic, E. (2008). Transfer effects in task-set cost and dual-task cost after dual-task training in older and younger adults : further evidence for cognitive plasticity in attentional control in late adulthood. *Experimental Aging Research*, **34**, 188-219.
Bopp, K. L., & Vergaeghen, P. (2005). Aging and verbal memory span : A meta-analysis. *The Journal of Gerontology Series B : Psychological Sciences and Social Sciences*, **60**, 223-233.
Brisson, B., & Jolicoeur, P. (2007). Cross-modal multitasking processing deficits prior to the central bottleneck revealed by event-related potentials. *Neuropsychologia*, **45**, 3038-3053.
Burgess, P. W., Quayle, A., & Frith, C D. (2001). Brain regions involved in prospective memory as determined by positron emission tomography. *Neuropsychologia*, **39**, 545-555.

引 用 文 献

Cabeza, R. (2002). Hemispheric asymmetry reduction in older adults: the HAROLD model. *Psychology and Aging*, 17, 85-100.
Cabeza, R., Daselaar, S. M., Dolcos, F., Prince, S. E., Budde, M., & Nyberg, L. (2004). Task-independent and task-specific age effects on brain activity during working memory, visual attention and episodic retrieval. *Cerebral Cortex*, 14, 364-75.
Cohen, A., West, R., & Craik, F. I. M. (2001). Modulation of the prospective and retrospective components of memory for intentions in younger and older adults. *Aging, Neuropsychology and Cognition*, 8, 1-13.
Colcombe, S. J., Erickson, K. I., Scalf, P. E., Kim, J. S., Prakash, R., McAuley, E., Elavsky, S., Marquez, D. X., Hu, L., & Kramer, A. F. (2006). Aerobic exercise training increases brain volume in aging humans. *Journal of Gerontology: Medical Sciences*, 61, 1166-1170.
Colcombe, S., & Kramer, A. F. (2003). Fitness effects on the cognitive function of older adults: A meta-analytic study. *Psychological Science*, 14, 125-130.
Connelly, S. L., & Hasher, L. (1993). Aging and the inhibition of spatial location. *Journal of Experimental Psychology: Human Perception and Performance*, 19, 1238-1250.
Conway, A. R. A., Kane, M. J., Bunting, M. F., Hambrick, D. Z., Wilhelm, O., & Engle, R. W. (2005). Working memory span tasks: A methodological review and user's guide. *Psychonomic Bulletin and Review*, 12, 769-786.
Craik, F. I. M., & Bialystok, E. (2006). Cognition through the lifespan: mechanisms of change. *Trends in Cognitive Sciences*, 10, 131-138.
Craik, F. I. M. & Byrd, M. (1982). Aging and cognitive deficits: The role of attentional resources. In F. I. M. Craik & S. Trehub (Eds.), *Aging and Cognitive Processes*. New York: Plenum, pp.191-211.
Dahlin, E., Bäckman, L., Neely, A. S., & Nyberg, L. (2009). Training of the executive component of working memory: Subcortical areas mediate transfer effects. *Restorative Neurology and Neuroscience*, 27, 405-419.
De Jong, R. (1993). Multiple bottlenecks in overlapping task performance. *Journal of Experimental Psychology: Human Perception and Performance*, 19, 956-980.
Einstein, G. O., & McDaniel, M. A. (1990). Normal aging and prospective memory. *Journal of Experimental Psychology: Learning, Memory, and Cognition*, 16, 717-726.
Farkas, M. S., & Hoyer, W. J. (1980). Processing consequences of perceptual grouping in selective attention. *Journal of Gerontology*, 35, 207-216.
Folk, C. L., & Hoyer, W. J. (1992). Aging and shifts of visual spatial attention. *Psychology and Aging*, 7, 453-465.
Glass, J. M., Schumacher, E. H., Lauber, E. J., Zurbriggen, E. L., Gmeindl, L., Kieras, D. E., & Meyer, D. E. (2000). Aging and the psychological refractory period: Task-coordination strategies in young and old adults. *Psychology and Aging*, 15, 571-595.
Gottlob, L. R., & Madden, D. J. (1998). Time course of allocation of visual attention after equating for sensory differences: An age-related perspective. *Psychology and Aging*, 13, 138-149.
Grady, C. L., Maisog, J. M., Horwitz, B., Ungerleider, L. G., Mentis, M. J., Salerno, J. A. et al. (1994). Age-related changes in cortical blood flow activation during visual processing of faces and location. *Journal of Neuroscience*, 14, 1450-1462.
Green, C. S., & Bavelier, D. (2003). Action video games modify visual selective attention. *Nature*, 423, 534-537.
Greenwood, P. M. (2007). Functional plasticity in cognitive aging: Review and hypothesis. *Neuropsychology*, 21, 657-673.
Greenwood, P. M., & Parasuraman, R. (1994). Attentional disengagement deficit in nondemented elderly over 75 years of age. *Aging and Cognition*, 1, 188-202.
Greenwood, P. M., & Parasuraman, R. (2010). Neuronal and cognitive plasticity: a neurocognitive framework for ameliorating cognitive aging. *Frontiers in Aging Neuroscience*, 29, 150.

Greenwood, P. M., Parasuraman, R., & Haxby, J. V. (1993). Changes in visuospatial attention over the adult lifespan. *Neuropsychologia*, 31, 471-485.
Hartley, A. A. (2001). Age differences in dual-task interference are localized to response-generation processes. *Psychology and Aging*, 16, 47-54.
Hartley, A. A., & Kieley, J. M. (1995). Adult age differences in the inhibition of return of visual attention. *Psychology and Aging*, 10, 670-683.
Hartley, A. A., Kieley, J. M., & Slabach, E. H. (1990). Age differences and similarities in the effects of cues and prompts. *Journal of Experimental Psychology: Human Perception and Performance*, 16, 523-537.
Hartley, A. A., & Little, D. M. (1999). Age-related differences and similarities in dual-task interference. *Journal of Experimental Psychology: General*, 128, 416-449.
Hasher, L. & Zacks, R. T. (1988). Working memory, comprehension, and aging: A review and a new view. In G. K. Bower(Ed.), *The Psychology of Learning and Motivation*, New York: Academic press. pp.193-225.
Hawkins, H. L., Kramer, A. F., & Capaldi, D. (1992). Aging, exercise, and attention. *Psychology and Aging*, 7, 643-653.
Hein, G., & Schubert, T. (2005). Aging and input processing in dual-task situations. *Psychology and Aging*, 19, 416-432.
Henry, J. D., MacLeod, M. S., Phillips, L. H., & Crawford, J. R. (2004). A meta-analytic review of prospective memory and aging. *Psychology and Aging*, 19, 27-39.
Hillman, C. H., Erickson, K. I., & Kramer, A. F. (2008). Be smart, exercise your heart: exercise effects on brain and cognition. *Nature Review Neuroscience*, 9, 58-65.
石松一真・橋本圭司・中村俊規・熊田孝恒(2006). 脳外傷者における展望記憶. 認知リハビリテーション 2006, 68-74.
石松一真・三浦利章 (2003). 分割的注意と加齢. 心理学評論, 46, 314-329.
石松一真・三浦利章 (2008). 高齢者の視機能と視覚的注意. 光学, 37, 518-525.
Ishimatsu, K., Miura, T., & Shinohara, K. (2010). Age influences visual attention characteristics among accident-free and accident-involved drivers. *Japanese Psychological Research*, 52, 186-200.
Kieley, J. M., & Hartley, A. A. (1997). Age-related equivalence of identity suppression in the Stroop color-word task. *Psychology and Aging*, 12, 22-29.
Kliegel M, & Martin, M. (2003). Prospective memory research: Why is it relevant? *International Journal of Psychology*, 38, 193-194.
Klingberg, T. (2010). Training and plasticity of working memory. *Trends in Cognitive Sciences*, 14, 317-324.
Kotary, V., & Hoyer, W. J. (1995). Age and the ability to inhibit distractor information in visual selective attention. *Experimental Aging Research*, 21, 159-171.
熊田孝恒 (2003). 視覚探索. 心理学評論, 46, 426-443.
Kramer, A. F., Hahn, S., Cohen, N. J., Babuch, M. T., McAuley, E., Harrison, C. R., Chason, J., Vakil, E., Bardell, L., Boileau, R. A., & Colcombe, A. (1999). Ageing, fitness and neurocognitive function. *Nature*, 400, 418-419.
Kramer, A. F., Hahn, S., Irwin, D. E., & Theeuwes, J. (2000). Age differences in the control of looking behavior: Do you know where your eyes have been? *Psychological Science*, 11, 210-217.
Kramer, A. F., Humphrey, D. G., Larish, J. F., Logan, G. D., & Strayer, D. L. (1994). Aging and inhibition: Beyond a unitary view of inhibitory processing in attention. *Psychology and Aging*, 9, 491-512.
Kramer, A. F., & Kray, J. (2006). Aging and attention. In E. Bialystok & F. I. M. Craik(Eds.), *Lifespan cognition: Mechanisms of change*. New York: Oxford University Press. pp.57-69.
Kramer, A. F., & Larish, J. F. (1996). Aging and dual task performance. In W. A. Rogers, A. D. Fisk, & N. Walker(Eds.), *Aging and skilled performance: Advances in theory and applications*. Hillsdale,

NJ: Lawrence Erlbaum. pp.83-112.
Kramer, A. F., Larish, J. F., & Strayer, J. E. (1995). Training for attentional control in dual task settings: A comparison of young and old adults. *Journal of Experimental Psychology: Applied*, 1, 50-76.
Li, S. C., Schmiedek, F., Huxhold, O., Röcke, C., Smith, J., & Lindenberger, U. (2008). Working memory plasticity in old age: practice gain, transfer, and maintenance. *Psychology and Aging*, 23, 731-742.
Madden, D. J. (1990). Adult age differences in the time course of visual attention. *Journal of Gerontology: Psychological Sciences*, 45, 9-16.
Madden, D. J. (2007). Aging and visual attention. *Current Directions in Psychological Science*, 16, 70-74.
Madden, D. J., Whiting, W. L., Cabeza, R., & Huettle, S. A. (2004). Age-related preservation of top-down attentional guidance during visual search, *Psychology and Aging*, 19, 304-309.
McAuliffe, J., Chasteen, A. L., & Pratt, J. (2006). Object-and location-based inhibition of return in younger and older adults. *Psychology and Aging*, 21, 406-410.
McCrae, C. S., & Abrams, R. A. (2001). Age-related differences in object-and location-based inhibition of return of attention. *Psychology and Aging*, 16, 437-449.
McDowd, J. M., & Craik, F. I. M. (1988). Effects of aging and task difficulty on divided attention performance. *Journal of Experimental Psychology: Human Perception and Performance*, 14, 267-280.
McDowd, J. M., & Oseas-Kreger, D. M. (1991). Aging, inhibitory processes, and negative priming. *Journal of Gerontology*, 46, 340-345.
Miyake, A., Friedman, N. P., Emerson, M. J., Witzki, A. H., Howerter, A., & Wager, T. D. (2000). The unity and diversity of executive functions and their contributions to complex "Frontal Lobe" tasks: a latent variable analysis. *Cognitive Psychology*, 41, 49-100.
Paillard, T., Lafont, C., Costes-Salon, M. C., Riviere, D., & Dupui, P.(2004). Effects of brisk walking on static and dynamic balance, locomotion, body composition, and aerobic capacity in ageing active men. *International Journal of Sports Medicine*, 25, 539-546.
Pashler, H. (1994). Dual-task interference in simple tasks: Data and theory. *Psychological Bulletin*, 116, 220-244.
Plude, D. J., & Doussard-Roosevelt, J. A. (1989). Aging, selective attention, and feature integration. *Psychology and Aging*, 4, 98-105.
Pontifex, M. B., Hillman, C. H., Fernhall, B., Thompson, K. M., & Valentini, T. A. (2009). The effect of acute aerobic and resistance exercise on working memory. *Medicine and Science in Sports and Exercise*, 42, 927-934.
Posner, M. I., & Cohen, Y. (1984). Components of visual orienting. In H. Bouma and D. G. Bouwhuis (Eds.), *Attention and Performance X*. Hillsdale: Erlbaum. pp.531-556.
Reuter-Lorenz, P., Jonides, J., Smith, E. S., Hartley, A., Miller, A., Marshuetz, C., & Koeppe, R. A. (2000). Age differences in the frontal lateralization of verbal and spatial working memory revealed by PET. *Journal of Cognitive Neuroscience*, 12, 174-187.
Raz, N. (2000). Aging of the brain and its impact on cognitive performance: integration of structural and functional findings. In F. I. M. Craik and T. A. Salthouse(Eds). *The Handbook of Aging and Cognition* (2 nd ed)., Mahwah, NJ: Lawrence Erlbaum Associates. pp.1-90.
Raz, N., Lindenberger, U., Rodrigue, K. M., Kennedy, K. M., Head, D., Williamson, A., Dahle, C., Gerstorf, D., & Acker, J. D. (2005). Regional brain changes in aging healthy adults: General trends, individual differences and Modifiers. *Cerebral Cortex*, 15, 1676-1689.
Rendell, P. G., & Craik, F. I. M. (2000). Virtual week and actual week: Age-related differences in prospective memory. *Applied Cognitive Psychology*, 14, S 43-S 62.
Richards, E., Bennett, P. J., & Sekuler, A. B. (2006). Age related differences in learning with the useful field of view. *Vision Research*, 46, 4217-4231.

Sekuler, A. B., Bennett, P. J., & Mamelak, M. (2000). Effects of aging on the useful field of view. *Experimental Aging Research*, 26, 103-120.
Sekuler, R., & Ball, K. (1986). Visual localization: Age and practice. *Journal of Optical Society of America A*, 3, 864-867.
Somberg, B. L., & Salthouse, T. A. (1982). Divided attention abilities in young and old adults. *Journal of Experimental Psychology: Human Perception and Performance*, 8, 651-663.
Sparrow, W. A., Bradshaw, E. J., Lamoureux, E., & Tirosh, O. (2002). Ageing effects on the attention demands of walking. *Human Movement Science*, 21, 961-972.
Sullivan, M. P., & Faust, M. E. (1993). Evidence for identity inhibition during selective attention in old adults. *Psychology and Aging*, 8, 589-598.
Takeuchi, H., Sekiguchi, A., Taki, Y., Yokoyama, S., Yomogida, Y., Komuro, N., Yamanouchi, T., Suzuki, S., & Kawashima, R. (2010). Training of working memory impacts structural connectivity. *Journal of Neuroscience*, 30, 3297-3303.
Telford, C. W. (1931). The refractory phase of voluntary and associative responses. *Journal of Experimental Psychology*, 14, 1-36.
Tipper, S. P. (1985). The negative priming effect: Inhibitory priming by ignored objects. *The Quarterly Journal of Experimental Psychology*, 37 A, 571-590.
Tipper, S. P. (1991). Less attentional selectivity as a result of declining inhibition in older adults. *Bulletin of the Psychonomic Society*, 29, 45-47.
Tsang, P. S., & Shaner, T. L. (1998). Age, attention, expertise, and time-sharing performance. *Psychology and Aging*, 13, 323-347.
Verhaeghen, P., & De Meersman, L. (1998). Aging and the Stroop effect: a meta-analysis. *Psychology and Aging*, 13, 120-126.
Verhaeghen, P., Steitz, D. W., Sliwinski, M. J., & Cerella, J. (2003). Aging and dual-task performance: A meta-analysis. *Psychology and Aging*, 18, 120-126.
Welford, A. T. (1952). The "psychological refractory period" and timing of high-speed performance: A review and a theory. *British Journal of Psychology*, 43, 2-19.
Whiting, W. L., Madden, D. J., Pierce, T. W., & Allen, P. A. (2005). Searching from the top down: Ageing and attentional guidance during singleton detection. *The Quarterly Journal of Experimental Psychology*, 58 A, 72-97.
West, R. & Craik, F. I. M. (2001). Influences on the efficiency of prospective memory in younger and older adults. *Psychology and Aging*, 14, 264-272.
Zinke, K., Zeintl, M., Eschen, A., Herzog, C., & Kliegel, M. (2011). Potentials and limits of plasticity induced by working memory training in old-old age. *Gerontology*, DOI: 10.1159/000324240.

4-1

Adolphs, R. (2010). Conceptual challenges and directions for social neuroscience. *Neuron*, 65, 752-767.
Axelrod, R. (1984). *The evolution of cooperation*. Basic Books. (松田裕之(訳) (1998). つきあい方の科学：バクテリアから国際関係まで　ミネルヴァ書房)
de Quervain, D. J. -F., Fischbacher, U., Treyer, V., Schellhammer, M., Schnyder, U., Buck, A., & Fehr, E. (2004). The neural basis of altruistic punishment. *Science*, 305, 1254-1258.
Dunbar, R. (1996). *Grooming, gossip, and the evolution of language*. Harvard University Press. (松浦俊輔・服部清美(訳) (1998). ことばの起源―猿の毛づくろい，人のゴシップ　青土社)
Eisenberger, N. I., Lieberman, M. D., & Williams, K. D. (2003). Does rejection hurt? An fMRI study of social exclusion. *Science*, 302, 290-292.
Fehr, E., & Camerer, C. F. (2008). Social neuroeconomics: The neural circuitry of social preferences. *Trends in Cognitive Sciences*, 11, 419-427.
Fehr, E., & Gächter, S. (2002). Altruistic punishment in humans. *Nature*, 415, 137-140.

Ferris, C. F., Kulkarni, P., Sullivan, J. M., Jr., Harder, J. A., Messenger, T. L., & Febo, M. (2005). Pup suckling is more rewarding than cocaine : Evidence from functional magnetic resonance imaging and three-dimensional computational analysis. *Journal of Neuroscience*, **25**, 149–156.

Gintis, H. (2000). Strong reciprocity and human sociality. *Journal of Theoretical Biology*, **206**, 169–179.

Haley, K. J., & Fessler, D. M. T. (2005). Nobody's watching? : Subtle cues affect generosity in an anonymous economic game. *Evolution and Human Behavior*, **26**, 245–256.

Hamilton, W. D. (1963). The evolution of altruistic behavior. *American Naturalist*, **97**, 354–356.

Harbaugh, W. T., Mayr, U., & Burghart, D. R. (2007). Neural responses to taxation and voluntary giving reveal motives for charitable donations. *Science*, **316**, 1622–1625.

Henrich, J., McElreath, R., Barr, A., Ensminger, J., Barrett, C., Bolyanatz, A., Cardenas, J. C., Gurven, M., Gwako, E., Henrich, N., Lesorogol, C., Marlowe, F., Tracer, D., & Ziker, J. (2006). Costly punishment across human societies. *Science*, **312**, 1767–1770.

Izuma, K., Saito, D. N., & Sadato, N. (2008). Processing of social and monetary rewards in the human striatum. *Neuron*, **58**, 284–294.

Izuma, K., Saito, D. N., & Sadato, N. (2010). Processing of the incentive for social approval in the ventral striatum during charitable donation. *Journal of Cognitive Neuroscience*, **22**, 621–631.

King-Casas, B., Tomlin, D., Anen, C., Camerer, C. F., Quartz, S. R., & Montague, P. R. (2005). Getting to know you : Reputation and trust in a two-person economic exchange. *Science*, **308**, 78–83.

Lee, A., Clancy, S., & Fleming, A. S. (1999). Mother rats bar-press for pups : effects of lesions of the mpoa and limbic sites on maternal behavior and operant responding for pup-reinforcement. *Behavioural Brain Research*, **100**, 15–31.

Moll, J., Krueger, F., Zahn, R., Pardini, M., de Oliveira-Souza, R., & Grafman, J. (2006). Human fronto-mesolimbic networks guide decisions about charitable donation. *Proceedings of the National Academy of Sciences of the USA*, **103**, 15623–15628.

Nowak, M. A., & Sigmund, K. (1998). Evolution of indirect reciprocity by image scoring. *Nature*, **393**, 573–577.

Ohtsuki, H., & Iwasa, Y. (2006). The leading eight : Social norms that can maintain cooperation by indirect reciprocity. *Journal of Theoretical Biology*, **239**, 435–444.

Pruitt, D. G., & Kimmel, M. J. (1977). Twenty years of experimental gaming : Critique, synthesis, and suggestions for the future. *Annual Review of Psychology*, **28**, 363–392.

Rilling, J. K., Gutman, D. A., Zeh, T. R., Pagnoni, G., Berns, G. S., & Kilts, C. D. (2002). A neural basis for social cooperation. *Neuron*, **35**, 395–405.

Rilling, J. K., Sanfey, A. G., Aronson, J. A., Nystrom, L. E., & Cohen, J. D. (2004). Opposing BOLD responses to reciprocated and unreciprocated altruism in putative reward pathways. *NeuroReport*, **15**, 2539–2543.

Sanfey, A. G., Rilling, J. K., Aronson, J. A., Nystrom, L. E., & Cohen, J. D. (2003). The neural basis of economic decision-making in the ultimatum game. *Science*, **300**, 1755–1758.

Singer, T., Kiebel, S. J., Winston, J. S., Dolan, R. J., & Frith, C. D. (2004). Brain responses to the acquired moral status of faces. *Neuron*, **41**, 653–662.

Singer, T., Seymour, B., O'Doherty, J. P., Stephan, K. E., Dolan, R. J., & Frith, C. D. (2006). Empathic neural responses are modulated by the perceived fairness of others. *Nature*, **439**, 466–469.

Strathearn, L., Li, J., Fonagy, P., & Montague, P.R. (2008). What's in a smile? : Maternal brain responses to infant facial cues. *Pediatrics*, **122**, 40–51.

Trivers, R. L. (1971). The evolution of reciprocal altruism. *Quarterly Review of Biology*, **46**, 35–57.

Wedekind, C., & Milinski, M. (2000). Cooperation through image scoring in humans. *Science*, **288**, 850–852.

Williams, K. D. (2007). Ostracism. *Annual Review of Psychology*, **58**, 425–452.

山岸俊男 (2000). 社会的ジレンマ :「環境破壊」から「いじめ」まで PHP研究所

Yamagishi, T., Horita, Y., Takagishi, H., Shinada, M., Tanida, S., & Cook, K. S. (2009). The private rejection of unfair offers and emotional commitment. *Proceedings of the National Academy of Sciences of the USA*, **106**, 11520–11523.

▌4 — 2

Argyle, M.（1975）. *Bodily communication*. London : Methuen & Co.
Baron-Cohen, S.（1995）. *Mindblindness*. MIT Press.（永野 敬・長畑正道・今野義孝（訳）（2002）. 自閉症とマインドブラインドネス 青土社）
Darwin. C.（1859）. *The origin of species*. Reprinted in Penguin Classics. 1985 London : Penguin Books.
Darwin, C.（1872）. *The expression of the emotions in man and animals*.（濱中濱太郎（訳）（2007）. 人及び動物の表情について 岩波書店）
Dawkins, R.（1989）. *The selfish gene. New edition*. Oxford University Press.（日高敏隆・岸 由二・羽田節子・垂水雄二（訳）（1991）. 利己的な遺伝子 紀伊國屋書店）
深田博己（2002）. 説得心理学ハンドブック 北大路書房.
Hall, E. T.（1966）. *The hidden dimension*. New York : Doubleday & Co.（日高敏隆・佐藤信行（訳）（1970）. かくれた次元 みすず書房）
Hess, E. H.（1965）. Attitude and pupil size, *Scientific American*, **212**(4), 46–54.
Halliday, T. R., & Slater, P. J. B.（1983）. *Animal behavior*. Oxford : Blackwell Science Publications.（浅野俊夫・長谷川芳典・藤田和生（訳）（1998）. 動物コミュニケーション 西村書店）
海保博之（編著）（2010）. わかりやすさとコミュニケーションの心理学（朝倉実践心理学講座）朝倉書店.
Krebs, J. R., & Davis, N. B.（1987）. *An introduction to behavioural ecology*.（2nd ed.）. Oxford : Blackwell Scientific Publications.（山岸 哲・巌佐 庸（訳）（1991）. 行動生態学 蒼樹書房）
Meltzoff, A. N., & Moore, M. K.（1977）. Imitation of facial and manual gestures by human neonates. *Science*, **198**, 75–78.
Pinker, S.（1994）. *The language instinct*. New York : William Morrow & Co.（椋田直子（訳）（1995）. 言語を生みだす本能 日本放送出版協会）
Rizzolatti, G., & Sinigaglia, C.（2006）. *So quel che fai*. Milano : Raffaello Cortina Editore.（柴田裕之（訳）（2009）. ミラーニューロン 紀伊國屋書店）
Shannon, C. E.（1948）. A mathematical theory of communication. *The bell Systems Technical Journal*, **27**, 379–423, 623–657.
Smith, A.（1789）. *An Inquiry into the nature and causes of the wealth of nations*.（水田 洋（監訳）・杉山忠平（訳）（2000）. 国富論 岩波書店）
竹原卓真・野村理朗（編著）（2004）. 「顔」研究の最前線 北大路書房.
Zahavi, A., & Zahavi, A.（1997）. *The handicap principle : A missing piece of Darwin's puzzle*. New York : Oxford University Press.（大貫昌子（訳）（2001）. 生物進化とハンディキャップ原理 白楊社）

▌4 — 3

Ainsworth, M. D. S., Blehar, M.C., Waters, E., & Wall, S.（1978）. *Patterns of attachment : A psychological study of the strange situation*. Hillsdale, N.J. : Erlbaum.
Anderson, N. H.（1968）. Likableness ratings of 555 personality trait words. *Journal of Personality & Social Psychology*, **9**, 272–279.
Bersheid, E., & Walster, E.（1969）. *Interpersonal attraction*. Addison-Wesley.（蜂屋良彦（訳）（1978）. 対人的魅力の心理学 誠信書房）
Bersheid, E., Dion, K., Walster, E., & Walster, G. W.（1971）. Physical attractiveness and dating choice : A test of matching hypothesis. *Journal of Experimental Social Psychology*, **7**, 173–189.
Bersheid, E., & Hatfield (Walster), E.（1974）. A little bit about love. In T.L. Huston(ed.), *Foundations of Interpersonal Attraction*. New York : Academic Press. pp.355–381.
ブーツィン他／南 博（監訳）穐山貞登（訳）（1977）. 図説現代の心理学 6．社会心理学 講談社（Bootzin, R.R., Loftus, E.F., Zajonc, R.B., & Braun, J.（1975）. *Psychology today : An introduction*. 5

引用文献

th ed. New York : Random House.)
Bootzin et al. (1986). *Psychological today : An introduction*. 6 th ed. New York : Random House.
Bossard, J. H. S. (1932). Residential propinquity as a factor in mate selection. *American Journal of Sociology*, 38, 219-224.
Bowlby, J. (1969/1982). *Attachment and loss, vol. 1, Attachment*, 2 nd ed. New York : Basic Books.
Bowlby, J. (1973). *Attachment and loss, vol. 2, Separation : Anxiety and anger*. New York : Basic Books.
Bowlby, J. (1980). *Attachment and loss, vol. 3, Sadness and depression*. New York : Basic Books.
Buss, D. M., & Angleitner, A. (1989). Mate selection preferences in Germany and the United States. *Personality and Individual Differences*, 10, 1269-1280.
Buss, D. M., & Kenrick, D. T. (1998). Evolutionary social psychology. In D.T. Gilbert, S.T. Fiske, et al. (eds.), *The handbook of social psychology*, vol. 2, 4 th ed., Boston : McGraw-Hill. pp.982-1026.
Buss, D. M., & Schmitt, D. P. (1993). Sexual strategies theory : An evolutionary perspective on human mating. *Psychological Review*, 100, 1-29.
Byrne, D., & Nelson, D. (1965). Attraction as a linear function of proportion of positive reinforcements. *Journal of Personality and Social Psychology*, 1, 659-663.
Cash, T. F., Gillen, B., & Burns, D. S. (1977). Sexism and "beautyism" in personnel consultant decision making. *Journal of Applied Psychology*, 62, 301-310.
クラーク, M. S.・モニン, J. K. (2009). 協働関係的な応答性のやりとりという愛. スタンバーグ, R. J. & ヴァイス, K. ／和田実・増田匡裕(訳) 愛の心理学 北大路書房 pp.177-199.
Clifford, M. M., & Walster, E. (1973). The effect of physical attractiveness on teacher expectations. *Sociological Education*, 46, 248-258.
Cobb, S. (1976). Social support as a moderator of life stress. *Psychosomatic Medicine*, 38, 300-314.
Dion K. K., & Bersheid, E. (1974). Psysical attractivemess and peer perception among children. *Sociometry*, 37, 1-12.
ディオン, K. K.・ディオン, L. D. (2009). 個人主義, 集団主義, 及び愛の心理学 スタンバーグ, R. J. & ヴァイス, K. ／和田 実・増田匡裕(訳) 愛の心理学 北大路書房 pp.261-274.
Dion, K. L., Dion, K. K., & Keelan, J. P. (1990). Appearance anxiety as a dimension of social-evaluative anxiety : Exploring the ugly duckling syndrome. *Contemporary Psychology*, 14(4), 220-224.
Dryer, D. C., & Horowitz, L. M. (1997). When do opposites attract? Interpersonal complementarity versus similarity. *Journal of Personality and Social Psychology*, 72, 592-603.
Dutton, D. G., & Aron, A. P. (1974). Some evidence for heightened sexual attraction under conditions of high anxiety. *Journal of Personality and Social Psychology*, 30, 510-517.
Faingold, A. (1988). matching for attractiveness in romantic partner and same-sex friend : A meta-analysis and theoretical critique. *Psychological Bulletin*, 104, 226-235.
Faingold, A. (1990). Gender differences in effects of physical attractiveness on romantic attraction : A comparison across five research. *Journal of Personality and Social Psychology*, 59, 981-993.
フェアー, B. (2009). 愛の研究へのプロトタイプ・アプローチ. スタンバーグ, R.J. & ヴァイス, K. ／和田実・増田匡裕(訳) 愛の心理学 北大路書房 pp.202-220.
Festinger, L., Schachter, S., & Back, K. (1950). *Social Pressures in informal groups : A study of human factors in housing*. New York : Harper.
Fisher, H. (1998). Lust, attraction, and attachment in mammalian reproduction. *Human Nature*, 9, 1, 23-52.
フィッシャー, H. (2009). 愛の研究へのプロトタイプ・アプローチ スタンバーグ, R.J. & ヴァイス, K. ／和田実・増田匡裕(訳)愛の心理学 北大路書房 pp.75-97.
藤原武弘・黒川正流・秋月佐都士 (1984). 日本版 Love-Liking 尺度の検討. 広島大学総合科学部紀要Ⅲ情報効果学研究, 7, 39-46.
Haselton, M. G., & Buss, D. M. (2000). Error management theory : A new perspective on biases in cross-sex mind reading. *Journal of Personality and Social Psychology*, 78, 81-91.

Hazan, C., & Shaver, P. R. (1987). Romantic Love conceptualized as an attachment process. *Journal of Personality and Social Psychology*, **52**, 511–524.

Hendrick, C., & Brown, S. R. (1971). Introversion, extroversion, and interpersonal attraction. *Journal of Personality and Social Psychology*, **20**, 31–36.

Hendrick, C., & Hendrick, S. S. (1989). Research on love ; Does it measure up? *Journal of Personality and Social Psychology*, **56**, 784–794.

Homans, G. (1961). *Social behavior : Its elementary forms*. London : Routledge & Kegan Paul.

Hsu, F. L. K. (1953). *Americans and Chinese : Passage to difference*. Honolulu : University Press of Hawaii.

Hsu, F. L. K. (1985). The self in cross-cultural perspective. In A.J. Marsella, G. DeVos, & F.L.K. Hsu (eds.), *Culture and self: Asian and Western perspectives*, London : Tavistock. pp.24–55.

Klinger, M. R., & Greenwald, A. G. (1994). Preferences need no inferences? The cognitive basis of unconscious mere exposure effects. In P.M. Niedenthal, S. Kitayama, et al. (eds.), *The Heart's eye : Emotional influences in perception and attention*. pp.67–85. San Diego, CA : Academic Press.

Lee, J. A. (1973). *The Colours of love*. Don Mills, Ont. : New Press.

Lott, A, & & Lott, B. (1974). The role of reward in the formation of positive interpersonal attitudes. In T. Huston (ed.), *Foundations of interpersonal attraction*. New York : Academic Press.

Myers, D. G. (1993). *Social psychology*. (4 th ed.) New York : McGraw-Hill, Inc.

松井 豊 (1993). 恋ごころの科学 サイエンス社

松井 豊・山本真理子 (1985). 異性交際の対象選択に及ぼす外見的印象と自己評価の影響 社会心理学研究, **1**, 9–14.

中村雅彦 (1984). 性格の類似性が対人魅力に及ぼす効果. 実験社会心理学研究, **23**, 139–145.

Newcomb, T. M. (1961). *The acquaintance process*. New York : Holt, Rinehart, and Winston.

Okuda, H. (1986). Similarity of allocation & interpersonal attraction under cooperative and competitive conditions. *Japanese Psychological Research*, **28**, 139–148.

奥田秀宇 (1997). 人をひきつける心—対人魅力の社会心理学— サイエンス社

Pilkington, C. J., Tesser, A., & Stephens, D. (1991). Complementarity in romantic relationships : A self-evaluation maintenance perspective. *Journal of Social and Personal Relationships*, **8**, 481–504.

Rubin, Z. (1970). Measurement of romantic love. *Journal of Personality and Social Psychology*, **16**, 265–273.

Rubin, Z. (1973). *Liking and loving*. New York : Holt, Rinehart and Winston.

Sampson, E.E. (1977). Psychology and the American ideal. *Journal of Personality and Social Psychology*, **35**, 767–782.

Shaver, P. R., & Mikulincer, M. 2006 Attachment theory, individual psychodynamics, and relationship functioning. In D. Perlman and A. Vangelisti (eds.), *Handbook of personal relationships*. New York : Cambridge University Press.

Shaver, P. R., Wu, S., & Schwartz, J. (1992). Cross-cultural similarities and differences in emotion and its representation : A prototype approach. In M.S. Clarck (ed.), *Review of personality and social psychology*. vol. 13. Newbury Park, Calif. ; Sage. pp.175–212.

Segal, M. W. (1974). Alphabet and attraction : An unobtrusive measure of the effect of propinquity in a field setting. *Journal of Personality and Social Psychology*, **30**, 654–657.

Sigall, H., Page, R., & Brown, A. C. (1971). Effort expenditure as a function of evaluation and evaluator attractiveness. *Representative Research in Social Psychology*, **2**, 19–25.

Silverman, I. (1971). Physical attractiveness and courtship. *Sexual Behavior*, September, 22–25.

Sternberg, R. J. (1986). A triangular theory of love. *Psychological Review*, **93**, 119–135.

Sternberg, R. J., & Barnes, M.L. (1988). *The Psychology of love*. Yale University Press.

スターンバーグ&ヴァイス／和田 実・増田匡裕(訳) 2009 愛の心理学 北大路書房 (Sternberg, R. J., & Weis, K. (2006). *The Psychology of Love*. 2 nd ed. Yale University Press.)

Walster, E., Aronson, V., Abrahams, D., & Rottman, L. (1966). Importance of physical attractiveness

and in dating choice. *Journal of Personality and Social Psychology*, 4, 509–516.
Westen, D. (2002). *Psychology: brain, behavior, & culture*. 3 rd ed. New York: John Wiley & Sons, Inc.
Winch, R. F. (1958). *Mate Selection: A study of complementary needs*. New York: Harper & Row.
Zajonc, R. B. (1968). Attitudinal effects of mere exposure. *Journal of Personality and Social Psychology*, Monograph Supplement, 1–27.
クラーク，M. S. ・モニン，J. K.（2009）．協働関係的な応答性のやりとりという愛．スタンバーグ，R. J. ＆ヴァイス，K. ／和田　実・増田匡裕（訳）　愛の心理学　北大路書房　pp.177-199.

◼ 4－4

Adolphs, R., Tranel, D. et al. (1994). Impaired recognition of emotion in facial expressions following bilateral damage to the human amygdala. *Nature*, 372(6507), 669–672.
Adolphs, R., Tranel, D., & Damasio, A. R. (1998). The human amygdala in social judgment. *Nature*, 393, 470–474.
Adolphs, R. (2010). "What does the amygdala contribute to social cognition?" *Ann N Y Acad Sci*, 1191, 42–61.
Batson, C. D. (1991). *The Altruism Question: Toward a Social-Psychological Answer*. Hillsdale, NJ: Erlbaum.
Buckholtz, J. W. et al. The neural correlates of third-party punishment. *Neuron*, 60, 930.
Cacioppo, J. T., & Hawkley, L. C. (2009). Perceived social isolation and cognition. *Trends Cogn Sci*, 13 (10), 447–454.
Cikara, M., Botvinick, M. M., & Fiske, S. T. (2011). Us versus them: social identity shapes responses to intergroup competition and harm. *Psychological Science*, Epub ahead of print.
Coricelli, G., & Nagel R. (2009). Neural correlates of depth of strategic reasoning in medial prefrontal cortex. *Proc NatlAcad Sci U S A*, 106, 9163–9168.
Craig, A. D. (2002). How do you feel? Interoception: the sense of the physiological condition of the body. *Nat. Rev. Neurosci*, 3, 655–666.
Craig, A. D. (2009). How do you feel-now? The anterior insula and human awareness. *Nat. Rev. Neurosci*, 10, 59–70.
Damasio, A. (1999). *The Feeling of What Happnes: Body and Emotion in the Making of Consciousness*. Harcourt Brace: New York.
Darwin, C. (1872). *The Expression of the Emotions in Man and Animals*. Univ. of ChicagoPress, Chicago.
Decety, J., & Lamm, C. (2007). The role of the right temporoparietal junction in social interaction: how low-level computational processes contribute to meta-cognition. *Neuroscientist* 13(6), 580–593.
de Quervain, D.J.F., Fischbacher, U., Treyer, V., Schelthammer, M., Schnyder, U., Buck, A., & Fehr, E. (2004). The neural basis of altruistic punishment. *Science*, 305, 1254–1258.
Ekman, P., & Friesen, W. V. (1969). The repertoire of nonverbal behavior: Categories, origins, usage, and coding. *Semiotica*, 1, 49–98.
Frith, C. D., & Frith, U. (2006). "The neural basis of mentalizing." *Neuron*, 50(4), 531–534.
Englis, B. G., Vaughan, E. B., & Lanzetta, J. T. (1982). Conditioning of counter-empathic emotional responses. *J Exp Soc Psychol*, 18, 375–391.
Eisenberger, N. I., Lieberman, M. D. et al. (2003). "Does rejection hurt? An FMRI study of social exclusion." *Science*, 302(5643), 290–292.
Fitzgerald, D. A., Angstadt, M. Jelsone, L. M. et al. (2006). Beyond threat: amygdala reactivity across multiple expressions of facial affect. *Neuroimage*, 30, 1441–1448.
Greene, J. D., Sommerville, R. B. Nystrom, L. E. Darley, J. M., & Cohen. J. D. (2001). An fMRI investigation of emotional engagement in moral judgment. *Science*, 293, 2105.

Happe, H., Ehlers, S., Fletcher, P., Frith, U., Johansson, M., Gillberg, C., Dolan, R., Frackowiak, R., & Frith, C. (1996). Theory of mind' in the brain. Evidence from a PET scan study of Asperger syndrome. *Neuroreport*, **8**, 197-201.

Hare, T. A., Camerer, C. F., Knoepfle, D. T., & Rangel, A. (2010). Value computations in ventral medial prefrontal cortex during charitable decision making incorporate input from regions involved in social cognition. *J Neurosci* **30**, 583.

Lamm, C., Decety, J., & Singer, T. (2011). Meta-analytic evidence for common and distinct neural networks associated with directly experienced pain and empathy for pain. *Neuroimage*, **54**(3)：2492-502.

LeDoux J (2002). *Synaptic self*. New York: Viking Penguin.

Lieberman, M. D., Hariri, A. et al. (2005). An fMRI investigation of race-related amygdala activity in African-American and Caucasian-American individuals. *Nat Neurosci*, **8**, 720-722.

Singer, T., Seymour, B., O'Doherty, J. et al. (2004). Empathy for pain involves the affective but not the sensory components of pain. *Science*, **303**, 1157-1161.

Singer, T., Seymour, B. et al. (2006). Empathic neural responses are modulated by the perceived fairness of others. *Nature* **439**, 466-469.

Somerville, L. H., Heatherton, T. F. et al. (2006). "Anterior cingulate cortex responds differentially to expectancy violation and social rejection." *Nat Neurosci* **9**, 1007-1008.

Takahashi, H., Kato, M. et al. (2009). "When your gain is my pain and your pain is my gain: neural correlates of envy and schadenfreude." *Science*, **323**, 937-939.

Yamada, M., Murai, T., Sato, W., Namiki, C., Miyamoto, T., & Ohigashi, Y. (2005). Emotion recognition from facial expressions in a temporal lobe epileptic patient with ictal fear. *Neuropsychologia* **41**, 434-441.

Yamada, M., Camerer, C.F., Kato, M., Fujie, S., Matsuda, T., Takano, H., Ito, H., Suhara, T., & Takahashi, H. (2011). Emotional justice: Neural circuits mitigating criminal sentences. *The Social Brain 2011*.

Yamada, M., & Decety J. (2009). Unconscious affective processing and empathy: An investigation of subliminal priming on the detection of painful facial expressions. *Pain*, **143**, 71-75.

Yamada, M., Lamm, C., & Decety, J. (2011). Pleasing frowns, disappointing smiles: an ERP investigation of counter-empathy. *Emotion*, Epub ahead of print.

Yoshida, W., Seymour, B., Friston, K. J., & Dolan, R. J. (2010). Neural mechanisms of belief inference during cooperative games. *J Neurosci*. **30**, 10744-51.

Young, L., & Saxe, R., (2009). Innocent intentions: a correlation between forgiveness for accidental harm and neural activity. *Neuropsychologia* **47**, 2065.

Winston, J. S., Strange, B. A., O'Doherty, J., & Dolan, R. J. (2002). Automatic and intentional brain responses during evaluation of trustworthiness of faces. *Nature Neurosci*. **5**, 277-283.

Xu, X., Zuo, X., Wang, X., & Han, S. (2009). Do you feel my pain? Racial group membership modulates empathic neural responses. *J Neurosci* **29**, 8525-8529.

索　引

■ 人名索引

アトキンソン (Atkinson, R. C.)　75
ウィーゼル (Wiesel, T. N.)　53
ウェルニッケ (Wernicke, C.)　109
ウォルフ (Wolfe, J.)　19
ガル (Gall, F. J.)　109
コルトハート (Coltheart, M.)　93
サイモンズ (Simons, D.)　21
ジェームス (James, W.)　75
シフリン (Shiffrin, R. M.)　75
シャノン (Shannon, C. E.)　159
スクワイヤ (Squire, L. R.)　86
ソシュール (de Saussure, F.)　104
ダーウィン (Darwin, C.)　164
チョムスキー (Chomsky, N.)　111
テイラー (Tyler, H. R.)　29
デカルト (Decartes, R.)　109
ドライバー (Driver, J.)　36
トリーズマン (Treisman, A.)　18
ネイボン (Navon, D.)　32
バドリー (Baddeley, A. D.)　80
バリント (Balint, R.)　28

バロン＝コーエン (Baron-Cohen, S.)　169
ピアジェ (Piaget, J.)　120
ビシアーク (Bisiach, E.)　38
ヒッチ (Hitch, G. J.)　80
ヒポクラテス (Hippocrates)　108
ヒューベル (Hubel, D. H.)　53
フォーゲル (Vogel, E. K.)　23
ブローカ (Broca, P.)　109
ブロードマン (Brodmann, K.)　108
ポズナー (Posner, M. I.)　4, 13
マクレランド (McClelland, J. L.)　90
ミラー (Miller, G. A.)　78
メシュラム (Mesulam, M. M.)　27
ラック (Luck, S. J.)　23
ラメルハート (Rumelhart, D. E.)　90
リゾラッティ (Rizzolatti, G.)　170
リヒトハイム (Lichtheim, L.)　111
レネバーグ (Lenneberg, E. H.)　115
レンジンク (Rensink, R. A.)　21

■ 事項索引

▶欧　文

fMRI (functional magnetic resonance imaging)　9, 115
HAROLD (hemispheric asymmetry reduction in older adults)　133
N 170　196
PASA (posterior-anterior shift in aging)　133

▶あ　行

アイコニック・メモリ (iconic memory)　76
愛他行動 (利他的行動) (altruistic behavior)　167
アンチサッカード (antisaccade)　62
イオンチャネル (ion channel)　42
威嚇 (threat)　165
一次視覚野 (primary visual cortex ; V 1)

13
遺伝的要因(genetic factor) 127
意味記憶(semantic memory) 83
意味表象(semantic representation) 89
因果関係(causality) 131
上側頭回(superior-temporal gyrus) 101
ウェルニッケ野(Wernicke's area) 107
ウェルニッケ失語(感覚性失語)(Wernicke aphasia) 110
ウェルニッケ-リヒトハイムの図式 111
エコイック・メモリ(echoic memory) 76
エピソード記憶(episodic memory) 83
エピソードバッファ(episodic buffer) 81
援助行動(helping behavior) 184
応報戦略(tit-for-tat；TFT) 150
オーバーラップ効果(overlap effect) 61
オムニポーズニューロン(omnipause neuron；OPN) 67
音韻性失読(phonological alexia) 96
音韻的符号化(phonological recoding) 93
音韻媒介仮説(phonological mediation hypothesis) 99
音韻表象(phonological representation) 89
音韻ループ(phonological loop) 81
音素(phoneme) 105

▶か 行

外因的(exogenous) 6, 61
外側膝状体(lateral geniculate neucleus；LGN) 48
海馬(hippocampus) 86
外発的注意(exogenous attention) 16
海馬傍回(parahippocampal gyrus) 102
学習(learning) 114
学習障害(learning disabilities；LD) 102
覚醒水準(arousal level) 9
カクテルパーティ効果(cocktail party effect) 3
獲得(acquisition) 114
核となる知識(core knowledge) 121
重なる波理論(overlapping waves theory) 121
下前頭回(inferior-frontal gyrus) 101
可塑性(plasticity) 115, 128
活性化(activation) 90
活動電位(インパルス，スパイク)(action potential) 44
刈り込み(pruning) 126
感覚記憶(sensory memory) 76
環境の要因(environmental factor) 127
観察者中心の注意配分(viewer-centered representation of attention) 9
干渉説(interference theory) 79
間接互恵性(indirect reciprocity) 153
桿体(rod) 46
記憶痕跡(memory trace) 79
機能(function) 160
機能的磁気共鳴画像法(functional magnetic resonance imaging；fMRI) 9
記銘(memorization) 74
逆相関法(reverse correlation method) 53
逆向干渉(retroactive interference) 80
ギャップ効果(gap effect) 61
共感(empathy) 168, 191, 194
共感疲労(compassion fatigue) 194
共感-利他主義仮説(empathy-altrusm hypothesis) 193
共同注意(joint attention/shared attention) 169
協力行動(cooperation) 147
近接性(proximity) 172
空間周波数(spatial frequency) 40
空間中心(spatial-centered) 36
空間手がかり(spatial cuing) 133

索　引

空間手がかり課題（spatial cuing task）　13
空間てがかり法（損失利得法，コスト・ベネフィット法）（spatial cuing paradigm）　4
グリア細胞（glial cell）　124
グローバル効果（重心効果）global effect（center-of-gravity effect）　64
警戒（alerting）　16
形態素（morpheme）　105
系列走査（serial search）　90
血縁淘汰（kin selection）　147, 168
結合錯誤（illusory conjunction；IC）　31
言語獲得装置（language acquisition device；LAD）　114
顕在的注意（overt attention）　59
検索（retrieval）　74
原始的共感（primitive empathy）　191, 196
減衰説（decay theory）　79
顕著性（saliency）　188
顕著性マップ（saliency map）　19
語彙アクセス（lexical access）　90
語彙性判断課題（lexical decision task）　92
語彙表象（word representation）　89
交感神経系（sympathetic nervous system）　165
高次の制御的注意（supervisory attentional control）　27
後天性難読症（acquired dyslexia）　96
後部帯状回（posterior cingulate cortex）　102, 197, 199
互換性（interchangeability）　106
互恵的利他主義（reciprocal altruism）　149
心の理論（theory of mind）　190
固視（fixation）　59
固視細胞（fixation cell）　68
固執的行動（perseveration）　130
骨相学（phrenology）　109

古典的受容野（classical receptive field）　49
コード系（code system）　161
コネクショニスト・モデル（connectionist model）　95
コミュニケーション（communication）　159

▶さ　行

最後通牒ゲーム（最後通告ゲーム）（ultimatum game）　156
再生（recall）　75
再認（recognition）　75
細胞死（アポトーシス）（apoptosis）　125
細胞体（cell body）　124
サッカード（saccade）　59
恣意性（arbitrariness）　104
視角（visual angle）　39
視覚性単語形状領野（visual word form area）　100
視覚探索（visual search）　133
視覚性運動失調（optic ataxia）　31
視覚的作業記憶（visual working memory；VWM）　22
視覚的短期記憶（visual short term memory；VSTM）　22
視覚特徴（visual feature）　15
視覚的単語認知（visual word recognition）　89
時間周波数（temporal frequency）　40
磁気共鳴画像法（magnetic resonance imaging）　122
視空間スケッチパッド（visuospatial sketchpad）　81
視空間的作業記憶（visuo-spatial working memory）　38
軸索（axon）　124
自己中心性（egocentrism）　121
視床核（thalamic nucleus）　148
事象関連電位（event-related potentials）

116, 196
持続処理課題(continuous performance task；CPT)　27
失語(aphasia)　110
実行(executive control)　16
実行系機能(executive function)　82
失語症(aphasia)　96
失読症(alexia)　96
自伝的記憶(autobiographical memory)　88
自動的(automatically)　6
シナプス(synapse)　125
シナプス可塑性(synaptic plasticity)　85
自発的(voluntary)　6
社会的交換理論(social exchange theory)　175
社会的ジレンマ(social dilemma)　155
社会的選好(social preference)　157
社会的排斥(ostracism／social exclusion)　154
周辺手がかり(peripheral cue)　135
樹状突起(dendrite)　124
受信者(recevier)　104
囚人のジレンマ(Prisoner's Dilemma)　149
受容野(receptive field)　45
順向干渉(proactive interference)　80
純粋失読(pure alexia)　96
上丘(superior colliculus)　67
上行性網様体賦活系(ascending reticular activating system；ARAS)　27
情状酌量(mitigating circumstances)　199
情動感染(emotional contagion)　191
情動的痛み神経回路(affective pain network)　192
小脳(cerebellum)　88
書記素－音素対応ルール(grapheme–phoneme corresponding rules)　93
初期知識(initial knowledge)　121
書字障害(失書)(agraphia)　96

神経経済学(neuroeconomics)　146
神経積分器(neural integrator)　66
神経伝達物質(neurotransmitter)　125
神経的可塑性(neuronal plasticity)　144
信号検出理論(signal-detection theory)　163
深層失読(deep alexia)　96
身体的魅力(physical attractiveness)　172
心理的不応期(psychological refractory period)　136
心的負担(mental workload)　10
心内辞書(mental lexicon)　89, 112
新皮質(neocortex)　88
振幅(amplitude)　59
信頼ゲーム(trust game)　151
遂行機能(executive function)　141
髄鞘化(myelination)　126
錐体(cone)　46
錐体細胞(pyramidal cell)　124
随伴性(contingency)　163
随伴性陰性変動(contingent negative variation；CNV)　27
数唱範囲(digit span)　78
ストループ課題(Stroop task)　138
スパイン(spine)　125
スピーチ・チェイン(speech chain)　112
スポットライト(spotlight)　13
スポットライトモデル(spotlight model)　4
ズームレンズモデル(zoom lens model)　4
生産性(創造性)(productivity)　105
正書法表象(orthographic representation)　89
背側前頭頭頂ネットワーク(dorsal fronto-parietal network)　17
説得コミュニケーション(persuasive communication)　165
線画の模写課題(copying task)　34
宣言的記憶(declarative memory)　83

先行手がかり課題(pre-cueing paradigm)　60
潜在的注意(covert attention)　59
潜時(latency)　116
線条性(linearity)　106
線条体(striatum)　148
前帯状皮質(anterior cingulate cortex)　154
選択的注意(selective attention)　3, 133
前頭前野(prefrontal cortex)　86
前頭前野背内側部(dorso-medial prefrontal cortex)　102
前頭前野腹内側部(ventro-medial prefrontal cortex)　102
前頭葉内側面(medial prefrontal cortex)　189
前部島皮質(anterior insula)　157, 195
前部帯状回(anterior cingulate cortex)　195
線分二等分課題(line bisection task)　34
想起(remembering)　74
双極細胞(bipolar cell)　46
相互活性化モデル(interactive activation model)　90
側坐核(accumbens nucleus)　156
側頭・頭頂境界部(temporo-parietal junction)　101
側頭-頭頂葉接合部(temporal-parietal junction)　193
側頭葉後下部(posterior-inferior temporal cortex)　100
損失(cost)　60

▶た　行

対象中心(object-centered)　36
対人関係(interpersonal relationship)　171
対人的報酬(interpersonal reward)　172
対人魅力(interpersonal attraction)　171
大脳皮質(cerebral cortex)　107
大脳皮質一次視覚野 (primary visual cortex；V1)　49
ただ乗り問題(free-rider problem)　155
脱中心化(decentering)　121
多物体追跡課題(multiple object tracking；MOT)　23
ダブルステップ課題(double step paradigm)　63
単一ルートモデル(single-route model)　95
短期記憶(short-term memory)　76
単純接触(mere exposure)　173
チャンク(chunk)　78
注意移動(shift of attention)　4
注意資源(attentional resource)　3
注意ネットワークテスト(attention network test；ANT)　16
注意の構え(attentional set)　16
注意の制御(attentional control)　4
注意の配分(allocation of attention)　3
注意の分布(distribution of attention)　3
注意の捕捉(attentional capture)　139
注意のラバーバンドモデル(rubber band metaphor of attention)　8
中央実行系(central executive)　81
中心周辺拮抗型受容野構造(center surround antagonistic organization)　47
中心手がかり(central cue)　134
長期記憶(long-term memory)　76
直接アクセス仮説(direct access hypothesis)　99
直接記憶範囲(immediate memory span)　78
貯蔵(storage)　74
強い互恵性(strong reciprocity)　155
定位(orienting)　16
ディスレクシア(発達性難読症)(developmental dyslexia)　102
手がかり再生(cued recall)　75
転移性(displacement)　106
展望的記憶(prospective memory)　88,

142
動機づけ　146
同時失認(simultanagnosia)　28
同情(sympathy)　199
淘汰(selection)　160
頭頂葉後下部(posterior-inferior parietal lobe)　102
道徳性(morality)　198
独裁者ゲーム(dictator game)　153
特徴統合理論(feature integration theory)　18
トップダウン処理(top-down process)　5, 140
トップダウン(性)制御(top-down control)　16, 133
トライアングル・モデル(triangle model)　96

▶な　行

内因的(endogenous)　6, 61
内発的注意(endogenous attention)　16
内部感覚の気づき(interoceptive awareness)　192
中側頭回(middle-temporal gyrus)　101
喃語(バブリング)(babling)　114
二重課題(dual task)　135
二重課題法(dual task method)　81
二重貯蔵モデル(dual store model)　75
二重分節性(double articulation)　105
二重ルートモデル(dual-route model)　93
ニューロン(神経細胞)(neuron)　124
認知的可塑性(cognitive plasticity)　144
認知的加齢(cognitive aging)　132
ネガティブ・プライミング(negative priming)　138
熱愛(passionate love)　178
ノイズ(雑音)(noise)　162
脳回(gyrus)　107
脳機能イメージング(functional brain (neuro)imaging)　13, 100, 129
脳磁図(magnetencephalography ; MEG)　89, 115
脳波(electroencephalogramm ; EEG)　115
脳溝(sulcus)　107

▶は　行

バーストニューロン(burst neuron ; BN)　66
発信者(sender)　104
発達段階説(developmental stage theory)　120
腹側前頭頭頂ネットワーク(ventral fronto-parietal network)　17
腹側前頭皮質(ventral prefrontal cortex)　154
腹側被蓋野(ventral tegmental area)　155
バリント症候群(Bálint syndrome)　28
半側空間無視(hemispatial neglect/unilateral neglect)　33
反共感(counter-empathy)　196
半盲(hemianopia)　34
被殻(putamen)　148
光トポグラフィ(近赤外分光法)(near-infrared spectroscopy ; NIRS)　115
非言語コミュニケーション(nonverbal communication)　164
非侵襲的(non-invasive)　123
非宣言的記憶(non-declarative memory)　83
描画課題(drowing task)　34
表層失読(surface alexia)　96
頻度効果(frequency effect)　90
フィードバック関連陰性電位(feedback-related negativity)　197
副交感神経系(parasympathetic nervous system)　165
符号化(encoding)　74

不注意の見落とし課題(inattentional blindness) 21
復帰抑制(inhibition of return；IOR) 14, 61, 138
ブラウン-ピーターソンパラダイム(Brown-Peterson paradigm) 79
ブローカ失語(運動性失語)(Broca aphasia) 110
ブローカ野(Broca's area) 107
ブロードマンの脳地図 109
分割的注意(divided attention) 10, 133
文化的伝達(cultural transmission) 106
平衡電位(equilibrium potential) 42
変化の見落とし課題(change blindness) 21
扁桃体(amygdala) 88, 188, 194
包括適応度(inclusive fitness) 168
忘却(forgetting) 74
報酬系 146
紡錘状回(fusiform gyrus) 100
母語(mother tongue) 114
保持(retention) 74
ポジトロン断層撮影法(positron emission tomography；PET) 89, 115
ボトムアップ処理(bottom-up process) 5, 139
ボトムアップ性制御(bottom-up control of attention) 16
ポピュレーションコーディング(population coding) 69

▶ま 行

末梢課題(cancellation task) 34
ミスマッチ陰性電位(mismatch negativity；MMN) 116
ミラー(鏡)ニューロン(mirror neuron) 170
メディア(媒体),チャネル(medium/media channel) 162
目撃証言(eyewitness testimony) 89
模倣(imitation/mimicry) 168, 191

▶や 行

ヤーキース・ドットソンの法則(Yerkes-Dodson's law) 10
友愛(companionate love) 178
有効視野(useful field of view) 11, 136
有酸素運動(aerobic exercise) 143
誘発電位(evoked potential) 116
抑制機能(inhibitory function) 133

▶ら 行

利他心(altruism) 184
利他的行動(altruism) 194
利他的罰(altruistic punishment) 155
リーディングスパン課題(reading span task；RST) 83
利得(benefit) 60
リハーサル(rehearsal) 81
粒性と透明性の仮説(hypothesis of granularity and transparency) 103
臨界期(critical period) 114
隣接語数効果(neighborhood size effect) 92
類似性(similarity) 172

▶わ 行

ワーキングメモリ(working memory) 76, 141

編著者略歴

松本 絵理子
（まつもと えりこ）

2000年　京都大学大学院人間・環境学研究科博士課程修了
　　　　博士（人間・環境）
2000年〜2005年　独立行政法人 情報通信研究機構研究員
2005年　神戸大学国際文化学部助教授
現　在　神戸大学大学院国際文化学研究科准教授

Ⓒ 松本絵理子　2011

2011年11月25日　初版発行

脳とこころの視点から探る
心 理 学 入 門

編著者　松本絵理子
発行者　山本　格

発行所　株式会社　培風館
東京都千代田区九段南 4-3-12・郵便番号102-8260
電　話(03)3262-5256(代表)・振　替 00140-7-44725

東洋経済印刷・牧 製本

PRINTED IN JAPAN

ISBN978-4-563-05228-7　C3011